仁心妙术

罗忠义经典医案精选

罗忠义　王蒲宁　主编

北方联合出版传媒（集团）股份有限公司
辽宁科学技术出版社

图书在版编目（CIP）数据

仁心妙术：罗忠义经典医案精选 / 罗忠义，王蒲宁主编. 沈阳：辽宁科学技术出版社，2025. 7. -- ISBN 978-7-5591-4276-4

Ⅰ. R249.7

中国国家版本馆CIP数据核字第2025TX6939号

出版发行：辽宁科学技术出版社
（地址：沈阳市和平区十一纬路25号　邮编：110003）
印 刷 者：辽宁新华印务有限公司
经 销 者：各地新华书店
幅面尺寸：168mm×236mm
印　　张：27.5
字　　数：450 千字
出版时间：2025 年 7 月第 1 版
印刷时间：2025 年 7 月第 1 次印刷
责任编辑：姜　璐
封面设计：颖溢图文
责任校对：张诗丁

书　　号：ISBN 978-7-5591-4276-4
定　　价：128.00 元

投稿热线：024-23284062
邮购热线：024-23284502
http://www.lnkj.com.cn

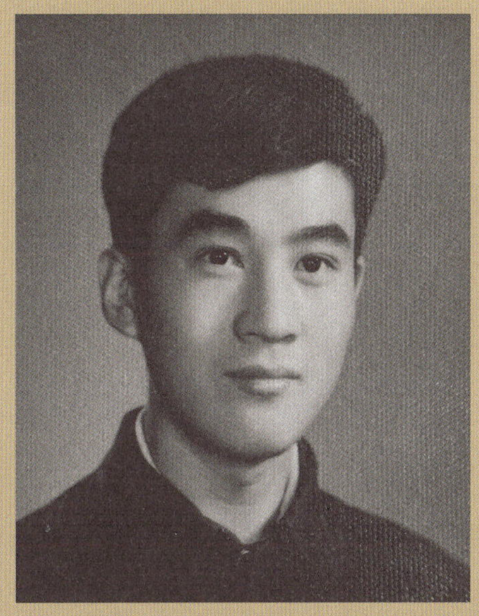

青年罗忠义

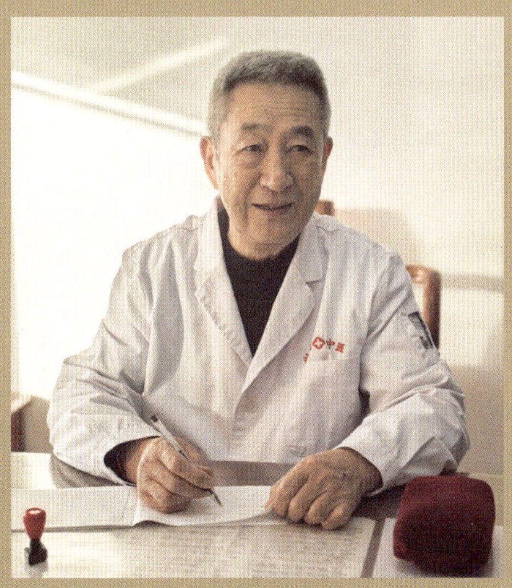

罗老近照

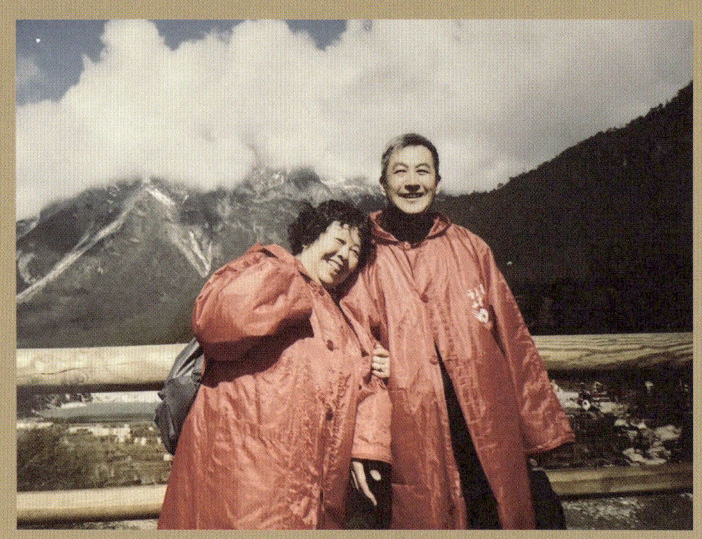

罗老与爱人在云南

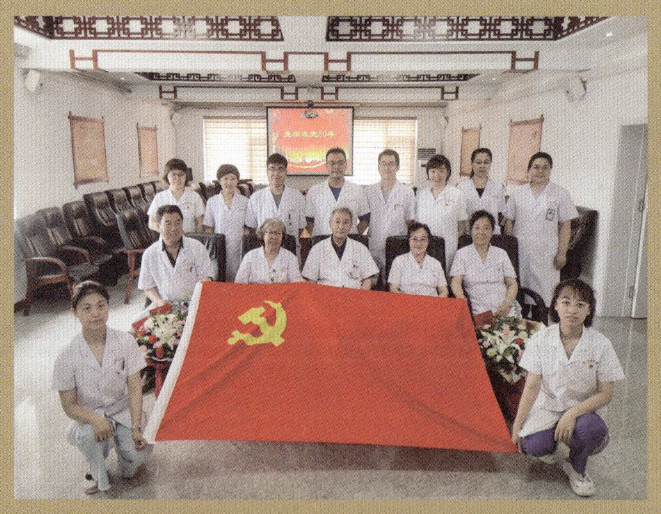

罗忠义在党50周年

（前排正中为罗忠义，后排为其弟子）

《仁心妙术——罗忠义经典医案精选》编委会

主　审： 罗忠义　王蒲宁　张小雪

主　编： 罗忠义　王蒲宁

副主编： 张小雪　白茹雪　刘　爽　郭　伟
李欣宇　史新竹　赵　欣　刘　鲲

编　委： 罗忠义　王蒲宁　白茹雪　史新竹
刘　爽　刘　鲲　李欣宇　张小雪
张丽萍　郑　阳　赵　欣　郭　伟
鲍　旭

序

一九五八年，党中央做出了“继承发掘祖国医学遗产”的决策，在此政策之感召下，余年少时即入沈阳市中医学习班修习，初见医书，便为国医之博大精深所吸引，为其惊叹，遂沉潜其中，精读经典，如饮甘泉，沁人心脾。蒙医学之泽，余遂立志于斯道，以解众生病痛之厄。后有幸随名医张粹然先生临证，师之教诲，如明灯指路、醍醐灌顶，余茅塞顿开，在学医之途，少走许多弯路。余随师临证，观其诊病之细微，用药之精准，知医学之奥，无穷无尽。恩师授我以渔，从此迈入中医殿堂，安身立命。

余虽无敦敏之资，但有聚沙成塔之勇。《医宗金鉴》乃医家之瑰宝，集前人之智慧，涵盖内、外、妇、儿诸科，理法方药，详备周全。余反复诵读，条文字句，浇铸于心，力学笃行，以为行医之根本。

为医者，应敦本务实，疗效见真章。余秉持医者仁心，以救死扶伤为己任，无论贵贱贫富、长幼妍媸，皆一视同仁，精心诊治。每遇疑难之症，必殚精竭虑，反复斟酌，务使药到病除。六十余年来，经手治愈之病患，不可胜数。或沉疴已久，或急症突发，皆以精湛之医术，沉稳之心态，应对自如。余平生不知烟酒滋味，亦不会打牌、下棋、歌唱、舞蹈，是一个相当“无趣”之人。唯一的志趣就是坐门诊，察色按脉，提纲阴阳，这一坐就是六十多年。此生最大的欢愉唯见病患们病情转好，乃至痊愈，看他们愁容舒展，性悦情怡，这一看亦是六十多年矣!

今虽年事渐攀渐高，业已八十有二，承蒙学生们爱戴，共同整理出版了这本《医案精选》，是为承前辈之志、逐吾辈之梦的告慰。非为炫己之功，实乃欲将余之经验传于后人，使医学之薪火得以相传。愿后之学者，能以此为鉴，勤求古训，博采众方，不断精进医术。余深知医学之路，漫漫而修远，虽已至暮年，然余之内心，未尝一日忘医学之事。医道之重，关乎生死，望余后之来者勿以名利为务，当以患者之疾苦为念。如此，则余之愿足矣。

愿天下人——坎中满，离中虚。

罗忠义

二〇二四年中秋

目录

第一章 脾胃系疾病

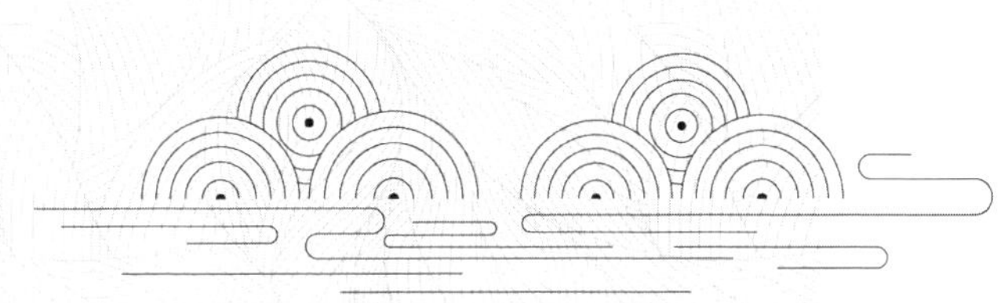

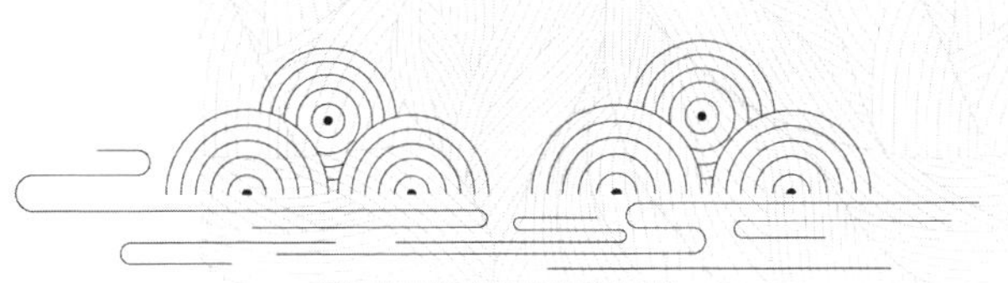

【病案1】

健脾和胃法治疗胃痛

患者：张某　性别：男　年龄：70岁　已婚

主诉：反复上腹痛5年，复发10天。

初诊：

2020年8月20日

现病史：自2015年起患者反复上腹部隐痛胀满，食后加重，伴烧心、嗳气及反酸，胃镜检查示慢性浅表性胃炎。口服奥美拉唑治疗症状可以减轻，但常因进食不当或季节变化而诱发。近10天来，无明显诱因再次发作，上腹部隐痛，食后加重，伴胀满不适，嗳气，食欲不振。服用麦滋林、法莫替丁、西沙必利等药效果欠佳，故求中医诊治。现胃脘胀满隐痛，食后加重，烧心反酸，纳差口干，眠差不实，大便调。

既往史：高血压。

诊查：体态正常，营养中等，舌红，苔薄白，脉细弦。

理化检查：近期胃镜示慢性浅表性胃炎，胃黏膜出血。

中医诊断：胃脘痛。

西医诊断：慢性浅表性胃炎。

辨证：肝气犯胃，胃失和降。

治法：益气健脾，疏肝和胃。

处方：四君子汤、四逆散合左金丸加减：

黄　芪30g　白　术20g　党　参20g　茯　苓20g

白芍药15g　乌　药20g　仙鹤草20g　白　及10g

柴　胡15g　枳　壳15g　鸡内金10g　黄　连5g

吴茱萸10g　炙甘草10g

6剂，水煎服。

二诊：

2020年8月30日

服药6剂，胀满减轻，纳食改善，仍感隐痛，口干眠差，舌脉同前。此属胃阴不足、心神不安。

处方：上方加石斛15g、炒酸枣仁20g，继服12剂。

三诊：

2020年9月15日

服药诸证轻，续服7剂。

罗老说：慢性胃脘痛无论病因为何，升降失常为其根本病机，因此调节升降，健脾和胃，通降胃气，为此病通用法则。

按语

脾胃属土，居于中焦，为气机升降之枢；肝属木，主疏泄条达。脾胃健则升降相因，胃肠传化有常，是消化道功能正常的基本前提。慢性胃脘痛无论病因为何，升降失常为其根本病机，因此调节升降，健脾和胃，通降胃气，为此病通用法则。胃主受纳，脾主运化，受纳运化失常，导致脾胃失水，本病例诊断为胃脾病为佳，方以健脾胃制酸止痛为治方主法。慢性胃脘痛常常病情迁延，反复发作，初病在气，久病则入络，血脉瘀滞，其病愈深，其症难愈，因此调和气血是罗老治疗慢性胃脘痛的基本方法。胃不和则睡眠不安。故证属脾胃虚弱，肝胃不和；治之必以补脾气、养胃阴以固其本，疏肝气、调气机以治其标。理法合度，药中病机，故药到病除。

【病案2】

疏肝消积法治疗胃痛

患者： 李某　性别：男　年龄：36岁　已婚

主诉： 胃痛10年，加重1周。

初诊：

2019年1月1日

现病史： 10年来经常胃疼，近1周加重，遇冷痛重。平时胃常反酸，食后胀痛，咽喉不利，口中异味，鼻塞，大便干，2～3日1次，素喜饮酒，时常焦虑工作压力大。

既往史： 健康。

诊查： 体略胖，舌胖大红紫暗，苔白滑，脉沉滑有力。

理化检查： 胃镜示慢性浅表性胃炎。

中医诊断： 胃痛。

西医诊断： 慢性浅表性胃炎。

辨证： 肝胃不和，胃失和降，寒湿食积郁而化热，胃络不通。

治法： 疏肝和胃，理气活血，化湿消积，和降胃腑。

处方： 膈下逐瘀汤加减：

桃　仁15g　丹　皮15g　赤　芍15g　乌　药15g

元　胡20g　当　归20g　川　芎15g　茯　苓30g

五灵脂15g　红　花10g　木　香15g　砂　仁15g

枳　实15g　香　附20g　炙大黄5g　煅龙牡30g

炮　姜10g　良　姜5g　三仙各15g　鸡内金20g

藿　香15g　佩　兰15g　僵　蚕15g　蝉　蜕15g

7剂，水煎服。

二诊：

2019年1月10日

服前方7剂后，胃痛即止。现大便稀，日2～3次，仍鼻塞。

此胃腑已畅，恐伤脾气，前方加党参20g、白术15g、白芷15g，7剂。

三诊：

2019年1月21日

胃痛未作，大便正常，舌淡红有齿痕，苔薄白，脉沉。改服香砂养胃丸。

罗老说：胃痛是寒湿食积郁而化热，胃络不通所致，临床治疗从疏肝和胃、理气活血、化湿消积、和降胃腑治疗。

按语

长时间压力过大，是导致胃痛的另一个重要原因。经云："木郁之发，民病胃脘当心而痛。"（《素问·六元正纪大论》）五志过极，肝木偏旺，郁而化火，横逆乘土，胃失和降，脾不健运，不通则痛。寒湿食积郁而化热，大便干燥加炙大黄、枳实、香附、茯苓、藿香、佩兰通腑泄热，芳香化湿药物。本例患者胃脘痛10年，日久不愈，根据久病必瘀的规律，膈下逐瘀汤乃《医林改错》一书中的重要方剂，临床常用疗效颇佳，在治方八法中属于消法，治疗膈以下气血瘀滞之方，对症则疗效颇佳。罗老认为本例之胃痛是寒湿食积郁而化热、胃络不通所致，临床治疗从疏肝和胃、理气活血、化湿消积、和降胃腑治疗，加行气活血祛瘀药物，如桃仁、丹皮、赤芍、乌药、元胡、红花、木香、砂仁、枳实、香附等。

【病案3】

温中和胃法治疗胃痛

患者：曹某　性别：男　年龄：39岁　已婚

主诉：胃部隐痛不适3年。

初诊：

2019年5月16日

现病史：患者3年前因胃脘部着凉出现胃脘胀满，隐痛不适，嘈杂，畏寒喜暖，晨起呃逆甚，餐后好转，食辛辣后腹痛，腹泻，便溏，泄后痛减，四肢发冷，手心汗出，寐可。

既往史：健康。

诊查：面白少华，舌体暗淡，苔薄腻，有齿痕，脉细。

理化检查：胃镜示慢性浅表性胃炎。

中医诊断：胃痛，中焦虚寒。

西医诊断：慢性浅表性胃炎。

治法：健脾益气，温中和胃。

处方：黄芪建中汤合四君子汤加减：

黄　芪30g　桂　枝20g　白　芍25g　干　姜15g

佛　手15g　香　橼15g　白　术20g　茯　苓25g

砂　仁15g　甘　草10g

7剂，水煎服。

二诊：

2019年5月26日

胃脘胀满，晨起反酸，加枳壳15g行气消痞。7剂水煎服。

三诊：

2019年6月6日

胃无明显不适，大便不实，上方加草豆蔻20g。7剂。

罗老说：黄芪建中汤的组成与黄芪桂枝五物汤似乎相差不多，但本方重用芍药，且有胶饴、甘草。芍药能解挛急、止疼痛，胶饴能补脾胃，甘草能缓急，故本方用于慢性腹痛为主，虚寒型胃肠溃疡病疗效确实。证见胃脘疼痛不适日久，畏寒喜暖，餐后好转，脉细。而黄芪桂枝五物汤重用黄芪、生姜，能除湿散寒通经络，故用于肢体麻木不仁伴黄芪证者最为适合。

按语

此例患者有胃痛反复发作、久治不愈的特点，以脾虚为主证。脾胃为后天之本，全身的营养来源于脾胃的消化、转输。一旦脾胃受病，导致消化吸收功能下降，营养吸收不足，造成体质虚弱。此外，患者自身不知调养，加之用药不规律，也是胃病日久迁延不愈的重要因素。处方以黄芪建中汤加减化裁，以平为治。方中黄芪、白术、甘草补中益气，健脾和胃；佛手、香橼宽胸消满，和胃止痛；茯苓、砂仁健脾化湿；桂枝、干姜温中，后加枳壳调节气机升降。

【病案4】

舒肝解郁汤治疗肝气犯胃型胃痛

患者：桑某　性别：男　年龄：50岁

主诉：胃部、两胁肋痛半月余。

初诊：

2018年6月14日

现病史：近半个月胃脘、两胁肋胀痛不适。伴脘腹胀满，嗳气，胸闷，善叹息，心烦易怒，生气后疼痛加重，矢气则舒，小便黄赤，大便干结。

诊查：面红急躁，舌红，苔薄白，脉弦。

理化检查：未做。

中医诊断：胃脘痛，肝气犯胃。

西医诊断：腹痛待查。

治法：疏肝和胃，理气止痛。

方药：舒肝解郁汤合平胃散加：

儿　茶5g　木　香10g　三　仙45g　荜　茇5g

藿　香10g

5剂，水煎服。

二诊：

2018年6月21日

服药后胃胀缓解，但仍疼痛伴胸闷，情绪低落，空腹时泛酸严重。

上方加元胡15g、乌贼骨15g、瓜蒌15g、佛手20g。

5剂，水煎服。

三诊：

2018年6月29日

疼痛明显缓解，二便正常，无反酸，改口服中成药加味逍遥丸半月。

“胃脘痛”之名最早记载于《黄帝内经》，如《灵枢·邪脏腑形》指出：“胃病者，腹膜胀，胃脘当心而痛。”并首先提出胃痛的发生与肝、脾有关，如《素问·六元正纪大论》说：“木郁之发，民病胃脘当心而痛。”

现代西医学中急性胃炎、慢性胃炎、胃溃疡、十二指肠溃疡、功能性消化不良、胃黏膜脱垂等病以上腹部疼痛为主要症状者，属于中医学胃脘痛范畴。

脾胃为水谷之海、气血生化之源，胃为阳土，喜燥恶湿，为五脏六腑之大源，主受纳、腐熟水谷，其气以和降为顺，不宜郁滞。寒邪、饮食伤胃等皆可引起胃气阻滞，胃失和降而发生胃痛，正所谓“不通则痛”。胃痛的病变部位在胃，但与肝、脾的关系极为密切。肝属木，为刚脏，性喜条达而主疏泄；胃属土，喜濡润而主受纳。肝胃之间，木土相克。肝气郁结，易于横逆犯胃，以致中焦气机不通，发为胃痛。肝与胃是木土乘克的关系。若忧思恼怒，气郁伤肝，肝气横逆，势必克脾犯胃，致气机阻滞，胃失和降而为痛。肝气久郁，既可出现化火伤阴，又能导致瘀血内结，病情至此，则胃痛加重，每每缠绵难愈。脾与胃同居中焦，以膜相连，一脏一腑，互为表里，共主升降，故脾病多涉于胃，胃病亦可及于脾。若禀赋不足，后天失调，或饥饱失常，劳倦过度，以及久病正虚不复等，均能引起脾气虚弱，运化失职，气机阻滞而为胃痛。脾胃正常功能与肝气疏泄有关，土壅木郁或肝气犯胃所导致的肝脾不和或肝胃不和，是临床常见病理。

按语

本案系因肝胃不和、肝气犯胃所致，故方中舒肝解郁汤（逍遥散加青皮、郁金）疏肝理气，平胃散燥湿健脾，行气和胃。两方相合，湿浊得化，气机调畅，脾得健运，湿阻气滞得除，胃气平和。大便干结，需要疏理肠胃，腑气通则其痛自愈。二诊胃痛、泛酸，加乌贼骨甘温酸涩而制酸，元胡化瘀而止痛，从而使疼痛得解，泛酸得止。肝气疏泄失常，影响脾胃主要有两种情况：一为疏泄不及，土失木疏，气壅而滞；二为疏泄太过，横逆脾胃，肝脾（胃）不和。一般来说，治疗前者以疏肝为主，治疗后者则以敛肝为主。然而，肝气为病复杂，所以，从肝论治胃痛应调肝之用，可以疏肝解郁与敛肝缓急两法先后或同时运用。疏敛并用的组方原则，体现了调肝之法在病态下的双向性调节作用。肝疏泄功能正常，气顺则通，胃自安和，即所谓“治肝可以安胃”。当然，并不是所有胃痛都是肝气疏泄异常所引起的。素体脾胃虚弱，或饮食、劳累损伤脾胃；中焦运化失职，气机壅滞，也会影响肝之疏泄功能，即“土壅木郁”，此时又当培土泄木。而调肝之品多属于辛散理气药，理气药亦可和胃行气止痛，或顺气消胀，最适用于胃病之胃痛脘痞、嗳气恶心，故有“治胃病不理气非其治也”之说。

【病案5】

四七汤合乌贝散加减治疗胃痛

患者：于某　性别：女　年龄：49岁　已婚

主诉：反复胃疼不适1年。

初诊：

2021年4月11日

现病史：1年前无明显诱因出现胃脘疼痛不适，反复发作。今年2月1日，于省医院胃镜检查发现胃息肉并手术。术后至今仍觉胃脘胀闷隐痛，嗳腐吞酸，咽部不利，大便滞下、不成形。停经4个月。

既往史：慢性胃炎。

诊查：体温36.3℃，脉搏60次/分，血压105/70mmHg。神清语明，舌质红，苔白，脉弦缓。

理化检查：2021年2月1日胃镜：浅表性胃炎伴糜烂，多发胃息肉。

中医诊断：胃脘痛，肝胃不和。

西医诊断：胃息肉术后，慢性胃炎。

辨证：此病主要病机在于痰湿凝滞气机导致肝胃不和。此患者胃部息肉虽已手术，但胃部仍有湿邪阻遏气机，肝胃不和，肝气郁滞，故胃脘胀闷，嗳腐吞酸；痰气互结，凝聚于咽喉而致咽部不利；术后胃肠蠕动缓慢，腑气不通，故大便滞下。

治法：行气和胃，制酸止痛。

处方：

厚　朴30g　清半夏15g　茯　苓25g　紫苏梗20g

枳　实20g　白　及15g　儿　茶5g　海螵蛸20g
大贝母20g　香　附30g　柴　胡15g　木　香15g
二　丑20g　砂　仁20g

5剂，水煎服。

二诊：

2021年4月18日

患者胃胀疼痛减轻，大便两日一行，舌质红苔白，脉弦缓。取原方5剂巩固治疗。

三诊：

2021年4月26日

患者症状明显好转，胃胀胃痛消失，偶有嗳腐吞酸，大便成形，日一次，原方10剂巩固。

罗老说：“四七汤理七情气，半夏厚朴茯苓苏，姜枣煎之舒郁结，痰涎呕痛尽能纾，又有局方名四七，参桂夏草妙更殊。”“乌贝散中乌贼骨，临证再配大贝母，制酸止痛效果好，胃痛泛酸用时多。”四七汤出自陈言的《三因方》具有行气解郁、降逆化痰之功效。乌贝散出自《实用中药学》，是民间良方的代表之一，此方治胃酸过多，且对胃、十二指肠溃疡疗效显著。《医学正传·胃脘痛》说：“致病之由，多由纵恣口腹，喜好辛酸，恣饮热酒煎煿，复餐寒凉生冷，朝伤暮损，日积月深……故胃脘疼痛。”

罗老又说：本方为治疗胃脘痛当中的常用方剂，该患者肝胃不和，郁而生痰，痰气凝结致脘腹经络不通而生胃内息肉，多因胃黏膜炎引起，又行手术而至胃部创伤，如同雪上加霜，所以在治疗上理气和胃，恢复胃黏膜的创伤，肝郁化火而形成胃酸，故以海螵蛸、大贝母收敛以制酸，儿茶、白及修补胃黏膜，缓解术后的创伤，腹气通则痛止，六腑以通为补，腹气通畅则病愈。

按语

本方由四七汤合乌贝散加减而成，四七汤由清半夏、茯苓、厚朴、紫苏梗组成。用时与生姜、大枣同煎，可行气散结，降逆化痰，用于治疗痰涎凝聚证及由喜、怒、悲、恐、忧、思、惊七情影响而致的气郁，故名“四七汤”。乌贝散中乌贼骨制酸止痛；象贝母清润护胃。再加白及、儿茶可收敛生肌，起到保护胃黏膜的作用；柴胡、香附、枳实、木香、砂仁可疏肝行气，和胃止痛；二丑可行水通便。

【病案6】

平胃散加减治疗胃脘痛

患者：张某　性别：女　年龄：56岁

主诉及病史：胃疼2年，加重10余天。

初诊：

2018年6月5日

现症见：2年前无明显诱因出现胃脘部疼痛不适，近10余天加重见胃脘嘈杂、胀满、吞酸，嗳气频作，食欲不振，食后加重，畏寒喜暖，不思饮水。

既往史：慢性浅表性胃炎。

诊查：体温36.5℃，脉博60次/分，血压120/80mmHg。体瘦，面黄少华，舌红，苔白腻，脉弦滑。

理化检查：胃镜：慢性浅表性胃炎。

中医诊断：胃脘痛；脾胃不和，湿滞中焦。

西医诊断：慢性胃炎。

治法：燥湿健脾，和胃止痛。

处方：

苍　术20g　厚　朴20g　陈　皮15g　甘　草10g
炒白术15g　半　夏15g　木　香20g　延胡索15g
鸡内金20g　焦三仙45g　砂　仁20g　槟　榔20g
枳　壳15g　儿　茶5g　荜　茇10g

水煎服，10剂，生姜3片为引。

二诊：

2018年6月20日

患者胃痛明显改善，无吞酸，原方10剂。

三诊：

2018年7月5日

胃痛愈，偶尔胃胀打嗝，饮食略少，余症状均明显改善，原方加党参20g，10剂予以巩固。

罗老说：本证型在治疗上如过多顾及慢性胃炎正虚的一面，再用扶正之药，往往会阻塞气机，滞腻脾胃，确不利于湿邪的疏利透达，其原则应健脾化湿，通利气机，待邪去之后再予扶正。

罗老又说：通而不痛，痛而不通。胃脘痛为肝气犯胃，气机失调，阻滞中焦。平胃散为调胃之主方，除积散满，行气止痛。方中加荜茇，温中散寒，为行气止痛之妙药。用儿茶收敛，养护胃黏膜以制酸，为此方之圣药，缺此二味不可。

按语

平胃散出自《太平惠民和剂局方》。罗老认为慢性胃炎大多属中医学“胃脘痛”“痞满”“胁痛”等范畴，病证多虚实兼见，寒热交错，证候变化复杂，主要是由于长期饮食不节，情志失调，以及寒热诸邪等损伤脾胃，而致脾阳不运，寒湿内停，胃气失和，气机不利，引发本病。病程日久，则邪气入络，气滞血瘀。慢性胃炎的病位在胃，而胃病的致病原因不外乎外感六淫之邪，内伤饮食情志。六淫之中，与脾胃关系最为密切、最为缠绵难解者，莫过于湿邪。脾为阴土，胃为阳土，湿邪在五行中也属于土，湿土之气，同类相召，故外来之湿邪，最易侵犯脾胃，而脾胃运化失常，也最容易产生内湿，并且湿性黏滞，其为病多缠绵难愈，病程较长或反复发作。湿为阴邪，留滞于脾胃，最易阻遏气机，影响脾胃的升降而发生疾病。因胃为水谷之海，故饮食因素就成了胃病的第一致病因素。饮食不节，损伤脾胃，脾胃气机升降失常，则清阳之气不能上升，浊阴之气不能下降，脾胃之病由是而生。但宗不离脾胃气机失调这一根本病机，故临证治疗当以调治脾胃，斡旋中州，畅达气机为首要。

【病案7】

香砂六君子汤治疗痞满

患者：孙某　性别：男　年龄：49岁

主诉：脘腹胀满不舒1周。

初诊：

2018年8月2日

现症见：患者1周前出现脘腹胀满堵闷不舒，恶心欲呕，纳差，稍食腹胀甚，大便稀，夜眠差，伴疲乏，头晕。

既往史：高胆固醇血症。

诊查：体温36.5℃，脉博60次/分，血压110/70mmHg。体瘦，面色黄，舌淡胖，苔白，脉细。

理化检查：肝胆脾胰超声：未见明显异常，腹内气体较多。

中医诊断：痞满，脾胃虚弱。

西医诊断：消化不良。

治法：健脾益气，升清降浊。

处方：

木　香20g　砂　仁20g　党　参10g　陈　皮20g
白　术20g　茯　苓20g　甘　草15g　半　夏15g
白　芍20g　酸枣仁30g　山　药20g　焦三仙20g
鸡内金20g

5剂，水煎服。

二诊：

2018年8月9日

患者症状明显改善，治疗不变，继服上方5剂巩固。

罗老说：患者素体脾胃虚弱，中气不足，纳运失职，升降失调，胃气壅塞，而生痞满，故见纳差、腹胀。此正如《兰室秘藏·中满腹胀》所论述的因虚生痞满："或多食寒凉，及脾胃久虚之人，胃中寒则胀满，或脏寒生满病。"脾胃虚弱，气血生化无源，气血亏虚，机体失养，则见头晕、疲乏。胃不和，卧不安，可见失眠。

罗老又说：香砂六君子汤，其方有健脾益气、行气温中之功效，治疗此病为塞因塞用之法，脾之健运恢复正常则痞满自消。

按语

本病病机是脾胃功能失调，升降失司，胃气壅塞。因此，其治疗原则是调理脾胃，理气消痞，升清降浊，虚者重在补益脾胃。治疗中应注意理气不可过用芳香燥热之品，以免耗津伤液，对于虚证，尤当慎重。

【病案8】

旋覆代赭加四七汤治疗反流性胃炎

患者：王某　性别：女　年龄：42岁

主诉：反酸伴打嗝、吐食半年，加重1个月。

初诊：

2022年8月20日

现病史：半年前患者与家人生气后，出现反酸水，胃不适，频繁打嗝，严重时伴随嗝出未消化食物，曾诊断为“反流性胃炎”，服多种中西药未见疗效，近1个月加重，来诊。患者平素脾气差，好生闷气，现大量反酸水，打嗝，严重时吐食，呛咳，夜半反食，平素两日一大便；患者自觉咽喉部有“抹布团”，平时疾走胃部有振水音，脐周痛。

既往史：无。

诊查：体温36.6℃，脉搏80次/分，血压110/75mmHg。舌色淡暗，苔薄白，脉弦滑。

理化检查：胃镜：胆汁反流，食道炎，慢性非萎缩性胃炎。

辨证：胃气上逆，痰凝气滞。

中医诊断：梅核气。

西医诊断：反流性胃炎。

治法：和胃降逆，行气化痰。

处方：

旋覆花20g　代赭石20g　党　参20g　半　夏15g

厚　朴40g　茯　苓25g　紫苏梗25g　儿　茶5g

竹　茹20g　陈　皮20g　二　丑20g　荜　茇10g
香　附40g　炮　姜10g　海螵蛸20g　浙贝母20g

5剂，水煎服，每剂3次，每日2次。

二诊：

2022年8月28日

患者打嗝反酸症状较前改善，继用上药5剂。

三诊：

2022年9月6日

患者反酸打嗝症状基本消失，咽喉异物感基本消失，嘱患者稳定情绪，继用“疏肝解郁丸”“健脾丸”调节情志、调理脾胃功能。

按语

患者平素脾气差，生闷气，为肝郁表现，同时咽喉部出现异物感，也为情志不舒、痰凝咽喉的症状。久有肝郁气滞，必发横逆犯脾，出现胃肠功能紊乱。半年前生大气后，气滞痰凝表现更加明显，胃通降消化功能下降则出现打嗝反酸，胃中食物不消化随嗝反出症状；同时出现胃部振水音，脐部因为大便不通，出现绕脐痛，皆为胃虚痰凝的症状表现。

罗老说：呃逆一证，乃因肝郁气滞，人体升降功能失常，胃气上逆而致，梅核气乃喉咽中如炙脔，如梅核结于喉咽，亦因肝郁气滞痰气凝结而成，故以疏肝理气和胃降逆之法治之，但必须大便通畅，腑气疏通，胃气下降而后自愈。

旋覆代赭汤与四七汤，虽主治为梅核气，与本病似无完全对症，但其中核心方义皆为化痰凝、调肝气、补脾胃，与本患共通。

罗老除用经典的旋覆代赭汤与四七汤外，额外加儿茶、海螵蛸缓解绕脐痛；加陈皮、香附辅助疏肝气；加二丑通便以帮助胃气通降；加炮姜、荜茇温通肠道；加竹茹、浙贝母辅助化痰涎，共同构成主方化痰涎、疏肝气、降胃气、调理胃肠功能之功。

【病案9】

柴胡陷胸汤治疗慢性胃炎

患者：刘某　性别：女　年龄：43岁　已婚

主诉：胃及胸骨后灼痛1年。

初诊：

2020年5月16日

现病史：近1年常感胃脘及胸骨后灼热、胀痛，反酸，纳少。现症：胃脘及胸骨后灼热胀痛伴反酸、纳少，全身关节酸痛，大便3～4日一行，干结，小便黄。

既往史：慢性胃炎、食管炎10多年。

诊查：心肺正常，腹部无压痛。舌苔白略厚，质红，脉缓。

理化检查：近期胃镜：胆汁反流，食管炎，慢性非萎缩性胃炎伴糜烂。

中医诊断：胃脘痛。

西医诊断：慢性胃炎。

辨证：胆胃不和，痰热中阻。

治法：和胃利胆，化痰清热。

处方：柴胡陷胸汤加减：

柴　胡10g　黄　芩10g　法　夏10g　全瓜蒌10g
黄　连10g　吴　萸5g　枳　实20g　炒川楝10g
玄　胡10g　郁　金10g　片姜黄10g　乌贼骨15g
刘寄奴10g　徐长卿10g

二诊：

2020年5月26日

全身关节酸痛及反酸基本消失，胃脘及胸骨后灼热胀痛，舌质红，苔中根部白厚，脉缓。

处方：按照上方将枳实用至25g，另加藿香10g、佩兰10g，加强行气化湿之功。

三诊：

2020年6月10日

胸骨后疼痛减轻，大便干结，2日1次，苔白厚，脉缓。

二诊方去刘寄奴、徐长卿，加甘松10g，以行气化湿、和胃止痛。

共治疗两月，患者前述症状基本消失。

罗老说：胃痛具有病机复杂之特点，胃失和降也即胃气不降，乃作为其中一种，且较为多见，致使胃失和降因素多样，如饮食不调、外邪失宜、情志困扰等因素。

按语

罗老分析如下：胃脘灼热胀痛，反酸，纳少，乃痰热结于胃脘所致，大便3～4日1行、干结，为湿热里结阳明、腑气不通引起。小便黄，苔白略厚，质红，脉缓，亦为痰热之外象。全身关节酸痛是少阳经气不利所致。又胸骨后灼热胀痛，以部位而论，与食管炎相合；从经脉而论，胃与胆之经脉，皆从缺盆，下胸中贯膈，与食管相近，故有内在联系。然则少阳主胸胁，其关系应更为密切，故疏肝利胆，和胃降逆，清热宽中。

【病案 10】

温中和胃法治疗胃溃疡

患者：徐某　性别：男　年龄：49岁　已婚

主诉：胸脘痞塞、烧心1个月。

初诊：

2021年11月27日

现病史：近1个月每遇饮食不慎或劳累即觉胸脘痞塞、胃脘隐痛，烧心，呕吐清水痰涎，自行探吐后症缓，食欲差，夜眠欠佳，不喜饮，畏寒脚冷，大便稀溏。

既往史：曾患胃石症、胃溃疡。曾行胃大部切除术。

诊查：面白少华，腹无压痛。舌苔白略黄，脉细弱。

理化检查：胃镜示：浅表溃疡3cm×3cm。血常规Hgb：91g/L。

中医诊断：胃脘痛。

西医诊断：胃溃疡。

辨证：脾胃虚寒，肝胃不和。

治法：温中和胃，疏肝健脾。

处方：柴胡温胆汤加左金丸加减：

柴　胡20g　半　夏15g　茯　苓25g　炙甘草10g
竹　茹15g　陈　皮15g　白　术20g　枳　实15g
乌贼骨20g　黄　连5g　吴茱萸5g　元　胡20g
白豆蔻20g　木　香15g

3剂，嘱生姜5片、大枣3枚为引，水煎服。

二诊：

2021年12月2日

服上方诸症明显缓解，大便成形，不喜冷食，时有反酸，胃隐痛。舌苔白略黄、水滑，脉弦。上方加蛤粉15g、白及15g，5剂。

三诊：

2021年12月10日

诸证减轻，取上方10剂。

1个月后复诊，患者胃无明显不适，取药5剂巩固。

罗老说：该病例系胃脘病，曾经有胃部切除病史，术后元气大伤，气血不足，脾胃虚弱，又有反酸、烧心之肝胃不和之表现，制酸止痛以左金丸为佳，合以疏肝和胃之柴胡温胆汤，再加温中散寒、行气止痛之药，共奏温中和胃、疏肝健脾之功。

按语

足少阳属胆经，与肝相表里，而肝脾（胃）关系密切，肝旺易克脾土，胆气易犯胃腑，若能在治疗脾胃之时，兼顾少阳，似胜一筹。小柴胡证见于《伤寒论》第九十六条："伤寒五六日中风，往来寒热，胸胁苦满，嘿嘿不欲饮食，心烦喜呕，或胸中烦而不呕，或渴，或腹中痛，或心下悸，小便不利，或不渴，身有微热，或咳者，小柴胡汤主之。"小柴胡汤为和解少阳的代表方，罗老常将其与他方相合，用于治疗脾胃病，疗效颇佳。温胆汤主治心胆虚怯，触事易惊，或异象眩惑，遂致心胆虚慑，气郁生涎，涎与气搏，变生诸症等。二者合用是为柴胡温胆汤，对于肝胃不和、中焦阻滞、三焦不通而致的各类病症都可使用。

【病案11】

小柴胡汤合二陈汤加减治疗胃痛

患者：白某　性别：男　年龄：42岁　已婚

主诉：反复胃胀痛1年余，发作10天。

初诊：

2019年8月23日

现病史：患者近1年多间断出现胃脘胀痛，常因饮食不慎而诱发，曾在医院做胃镜检查，被诊断为浅表性胃炎，口服西药（具体药物不详）有效，但反复发作。近10天，患者因饮食不慎胃胀痛又发作来就诊。现胃胀痛，口干，口苦，纳差，睡眠质量差，畏寒，便溏。

既往史：健康。

诊查：精神一般，面色发黄，少华，舌质淡红，苔白，脉沉细。

理化检查：胃镜示浅表性胃炎。

辨证：脾胃虚寒。

中医诊断：胃痛。

西医诊断：浅表性胃炎。

治法：温中健脾。

处方：小柴胡汤合二陈汤加减：

党　参20g　茯　苓30g　白　芍30g　柴　胡15g

厚　朴20g　砂　仁15g　清半夏10g　陈　皮20g

香　附15g　白　术10g　甘　草10g

5剂，水煎服。

二诊：

2019年8月30日

患者胃胀、口苦、口干均有好转，纳可，睡眠质量还可以，大便调，胃痛减轻。舌质淡红，舌苔白，脉细。首方去白芍，再加白术15g、山药30g。10剂。

三诊：

2019年9月15日

患者仍感到胃胀，口干，睡眠质量较差。舌质淡红，舌苔白厚，脉细。首方去甘草，加生薏苡仁30g、木香15g。注意饮食，调节情志。调理一个多月后，患者疾病没有复发。

罗老说：胃为水谷之海、仓廪之官，凡饮食不节、饥饱失常或冷热不适等，都会直接影响胃的消化功能而发生病变或加重病情。

按语

本例患者饮食不慎、脾胃受伤、脾阳不足、中焦虚寒而导致胃病。胃为燥土，性喜润恶燥，如果对醇酒辛辣、肥甘厚味之品过度摄入，又能化燥生热、伤胃，引起病变。一诊方用小柴胡汤合二陈汤加减治疗，小柴胡汤和解少阳、二陈汤健脾燥湿，中焦脾胃运化、气机通降，二诊、三诊待积热去，再加以温中和胃、健脾除湿药味以增祛除脾胃寒湿之力。

【病案12】

舒肝解郁汤合半夏厚朴汤加味治胃痞

患者：徐某某　性别：女　年龄：56岁

主诉：胃胀闷1个月。

初诊：

2022年5月31日

现病史：平素经常感觉胃脘胀闷，近1个月生气后症状加重，胃胀堵闷严重，咽部异物感，鼻塞，自我感觉舌苔厚，皮肤瘙痒，排便正常。自服血府逐瘀丸稍有好转，于外院服中药后效果不明显来诊。

诊查：神清语明，腹部无异常，舌质黯红，苔白厚，脉弦。

中医诊断：胃痞；肝气犯胃，气滞血瘀。

治法：疏肝健脾，行气化瘀。

处方：舒肝解郁汤加：

紫　苏20g	厚　朴40g	清　下15g	儿　茶5g
香　附40g	木　香15g	莱菔子50g	二　丑20g
三　棱15g	莪　术20g	白　芷20g	天　麻20g

7剂，水煎服。

二诊：

2022年6月13日

诉胃脘胀闷明显缓解，口渴、饮水后打嗝。上方加竹茹20g、全虫5g，7剂水煎服，自加生姜3片。

罗老说：肝主疏泄，脾主运华，胃主受纳，本病肝郁气滞，肝木横逆侵犯脾土，运化受纳失司而致，治以疏肝行气降逆。腑以通为用，故药以助胃腑通畅、肝气下行而达到治疗目的。

按语

患者主诉胃胀，进食后加重，为脾虚不能运化水谷；情绪波动时腹胀加重，为肝气郁滞，肝经循行于咽喉，肝气郁滞则咽喉不利；脾虚不能运化水谷，水谷之精不能输布皮肤，则皮肤瘙痒。自服血府逐瘀丸好转证明其人肝郁日久，已成气滞血瘀之候。治法当以疏肝健脾治本，行气化瘀治标，需要标本兼治。

罗老处方以舒肝解郁汤合半夏厚朴汤。舒肝解郁汤即逍遥散方加青皮、郁金，疏肝健脾，行气养血；半夏厚朴汤解表行气消痰，解咽部不适；加香附、木香、莱菔子、三棱、莪术行气化瘀；儿茶保护胃黏膜；二丑、白芷通腑气，清浊气；天麻养肝平肝。二诊时加竹茹清胃热止呃逆，加全虫清热通络。

观前医处方姜半夏10g、厚朴15g、苏叶15g、茯苓20g、鸡内金6g、砂仁6g、麦芽30g、莱菔子30g、佛手10g、香橼10g、桑白皮15g、紫苏子15g，复诊加丹参25g、木香10g、郁金20g、竹茹20g。乃半夏厚朴汤加疏肝行气药，也着重行气化痰，为何效不佳？虽胃胀为气滞表现，但根本为脾虚不化，应助脾运化兼以行气导滞，方可收效，如不健脾而只行气，行气亦耗气，恐症有增而无减。

【病案13】

薏苡附子败酱散治疗腹痛

患者：唐某某　性别：女　年龄：12岁

初诊：

2022年4月24日

主诉及现病史：腹痛1周，发热呕吐，继则腹痛转入右下腹，经西医诊断为慢性阑尾炎。先后用抗菌素等药物治疗，疼痛持续不解，阵发性加剧，且仍发热呕吐，大便干。

诊查：体温37.8℃，神色困惫，面色青黄，四肢凉，右少腹阑尾点有明显压痛，无反跳痛及肌紧张，舌黄有津，脉滑数。

理化检查：血白细胞4.2（4.00～10.00）× 10^9/L。

中医诊断：肠痈，湿瘀互结。

西医诊断：慢性阑尾炎急性发作。

治法：行气化瘀，利湿消痈。

处方：

薏苡仁10g　附　子5g　败酱草10g　木　香10g

槟　榔15g　三　棱10g　莪　术10g　厚　朴15g

炮　姜5g　莱菔子20g　二　丑10g　砂　仁10g

5剂，水煎服，每剂服3次，每日早晚饭后服用。

二诊：

2022年5月2日

腹痛减，发热、呕吐止，大便畅，继服5剂，愈。

罗老说：肠痈一证，中医治疗上以辨证论治为主，脓未成者，用大黄牡丹皮汤主之，脓已成者用薏苡附子败酱散主之。此例病证辨证准确，用药恰当，而效如桴鼓。

按语

本方为薏苡附子败酱散加减。《金匮要略·疮痈肠痈浸淫病脉证并治》第三条：肠痈之为病，其身甲错，腹皮急，按之濡，如肿状，腹无积聚，身无热，脉数，此为肠内有痈脓，薏苡附子败酱散主之。注解：其身甲错，指腹皮如鱼鳞。腹皮外虽拘急，但按之则虚软无力。腹胀满虽形似肿状，但细按其腹内并无凝结物之感。脉数主热，今身无热，为无表热，当为里热甚明，其为肠内有痈脓无疑，宜薏苡附子败酱散主之。常用于慢性阑尾炎、急性阑尾炎。又由于本条其身甲错的说明，活用于皮炎、痂癞等亦验。

本方所治肠痈，是由素体阳虚，寒湿瘀血互结，腐败成脓所致。方中重用薏苡仁利湿排脓，轻用附子扶助阳气，以散寒湿，佐以败酱破瘀排脓。配合成方，共奏利湿排脓、破血消肿之功。

罗老在薏苡附子败酱散的基础上，加木香、槟榔、三棱、莪术、厚朴、莱菔子、二丑，活血化瘀，行气止痛；加砂仁、炮姜佐药，防药过凉碍脾，同时助附子扶阳排脓。

【病案14】

木香槟榔丸方加减治疗胁痛

患者：姜某某 性别：男 年龄：49岁

主诉：反复右上腹胀痛1年，发作加重7天。

初诊：

2018年12月15日

现病史：近一年来每因饱餐或饮食油腻则出现右上腹胁下胀痛、痞闷不舒。7天前饱餐后发作右上腹胀痛，脘腹胀闷，伴嗳腐吞酸，口苦口干，周身灼热感，尿赤，大便秘结。

既往史：慢性胆囊炎。

诊查：体温36.8℃，血压135/80mmHg，脉搏86次/分，神清语明，腹部肥胖，腹软，右肋下胆囊点压痛，舌质红，苔黄腻，脉数。

理化检查：腹部彩超：胆囊壁增厚。

中医诊断：胁痛，肝胆湿热。

西医诊断：胆囊炎。

治法：行气导滞，泻热通腑。

处方：

木 香15g 槟 榔40g 青 皮20g 陈 皮20g

枳 壳20g 黄 连10g 黄 柏15g 白 术20g

三 棱15g 莪 术20g 大 黄5g 二 丑20g

香 附25g 火麻仁20g 郁李仁20g 芒 硝10g（后下）

5剂，水煎服，早晚分服。

二诊：

2018年12月22日

患者症状明显好转，腹痛消失，大便通畅，原方减芒硝。5剂续服。

罗老说：木香槟榔青陈皮，黄连黄柏莪术齐，大黄黑丑兼香附，泻痢后重热滞宜。木香槟榔丸从方名来看，行气功效比较强，行气攻下。方歌前三句都是在讲组成，最后一句是讲功效及主治，也属于“通因通用”，其中提到的里急后重，这是痢疾的典型症状。方中不仅有木香、槟榔，还用到青陈二皮、香附和大黄、二丑，症状上有下利赤白，已经伤及血分，所以用莪术还可以入血分，可以破除血中瘀滞。因此木香槟榔丸集中大量行气药，是行气、攻下、清热并用，但是以行气攻积为主，所以这是一首治疗湿热积滞的重剂。本方是“行血则便脓自愈，调气则后重自除”法的代表。

罗老又说：此为临床常用方剂，腑以通为补，通而不痛，痛而不通。本病例实为肠胃郁结，湿热积滞，造成腹气不通而痛，故以木香槟榔丸（汤）之冲墙倒壁之功，开郁散结，疏通腑气，而其痛自止，此乃通消之法。

按语

方中重用大黄、二丑攻积泻热，导滞通便，为主药。香附疏肝行气，为辅药。佐以木香、槟榔、青皮、陈皮行气消积，导滞除满止痛；黄连、黄柏清热燥湿，厚肠止痢；莪术疏肝解郁，破血中之气滞。诸药合用，以泄热通便为主，兼以行气导滞，使积滞从大便而解，气机得通，热随积去，诸症自除。《医方集解》所载木香槟榔丸有三棱、枳壳，并以芒硝水为丸，其攻积导滞力更强。

若积滞重，大便秘结为主者，加枳壳、芒硝以导滞通便；用治湿热痢疾，去陈皮、二丑、莪术，加秦皮、白头翁以清热、解毒、止痢等。

【病案15】

行气和胃法治腹胀

患者：高某某　性别：女　年龄：46岁

初诊：

2023年2月20日

主诉及现病史：上腹胀闷不适一年余。现症见脘腹闷胀、不痛，胃中嘈杂，反酸烧心，大便2日1次，大便不净感。平素性情急躁易怒，进食快，经常饮食过饱。

既往史：肾上腺瘤术后2年。

诊查：体瘦，面红唇干，舌质红，苔厚腻，脉沉弦。

理化检查：胃镜：反流性食管炎，慢性浅表性胃炎。

中医诊断：腹胀，肝胃不和证。

西医诊断：慢性胃炎。

治法：疏肝健脾，行气和胃。

处方：舒肝解郁汤（逍遥散方加青皮、郁金）加：

厚　朴40g　陈　皮20g　木　香15g　沙　参30g
天　冬20g　儿　茶5g　枳　实20g　白　及15g
海螵蛸20g　浙贝母20g　荜　茇10g　二　丑20g
砂　仁20g

5剂，每剂服3次，日服2次。

二诊：

2023年2月27日

症减，仍有胃脘胀闷，嘈杂反酸，大便难，嗳气则舒。

上方加莱菔子50g、大黄5g。5剂。

三诊：

2023年3月7日

腹胀大轻，大便顺畅，已不反酸。5剂续服巩固，嘱其勿过度饮食。

按语

本病症属肝阴不足，肝气偏旺，肝气乘克脾胃，脾虚肝胃不和。脾虚则运化不利，饮食物停聚在胃肠中，腐生胀气，肠道不通，气积于腹中，则生胀满。肝主气机，气机不畅反生肝郁，酸为肝味，气不下降则上，则发为泛酸。肝受阴血所养，阴血不足则肝气亦亢，肝木克脾土，久则必伤胃络，所以治疗时要注重疏肝和胃。

治疗时，宜标本兼治，标症在气滞已成，需行气消滞，如有大便不通，更要通便以通腑气。本为脾虚肝郁，行疏肝健脾之法。故方以舒肝解郁汤加大量行气药，厚朴、陈皮、木香、枳实、荜茇，行气通滞。初诊后大便仍不通顺，二诊加莱菔子、大黄。二丑与大黄、莱菔子、枳实、厚朴合用，即有小承气汤之意。沙参、天冬，滋养肝阴，滋水涵木，以防肝木过亢。儿茶、白及、浙贝母、海螵蛸，抑酸保护胃黏膜。

临床常见厚腻舌苔，中医学认为，舌与脏腑，尤其是脾胃联系非常密切，脾气通于口，舌苔是由于胃气熏蒸、上承舌面形成的。所以舌苔与脾胃的运化功能息息相关。脾胃作为中土，邪气入胃就化生厚厚的舌苔，就像土地上长草一样。舌苔厚腻，大多是因为胃气夹杂着湿浊、痰浊或者食积熏蒸，积在舌上，而异味就是这泛上来的胃里的浊气。湿痰还有食积最容易阻滞气机，气机一不通，可能就会出现像腹胀、不思饮食、嗓子不舒服等症状，所以治疗以行气化湿为要。

【病案16】

厚朴温中汤治腹胀

患者：李某　性别：女　年龄：67岁

初诊：

2023年2月10日

主诉及现病史：腹胀一月余。来诊时胃胀气严重，打嗝不畅，胸闷压气，食纳不佳，大便日一次，质黏。入睡困难易醒，需服用西药安眠药助眠，活动后汗多。自诉服用保和丸、化气片、香砂养胃丸效不佳，来诊。

诊查：舌质淡尖略红齿痕，苔白腻。脉沉细，略弦。

中医诊断：腹胀，脾胃不和。

治法：行气健脾导滞，温中化湿和胃。

处方：舒肝解郁汤加：

厚　朴40g　陈　皮20g　炮　姜10g　白豆蔻20g

木　香15g　香　附40g　乌　药10g　枣　仁25g

柏　仁20g　远　志15g　莱菔子50g　三　仙45g

5剂。水煎服，每剂服3次，每日早晚饭后服用。

二诊：

2023年2月18日

药后症大轻，腹胀、胸闷均大幅度减轻，当夜即可入眠。后再服药10剂，以巩固疗效。

按语

罗老用方为舒肝解郁汤合厚朴温中汤加味。其中舒肝解郁汤为逍遥散加青皮、郁金，有疏肝健脾、行气化滞的作用。

厚朴温中汤，出自李东垣《内外伤辨惑论》，功效行气除满，温中燥湿。主治脾胃气滞寒湿证。症见脘腹胀满或疼痛，不思饮食，舌苔白腻，脉沉弦。

脾胃位于中焦，主受纳、腐熟与运化水谷，脾胃伤于寒湿，寒性凝滞，湿性黏腻，易阻气机，故令脘腹胀满，甚则不通则痛；胃失受纳，脾失运化，故不思饮食；舌苔白腻，脉沉弦，皆脾胃寒湿、气机不畅所致。治宜行气除满，温中燥湿。

方中重用苦、辛而温的厚朴，行气消胀，为君药。《本草汇言》曰："凡气滞于中，郁而不散，食积于胃，羁而不行，或湿郁积而不去，湿痰聚而不清，用厚朴之温可以燥湿，辛可以清痰，苦可以下气也。"草豆蔻辛温而燥，能燥湿行气，温中散寒；橘皮、木香行气宽中散寒，共助厚朴行气燥湿，用作臣药。干姜、生姜并用以温中散寒；茯苓、炙甘草健脾渗湿和中，均为佐药。炙甘草兼作使药以调和诸药。全方共奏行气健脾导滞、温中化湿和胃之功。

本方与理中丸在组成上均有干姜、甘草，都有温中散寒之功，均主治中焦寒证。但本方是以行气燥湿为主，主治脾胃气滞寒湿之证；理中丸则以温中补虚并重，而无行气之功，主治中焦虚寒证。

本方证治以脘腹胀满或疼痛，舌苔白腻，脉沉弦为辨证要点。药性苦辛温燥，胃阴不足者，不宜使用，以免耗气伤阴。若寒甚腹痛者，宜加高良姜、肉桂以增温中散寒止痛之力；兼胃气上逆，而见恶心呕吐者，酌加半夏、砂仁以和胃降逆。

本案中加大剂量香附40g，疏肝解郁、理气宽中，可用于胁肋胀痛、脾胃气滞，量大力强。乌药行气散寒，温脾肾。枣仁、柏子仁、远志养心血安神助眠。大量莱菔子通行腹气，三仙助胃消食。

纵观本方，可知罗老辨证本病为脾胃不和而产生腹胀。腹胀重则影响人体气机流动，在心肺中宗气不通则胸闷压气。夜寐是阴阳相交，阳气入阴，因气滞于胃脘胸腹，阳气不得入阴，且胃肠胀气本身所产生的不适也让人难眠，所谓“胃不和则卧不安”，综上所述，本病病因病机重点皆在气滞。

再论本患不寐，为何服用一次即可安然入眠，细问得知，患者服药后频频排气，排气后腹部即舒适，所以证明不寐主要病因就是气滞，气顺则阴阳相交则能眠，且患者心血不足，少加枣仁、柏仁、远志，养血安神。

观察前医治疗经过，白术15g、砂仁6g、党参15g、茯苓20g、夜交藤30g、熟地30g、巴戟天12g、丹皮10g、山茱萸15g、钩藤10g、僵蚕15g。复诊诉症略减。加黄连5g、肉桂6g、连翘12g、吴茱萸5g。仅服药1剂后，感胃胀堵闷。医者去黄连，加藿香20g、豆蔻15g、佩兰20g。1剂。服后夜间胸闷，难以入眠，胃堵闷略减，平卧时胸压气加重。又以黄芪40g、石菖蒲15g、白芷15g、茯苓20g、桂枝15g、白术15g、甘草10g、桔梗10g、丹皮10g、柴胡10g、知母15g。1剂。药后，症不减，身热起疹子，脉同上，舌苔暗红，苔厚少干裂。比较前医处方，为何不效？皆因辨证不准。前医首诊处方中虽有健脾行气药，但熟地用量过多，脾虚，大量熟地不能运化反而碍脾气，所以略微有效而无佳效。再诊时加入黄连、肉桂，仿交泰丸意，又加连翘。黄连苦寒，本病脾虚中阳不足，虽加肉桂、吴茱萸，但苦寒药伤中阳，加重胀满。最后则过度温燥，病本在于湿与气滞，湿宜燥而气宜通，仅燥湿而不同行气滞，如高压锅煮饭，气滞不通，热气闷在锅中，越来越热，湿反化热，伤阴耗血，而起疹。对比可见罗老认证准确，处方用量精准，药达病所，故效佳。

【病案 17】

葛根芩连汤加减治疗腹泻

患者： 王某　性别：男　年龄：33岁

主诉及病史： 腹泻近2年。

初诊：

2018年8月2日

现症见： 近2年来经常腹泻，大便稀，2～3次/天，吃辛辣油腻食物后腹泻更甚，大便不爽，肛门灼痛，胃脘胀满，肠鸣易饥，有时腹痛。平素工作压力大，心烦焦虑，口干，易疲劳，浅睡眠，小便黄。

既往史： 健康

诊查： 体温36.5℃，脉搏60次/分，血压110/70mmHg。体态中等，面色正常，舌淡红有裂纹，苔白腻，脉弦滑。

理化检查： 胃肠镜检查均无明显异常。

中医诊断： 泄泻；肝脾不和，湿热内蕴。

西医诊断： 功能性腹泻。

治法： 疏肝健脾，清热燥湿。

处方：

苍　术15g　厚　朴20g　陈　皮20g　枳　壳15g

白　芍15g　木　香15g　黄　连10g　葛　根15g

延胡索20g　川楝子20g　薏苡仁20g　山　药20g

砂　仁20g　青　皮25g　郁　金20g　焦三仙45g

5剂，水煎服。

二诊：

2018年8月9日

大便1～2次/天，成形，腹胀减轻，肠鸣减轻，舌淡红苔薄白，脉滑。治疗不变，继服上方10剂巩固。

罗老说：本例患者工作压力大，心情抑郁，日久积郁成疾，肝失疏泄，影响脾胃功能，气机失调，在上则为嗳气，在中则为瞋胀，在下则为飧泄。肠功能紊乱是现代常见疾病，属于功能性疾病，临床表现为腹痛腹泻等症状。患者的精神状态和心理变化与该病有一定联系，多在紧张或生活、工作压力增大时发作，胃肠运动紊乱，内脏功能失调，进而出现一系列症状，因此治疗以疏肝健脾基础。泄泻一证，病症繁多，大体分为，湿泻、濡泻、水泻、寒泻、飧泄、溏泻、鹜泻、滑泻、脾泻、肾泻、胃泻、饮泻、痰泻、火泻、暑泻、大瘕泻。但万变不离其宗，胃主受纳，脾主运化，脾胃失和，运化失司，而致泄泻。

按语

本病例证属肝脾失和，兼有湿热蕴结，处方结构为复方，一平胃散加减，二香连散，三葛根芩连汤加减，四颠倒木金散，诸方合用，共成疏肝健脾、清热燥湿之效，主治大便溏泻、肠鸣腹痛。方中白芍柔肝，缓急止痛，炒白术健脾燥湿，共为主药；陈皮芳香化湿，为辅药；防风辛温归肝入脾、升阳止泻；葛根升清止泻、生津止渴；黄连燥湿坚阴，可防苍术、陈皮温燥伤液，共为佐使药。诸药合用，泻肝实脾、补中寓疏、湿热尽去，则痛泻可止。运用时应注意善后巩固，防止复发。

【病案 18】

健脾法治疗脾虚泄泻

患者：田某某　性别：男　年龄：9岁

主诉：经常腹泻1年。

初诊：

2023年5月5日

现病史：患者近一年经常腹泻，饮食稍不慎或饮冷则腹泻发作，食后即泻，便溏粘滞，腹不胀不痛，食欲欠佳，平素喜食冷饮。

既往史：无。

诊查：体温36.6℃，脉搏66次/分，血压110/70mmHg。面黄体瘦，舌淡苔白脉弱。

理化检查：肠镜：结肠炎。

中医诊断：脾虚泄泻。

西医诊断：慢性结肠炎。

治法：益气健脾。

处方：

党　参5g　白　术10g　茯　苓10g　甘　草5g

炮　姜3g　山　药10g　扁　豆10g　陈　皮10g

莲子肉5g　砂　仁5g　薏苡仁10g　桔　梗10g

三　仙30g

5剂，水煎服，早晚分服。

二诊：

2023年5月12日

患者症状减轻，食欲好，大便日二次，便软。舌淡苔薄白，脉弱。取原方5剂巩固。

三诊：

2023年5月19日

患者明显好转，大便日一次，便溏明显改善。原方不变。

服药一个月，排便基本正常，改服中成药参苓白术散调理善后。

罗老说：脾虚食后即作泻，腹满不渴少精神，面黄懒食肌消瘦，参苓白术奏奇勋。

《医宗金鉴》注：脾虚泻者，多因脾不健运。故每逢食后作泻，腹满不渴，精神短少，面黄懒食，肌肉消瘦也，宜用参苓白术散以补脾，其泻自止。

按语

此患者泄泻已有一年，乃长期脾失健运，此证治宜益气健脾。故罗老以参苓白术散为主方。本方用四君子汤以补气健脾为主，加入和胃理气渗湿之品，标本兼顾。若脾阳虚衰，阴寒内盛，腹中冷痛，手足不温，宜用附子理中丸加吴萸、肉桂以温中散寒。若久泻不止，中气下陷，而致脱肛者，可用补中益气汤，益气升清，健脾止泻。

【病案19】

温补脾肾法治疗五更泻

患者：金某　性别：女　年龄：56岁

主诉：腹泻3年。

初诊：

2018年7月21日

现病史：自诉长期腹泻已3年多，每天黎明时分先肠鸣后腹泻，泻后则安，大便稀溏，伴腹部隐痛，形寒肢冷，腰腿酸困无力，时轻时重，缠绵不愈。曾服用“思密达”“补脾益肠丸”等药均未见明显疗效，来诊。

既往史：慢性支气管炎、慢性胃炎。

诊查：面白，体微胖，腹软，无压痛。舌淡苔白，脉沉细。

理化检查：肝肾功、血糖血脂化验及X线全消化道钡餐透视均未见异常。

辨证：脾肾阳虚，肠失固涩。

中医诊断：五更泄泻。

西医诊断：慢性腹泻。

治法：温补脾肾，涩肠止泻。

处方：四神丸合参苓白术散加减。

补骨脂20g　五味子20g　煨肉蔻20g　吴茱萸15g

炮附片10g　肉　桂20g　茯　苓30g　焦白术20g

炒山药20g　莲子肉15g　车前子30g　木　香20g

生　姜3片　红　枣3枚

5剂，水煎服，忌寒冷刺激饮食。

二诊：

2018年7月27日

服药后排便时间较前推迟，便不实，肢寒腰酸均减。上方10剂续服。

三诊：

2018年8月15日

排便成形，无腹痛，体力增加。舌淡红苔白，脉沉。续服10剂。

嘱停汤药后以四神丸合院内制剂健脾消食散内服1个月巩固疗效。

罗老说：肾泻，是指黎明前即五更时肠鸣作泻，多因脾肾阳虚，命门火衰所致。

按语

《医宗金鉴》诸泄总括：湿胜濡泻即水泻，多水肠鸣腹不疼，寒湿洞泻即寒泻，鸭溏清彻痛雷鸣，完谷不化名飧泻，土衰木盛不升清，脾虚腹满食后泻，肾泻寒虚晨数行，泄泻病多以此为辨。此案老年即属常见之证，治当温补脾肾、涩肠止泻，方用“四神丸”合参苓白术散加减内服，使脾肾阳气渐复，水谷运化健旺，慢性泄泻痼疾得愈。

【病案 20】

增液汤加减治疗习惯性便秘

患者：何某　性别：女　年龄：50岁

初诊：

2018年8月3日

主诉及现病史：大便困难1年，大便有时结如羊粪一粒粒，排出困难，3～5天行一次，腹胀，肛门疼痛，时有出血，口干喜饮，五心烦热，头晕眼花。曾多次在当地医院服中药、西药疗效均不佳。

既往史：无。

诊查：体温36.4℃，脉博80次/分，血压120/80mmHg。体瘦，唇干，舌红，苔黄，脉弦数。

理化检查：肠镜无异常。

中医诊断：便秘，阴虚津亏肠燥。

西医诊断：功能性便秘。

治法：滋阴润肠通便。

处方：

玄　参30g　熟　地50g　麦　冬20g　大　黄10g
火麻仁20g　郁李仁20g　当　归20g　枳　实20g
玉　竹20g　木　香15g

5剂，水煎服。

二诊：

2018年8月10日

大便可隔日1次，仍干结，舌红，苔黄，脉弦数。原方加栀子15g，5剂。

患者1周后复诊，每日排便1次，偶尔腹痛，舌淡红，苔白，脉弦滑。上方去大黄，5剂。

1周后复诊，患者排便基本正常，取药上方10剂巩固。

罗老说：便秘一证，可按照《医宗金鉴》大便燥结总括进行辨证治疗。热燥阳结能食数，寒燥阴结不食迟，实燥食积热结胃，食少先硬后溏脾；气燥阻隔不降下，血燥干枯老病虚，风燥久患风家候，直肠结硬导之宜。大便燥结皆为上述这些证型。此患者津液不足，无水舟停，故此增液汤增液润燥，加大黄取增液承气汤之意，借助大黄清理胃肠之热邪，促进排便之动能。

按语

中医认为便秘其病位虽然在大肠，但与各脏腑、经络、气血、津液皆有密切关系，是阴阳、脏腑气机失调的一种局部表现，是一种慢性病。正如《医宗必读·大便不通》云，“更有老年津液干枯，妇人产后亡血，乃发汗利小便，病后血气未复，皆能秘结。”可见脾肾阴阳气血亏虚，阳虚不能蒸化津液，濡润肠道，阴亏则肠道失荣而更加干枯，二者均可导致大便秘结。本例便秘症属阴虚津亏血少，肠道失润，因此用增液汤为基础方，以达到滋阴生津润肠的作用；加玉竹助养阴之力；火麻仁、郁李仁、增润肠通便之效；木香、枳实调畅气机、促进肠道传导。《本草纲目》中云“木香乃三焦气分之药，能升降诸气。”本方妙用当归，不仅可以补血活血，且可以润肠通便，上药共用，相得益彰，疗效显著。

【病案21】

温下法治疗大肠黑变病

患者： 杨某某　性别：男　年龄：62岁

初诊：

2023年2月7日

主诉及现病史： 大便秘结多年。大便滞下，1～2日服药排便1次，便前腹痛，服通便药则大便稀黏，近来服药亦无便意，排便少，腹胀，排气不畅，腰酸足冷。西医诊断为大肠黑变病。

诊查： 神清语明，腹胖气促，舌质红苔白，脉缓。

中医诊断： 便秘；脾肾阳虚，肠胃瘀滞。

西医诊断： 大肠黑变病。

治法： 温里散寒，逐瘀通便。

处方：

桃　仁20g　丹　皮20g　赤　芍25g　乌　药20g
元　胡25g　甘　草20g　当　归20g　川　芎15g
灵　脂15g　红　花20g　枳　壳20g　香　附40g
三　棱20g　莪　术20g　大　黄10g　芒　硝5g
二　丑20g　莱菔子50g　生　姜3片

10剂，水煎服。

二诊：

2023年2月28日

服药后晨起腹部隐痛，大便仍滞下。上方加附子10g、炮姜20g。10剂。

三诊：

3月15日

患者可每日排便，无腹痛，试减大黄、芒硝，10剂。

后于4月10日、5月11日患者来诊诉服药大便2日一行，排便较最初顺畅，无腹痛，继续开药间断服用巩固。

罗老说：腑以通为补，故治疗以疏通六腑，凉药佐以热药，在治疗方法上乃是反佐之意，缓解凉下之不适而达到通便之目的。

按语

患者久患便秘，且有便前腹痛症状，可知肠道内腑气不通，粪便结于肠道，形成腑实症，长期气机郁滞，气不得下则横克脾土，尤其是欲排便时，气机本欲向下，因便难解，气不得下，滞于腹，故腹痛。气滞久则血亦不行，而成血瘀，患病日久，瘀久必化热。白苔者，属寒属湿，脉缓为太阴脉，表明本证本质为虚症，已陷入阴分，治本应以温里散寒，温通脾阳。但初诊时气滞、瘀热未除，当以先治标症。

初诊时，以大黄、芒硝、二丑、莱菔子，通积导滞，助排便；桃仁、红花、灵脂、三棱、莪术、当归、川芎，活血行气化瘀，同时当归、桃仁温润有通便功效；丹皮、赤芍凉血散瘀；枳壳、香附、元胡行气止痛；乌药佐治防药过凉；甘草调和诸药。

二诊时，腹痛减，大便仍滞下难解，晨起腹部隐痛。晨起正是阳气升发之时，阳气欲升而不得，故腹部隐痛，此时应助阳气，所以二诊时加入附子、炮姜，温肾助阳。经过首诊治疗后，局部气滞瘀阻症渐解，故二诊加温热药以治其本，法取大黄附子汤温下之意。治法得当，用药精确，所以患者反馈说，这么多年的治疗中，本方服用后最为舒适。本证属寒热交错、虚实夹杂，治疗时寒温攻补药同用，以求标本兼治。

【病案22】

化瘀泻热法治疗肠痈

患者：张某　性别：男　年龄：44岁

初诊：

2018年8月2日

主诉及现病史：右下腹疼痛3天。3天前饮酒、进食较多肥甘厚味后，出现右下腹痛，伴恶心。于医院就诊，检查后诊断为急性阑尾炎。患者抗拒手术，来诊。现右下腹疼痛据按，位置固定，伴恶心，大便不爽，发热恶寒。

既往史：无。

诊查：体温38℃，脉博60次/分，血压120/80mmHg。腹软，麦氏点压痛，无反跳痛。舌红，苔黄腻，脉弦数。

检查：血常规：WBC10.2 × 10^9/L。

中医诊断：肠痈，湿热蕴结。

西医诊断：急性阑尾炎。

治法：通腹泻热，解毒化瘀。

处方：

生大黄10g　牡丹皮10g　桃　仁15g　冬瓜仁20g

薏苡仁20g　败酱草15g　炒白术20g　枳　实20g

柴胡　20g　赤　芍15g　防　风15g　鸡内金20g

金银花15g　连　翘15g　蒲公英15g　紫花地丁10g

3剂，水煎服，生姜3片为引。

二诊：

2018年8月9日

一周后复诊，患者服药2天热退，腹痛明显减轻，初服药腹泻2次，现排便正常。效不更方，原方5剂巩固。

罗老说：“《金匮要略》关于肠痈的论述，其治疗方剂大黄牡丹皮汤和薏苡附子败酱散以清热解毒化瘀为主。通而不痛，痛而不通，故以清热解毒通腑化瘀为主，腑气通而痛止。在瘀热互结时还可以用《医林改错》中的膈下逐瘀汤治之”。

按语

肠痈，以发热，右少腹疼痛拘急，或触及包块为主要表现的疾病，痈疽之发肠部者。出《素问·厥论》。肠痈可包括今之急、慢性阑尾炎、阑尾周围脓肿等。本病多由进食厚味、饮食生冷和暴饮暴食等因，以致脾胃受损，胃肠传化功能不利，气机壅滞而成；或因饱食后急暴奔走，或跌仆损伤，导致肠腑血络损伤，瘀血凝滞，肠腑化热，瘀热互结，导致血败肉腐而成痈脓。《金匮要略》：“肠痈者，少腹肿痞，按之即痛如淋，小便自调，时时发热，自汗出，复恶寒，其脉迟紧者脓未成，可下之当有血。脉洪数者脓已成，不可下也”。大黄牡丹皮汤主之。《金匮要略》肠痈之为病其身甲错，腹皮急，按之濡，如肿状，腹无积聚，身无热，脉数，此为腹内有痈脓，薏苡附子败酱散主之。方中大黄苦寒攻下，泻热逐瘀，荡涤肠中湿热郁结之毒，丹皮苦辛微寒，能清热凉血，活血化瘀，两药合用泻热破瘀；薏苡仁利湿消肿毒，败酱草排脓破血，二药配伍能增强排脓之功；柴胡透热解郁，和解表里，达邪外出，并能疏理气机；枳实理气宽中，泄热下气，消积导滞，二药相合，解表和里，升清降浊，理气泄热导滞；芍药敛阴，和营止痛；枳实、白术二药相合行气宽中，健脾燥湿；鸡内金消积滞，健脾胃；防风为风药中之润剂，能助肠风下行。本方配伍以清热解毒、散瘀排脓、行气通便为纲领，大黄牡丹皮汤合薏苡附子败酱散合而用之可以促进炎症的吸收，防止反复发作。

【病案 23】

木香槟榔汤治疗肠梗阻

患者： 林某　性别：男　年龄：47岁

初诊：

2016年9月7日

主诉及现病史： 腹痛3天。来诊时腹部胀满疼痛，坐卧不宁，饮食难入，饮水恶心欲呕，嗳气酸腐，排气减少，大便解不出。细问其发病前2～3天曾进食较多海鲜，又饮啤酒，进黏食，之后持续腹胀，大便减少，直至发病。前日曾行腹部CT检查：提示肠内容物增多，怀疑肠道不完全梗阻，给予灌肠，中途腹痛难以忍受而中断。

诊查： 患者体壮，面色黄垢少华，舌苔白厚少津，脉象滑实。查之腹部膨满，按之韧而不硬，左侧腹及下腹压痛明显，可触及充盈肠管。

中医诊断： 腹痛，食滞胃肠。

西医诊断： 不完全性肠梗阻。

治法： 行气导滞，通腑泄浊。

处方： 木香槟榔汤加减：

木　香15g　槟　榔25g　青　皮15g　陈　皮15g
枳　实20g　黄　连10g　三　棱15g　莪　术15g
大　黄5g　牵牛子20g　香　附25g　厚　朴40g
竹　茹15g　白　芍20g　甘　草10g

3剂，水煎服。

二诊：

2016年9月12日

证大轻，食欲不振，腹中隐痛绵绵，大便粘溏，去大黄，加红藤20g、白术20g、焦三仙30g，续服5剂，嘱其饮食易消化，再以健脾丸调养半月痊愈。

本例为饮食失节为病，宿食停滞肠胃，浊气中阻，升降失司，运化无权，腹气不通，故而腹胀、腹痛、大便闭结不通。木香槟榔汤原方主治湿热食积证，其病机核心为食积停滞，壅塞气机，生湿蕴热，治宜行气导滞、攻积泄热。方中用木香、槟榔行气导滞，调中止痛，消脘腹胀满，为君药。大黄、牵牛攻积导滞，泄热通腑；青皮、香附理气消积止痛，助木香、槟榔行气导滞，共为臣药。三棱、莪术祛瘀行气，散结止痛；陈皮理气和胃，健脾燥湿；黄连、黄柏清热燥湿而止痢，均为佐药。诸药合用，以行气导滞为主，配以清热、攻下、活血之品，共奏行气导滞、攻积泄热之功。因本例热象不著，且因进食海鲜啤酒等阴寒湿腻之物诱发，又防寒湿相合阻滞更甚，故去黄柏、苍术，而加厚朴、竹茹降气化痰除湿消积，改枳壳为枳实，因“宽中下气，枳壳缓而枳实速也”，以助通腑泄浊，使痛减胀消。加白芍、甘草，既缓急止痛，又防攻逐太过损伤肠管。

按语

罗老常说“腑以通为用”，胃肠气机通畅，运化方能正常，方不为病。木香槟榔丸方乃临床之常用方剂，出自金元四大家张子和之手，其方为攻坚破积之神方，经曰“坚者削之”“通因通用”“通而不痛，痛而不通”，该患因饮食不节致脾胃壅塞不通，故以此方攻坚破积，疏通肠胃，此方有冲墙倒壁之功，而收神效。

《医方集解》有云：“湿热在三焦气分，木香、香附行气之药，能通三焦，解六郁，陈皮理上焦肺气，青皮平下焦肝气，枳壳宽肠而利气，而黑丑、槟榔又下气之最速者也，气行则无痞满后重之患矣，疟痢由于湿热郁结，气血不和，黄柏、黄连燥湿清热，三棱能破血中气滞，莪术能破气中血滞，大黄、芒硝血分之药，能除血中伏热，通行积滞，并为摧坚化痞之峻品。湿热积滞去，则二便调而三焦通泰矣。盖宿垢不净，清阳终不得升，故必假此以推荡之，亦通因通用之意。然非实积，不可轻投。”本例辨证精准，用药峻猛，故而速效。

【病案 24】

泻黄散治疗脾胃积热口糜

患者：王某　性别：男　年龄：7岁

初诊：

2019年7月2日

主诉及现病史：反复口内破溃疼痛近半年，此起彼伏。现口腔破溃疼痛，口干口苦，口腔异味，口唇干皲裂，胃胀打嗝，食少偏食，大便干燥。

既往史：无。

诊查：体温36.5℃，脉博90次/分，血压100/80mmHg。颧红唇红，唇干皲裂，唇内下方黏膜可见一小片状溃疡，触痛。舌红赤苔黄，脉象浮数。

理化检查：无。

中医诊断：口糜，脾胃郁热。

西医诊断：口腔溃疡。

治法：清利脾胃积热。

处方：

藿　香20g　栀　子20g　防　风20g　甘　草20g

生石膏20g　玄　参20g　鸡内金15g　焦三仙20g

5剂，水煎服。

二诊：

2019年7月10日

患者口内溃疡意已愈合，口唇脱皮减轻，原方不变予5剂。

一周后再诊，口腔溃疡未复发，排便正常，无其他不适，上方5剂巩固。

罗老说：“口腔溃疡”中医称之为口糜。胃开窍于口，口唇属脾，脾胃郁热而导致口糜，此属实热，故用泻黄散，清理脾胃之积热。泻黄散，出自宋《小儿药证直诀》。《汤头歌诀》：“泻黄甘草与防风，石膏栀子藿香充，炒香蜜酒调和服，胃热口疮并见功。”如为虚热口糜者，又当别论。

按语

本例是由脾胃伏火熏蒸于上所致，方用生石膏入脾经清解伏火；栀子清热利尿除烦；防风疏散脾中伏火，又能于土中泻木；藿香理气和中，化湿醒脾，与防风配伍，振复脾胃之气机；甘草和中泻火，可缓调中上二焦，使泻脾而无伤脾，全方共奏泻脾胃伏火之功。

【病案25】

藿香正气散加减治湿温发热

患者：南某某　性别：女　年龄：13岁

初诊：

2023年5月29日

主诉及现病史：恶寒低热已2周。上身热，体温36.8～37.2℃，脘痞，食欲不振，大便溏。于外院服汤药5剂后热不减，反觉得身冷加重。处方藿香20g、佩兰20g、茯苓30g、葛根40g、生白术20g、黄芪30g、厚朴20g、枳实20g、桂枝10g、陈皮20g。

诊查：体温37℃，神清语明，舌质红，白腻苔，脉浮数。

理化检查：血常规：正常。

中医诊断：湿温发热。

西医诊断：发热待查。

治法：解表宽中，芳香化湿。

处方：藿香正气散加减：

藿　香15g　腹　皮15g　紫　苏15g　甘　草10g
桔　梗20g　陈　皮20g　茯　苓20g　苍　术20g
厚　朴30g　清　夏15g　白　芷20g　川　连5g
木　香15g　砂　仁20g　竹　茹20g　香　附40g

5剂，水煎服，自加生姜3片。

二诊：

2023年6月5日

服药2天体温即恢复正常，但仍有食欲不振，以院内制剂健脾消食散口服调理脾胃。

罗老说：藿香正气散乃千古之神方也，出自《太平惠民和剂局方》，此方有芳香化浊、解表除湿之功，治疗感受一切山岚瘴气、水土不服之证，为治疗湿温之首选方剂，清朝吴鞠通大师所著《温病条辨》一书中焦篇治疗湿温一章，五十八条至六十二条，先后阐述五加减正气散，随证加减治疗湿温在中焦，是我们治疗湿温的一个准绳。此病例先口服外院汤药，为何不效？表实证，不可用生黄芪和桂枝。生黄芪利气固表，用了则闭门留寇，桂枝辛热，桂枝下咽阳盛则毙，所以无效，乃用药之误。

按语

本例处方为藿香正气散的化裁，治湿温初起。本案发病时值阴雨季节，暑湿当令，易感湿热之邪，加之病人素脾虚体弱，学业过于操劳，故外受湿，内化热，出现湿温内阻诸症。本方主治外感风寒，内伤湿滞证，为夏月常见病证。风寒外束，卫阳郁遏，故见恶寒发热等表证；内伤湿滞，湿浊中阻，脾胃不和，升降失常，则为上吐下泻；湿阻气滞，则胸膈满闷、脘腹疼痛。治宜外散风寒，内化湿浊，兼以理气和中之法。方中藿香为君，既以其辛温之性而解在表之风寒，又取其芳香之气而化在里之湿浊，且可辟秽和中而止呕，为治霍乱吐泻之要药。半夏曲、陈皮理气燥湿，和胃降逆以止呕；白术、茯苓健脾运湿以止泻，共助藿香内化湿浊而止吐泻，俱为臣药。湿浊中阻，气机不畅，故佐以大腹皮、厚朴行气化湿，畅中行滞，且寓气行则湿化之义；紫苏、白芷辛温发散，助藿香外散风寒，紫苏尚可醒脾宽中，行气止呕，白芷兼能燥湿化浊；桔梗宣肺利膈，既益解表，又助化湿；煎用生姜、大枣，内调脾胃，外和营卫。使以甘草调和药性，并协姜以和中，但见其湿已化热，故加黄连、竹茹清利湿热，稍佐于大队辛温药中。

患者之前服用的方中也有藿香、佩兰、茯苓、陈皮、厚朴等祛湿药，为何仍发热？方中桂枝、黄芪，皆为辛燥之药，湿温为患，当以芳香化浊药化湿行气，湿祛气畅当愈，若加辛热燥药，未等湿气化，又以燥热之气欲行于内，燥热之气必加重湿郁之热，故热上加热，反而病重。

【病案26】

甘露饮治疗口臭

患者：杨某　性别：男　年龄：73岁

初诊：

2019年3月3日

主诉及现病史：口干、口腔异味1年。近1年，患者经常自觉口干咽燥、口气重，排气频繁，大便黏腻。平素喜酒及进食肥甘厚味。

诊查：体温36.4℃，脉博80次/分，血压120/80mmHg。体态偏胖，腹部胖大，头面出油，舌质偏红，苔黄腻，脉弦细。

理化检查：血糖正常。

中医诊断：口臭，阴虚挟湿热。

西医诊断：消化不良。

治法：滋阴，清热化湿。

处方：

生地黄20g　熟地黄20g　天　冬20g　麦　冬20g

枇杷叶20g　黄　芩15g　石　斛20g　枳　壳15g

生甘草10g　佩　兰20g

5剂，水煎服。

二诊：

2019年3月10日

一周后复诊，患者口干口臭减轻，在原方上加用茯苓20g、砂仁20g，以增清热利湿之效。水煎服，5剂。

三诊：

2019年3月17日

患者一周后复诊，所有症状明显改善，效不更方，遂按原方不变开药5剂予以巩固。

罗老说：此案患者老年男性，平素饮食不节，肥甘太过，损伤脾胃，致脾失健运，聚湿生痰，郁久生热。湿热郁久，阻于中焦，胃阴不足，虚火上蒸，上攻于口舌，故见口臭；湿热积于胃肠，故见大便黏腻；积于中焦，气机不利，故见排气频繁。

《张氏医通》云："素禀湿热而挟阴虚者，治与寻常湿热迥殊。若用风药胜湿，虚火易于僭上；淡渗利水，阴液易于脱亡；专于燥湿，必致真阴耗竭；纯用滋阴，反助痰湿上壅。务使润燥合宜，刚柔协济，始克有赖。"

甘露饮是临床常用方剂，养阴清热，清理脾胃之燥热。汤头歌诀：甘露两地与茵陈，芩枳枇杷石斛伦。甘草二冬平胃热，桂苓犀角可加均。此方以茵陈之利湿清热之药，而加佩兰、茯苓、甘草芳香化湿利湿之品，湿热去胃阴生，其病自愈。

按语

《太平惠民和剂局方》卷之六叙述甘露饮主治是："治丈夫、妇人、小儿胃中客热，牙宣口气，齿龈肿烂，时出脓血；目睑垂重，常欲合闭；或饥烦，不欲饮食；目赤肿痛，不任凉药，口舌生疮，咽喉肿痛；疮疹已发未发，皆可服之。又疗脾胃受湿，瘀热在里，或醉饱房劳，湿热相搏，致生黄疸，身面皆黄，肢体微肿，胸闷气短，大便不调，小便黄涩，或时身热，并皆治之。"甘露饮临床上多用于口疮等治疗，但我们分析原文，可见甘露饮证治除口疮外，还可用于胃火、湿热所致牙宣、口臭、针眼、消渴、咽痛、黄疸等疾病的治疗。

【病案27】

参苓白术散治疗泄泻

患者：张某　性别：男　年龄：32岁

主诉及病史：大便溏稀2年。

初诊：

2019年5月10日

现症见：近2年大便不成形，食后即泻，消瘦，常感周身乏力，面部及后背油脂分泌多，面部痤疮，口腔异味，自觉舌体胖大有齿痕。平时工作繁忙，饮食不规律。

既往史：浅表性胃炎。

诊查：体温36.4℃，脉博80次/分，血压120/80mmHg。面色正常，体态偏瘦，口周痤疮，舌红胖大苔白厚，脉弦滑。

理化检查：幽门螺杆菌检测阴性。肠镜未见明显异常。

中医诊断：泄泻，脾虚湿盛。

西医诊断：功能性腹泻。

治法：益气健脾，除湿止泻。

处方：

党　参20g　茯　苓20g　白　术20g　炒扁豆10g
陈　皮20g　山　药20g　莲　子20g　砂　仁20g
薏苡仁15g　桔　梗10g　焦三仙45g　鸡内金20g
甘　草10g　藿　香20g　佩　兰20g

水煎服，5剂。

二诊：

2019年5月17日

症状明显改善，大便渐成形，稍感胃胀，上方加木香15g，5剂。

一周后再诊，排便基本正常，身体觉轻松，无明显其他不适，上方10剂巩固。

罗老说：此病例应为“脾虚泄泻”。《医宗金鉴》说：湿胜濡泻即水泻，多水肠鸣腹不疼。寒湿洞泻即寒泻，鸭溏清彻痛雷鸣，完谷不化名飧泻，土衰木盛不升清。脾虚腹满食后泻，肾泻寒虚晨数行。此为脾虚运化失司，故此以参苓白术散健脾止泻以治之。《幼科心法要诀》：脾虚食后即作泻，腹满不可少精神，面黄懒食肌消瘦，参苓白术奏奇勋。

按语

患者工作紧张，生活不规律，饮食上偏食冷食及肥甘厚味之品，日久损伤脾胃，脾阳不及无以运化水谷，湿浊内生，影响脾胃升降功能，胃不降浊，湿浊之气夹胃中酸腐之气上逆于口，则发为口臭。湿阻气机，气机阻滞不通，则感全身沉重不适。脾虚不能运化水湿，湿浊上犯于皮肤，则可见面部、后背部油腻不适，或伴痤疮；脾虚不能升清，清浊不分则大便偏稀。舌质淡、边有齿痕、脉弦滑皆为脾虚气滞夹湿之象，故治当健脾行气利湿，予以参苓白术散加减。方中党参、白术、茯苓健脾益气，兼以祛湿，共为君药；山药、莲子加强健脾涩肠之功；白扁豆、薏苡仁加强健脾利湿之功，且薏苡仁与茯苓相配有“利小便以实大便”之意，共为臣药；佐以砂仁醒脾化湿，桔梗载药上行，升提肺气，通调水道；甘草调和诸药；藿香、佩兰芳香醒脾化湿，诸药合用，效果显著。

【病案28】

清热健脾法治疗肌衄

患者：焦某某　性别：女　年龄：5岁

主诉：血小板减少1个月。

初诊：

2023年5月8日

现病史：患者一个多月前感冒后，于外院静脉注射头孢，连滴一周后，验血结果显示：血小板35×10^9/L。后服两种升血小板药物，血小板升至65×10^9/L，停止服用则血小板又下降。现两前臂、小腿少量出血点，无痛痒。感冒未痊愈，仍有轻微咳嗽，少量黄痰，大便干。

既往史：无。

诊查：体温36.5℃、脉搏16次/分、血压110/65mmHg。神清体态正常，面白唇红，两前臂、小腿少量细小出血点，色红，舌红苔白，脉细数。

理化检查：医院化验血小板65×10^9/L。

中医诊断：肌衄，脾虚肺热。

西医诊断：血小板减少症。

治法：清热化痰，益气健脾。

处方：

（1）清开灵片，1片日3次口服。

（2）沙　参5g　杏　仁5g　前　胡5g　黄　芩5g
生　地10g　大青叶5g　板蓝根5g　瓜　蒌10g
芦　根5g　川贝母5g　双　花10g　连　翘10g

紫 草5g

3剂，水煎服，早晚分服。

二诊：

2023年5月12日

服药后，咳嗽减轻，偶打喷嚏，食少纳呆。

处方：原方加紫苏5g、百部5g、三仙15g。

3剂，水煎服，早晚分服。

三诊：

2023年5月16日

医大化验血小板：85 × 10^9/L。干咳，轻微自汗，舌淡苔白，脉弦数。

处方：

党 参5g 白 术5g 茯 苓5g 甘 草5g

砂 仁5g 龙眼肉15g 栀 子5g 黄 芩5g

白 芷5g 牡丹皮5g 双 花10g 连 翘10g

三 仙15g 内 金5g 大青叶5g 紫 草5g

3剂，水煎服，早晚分服。

四诊：

2023年5月22日

现病史：医院化验血小板115 × 10^9/L（135 ~ 350），已经趋近于正常。

处方：原方10剂。

罗老说：急则治其标，缓则治其本。这个小患者来的时候感冒症状未尽，先治感冒，以解表、清肺热化痰治标为主，配合成药清开灵清热凉血兼治肌衄。待肺热清表证去再以健脾益气佐以清热凉血治肌衄治本。心生血，肝藏血，脾统血，治疗血证离不开此三脏。“热伤阳络上吐衄，热侵阴络下失红”“热盛衄血犀角汤，脾不统血参术良，热注肠胃四物治，脾虚便血归脾尝。”

《医宗金鉴》注：“血属阴，诸经赖以养育，痘疮资以成功。一为毒火熏灼，则血随火动，迫而妄行，上则为衄血，下则为便血。痘色紫滞，燥热口渴而衄者，此毒火刑金也，犀角地黄汤主之。靥后余毒乘脾而衄者，此脾虚不能统血归经也，人参白术散主之，外俱用发灰散吹入鼻中。若毒火炽甚，流注大肠，大便下血，加味四物汤主之。设痘色灰白陷下而便血者，此脾气虚弱不能摄血，宜归脾汤主之。至若大吐血、溺血及七窍出血，变在反掌，不必服药。”

按语

分析本例肌衄成因，应是外感致肺热，日久不解，耗伤肺气，伤及脾气，致脾气虚损，不能统血而致出血发生肌衄。脾统血指脾有统摄血液在经脉之中流行，防止逸出脉外的功能。脾统血的主要机理，实际上是脾通过运化水谷化生气血，气的充沛则能行固摄之功，而统摄血行，即“气能摄血”作用的体现。脾气健运，气血充沛，则血行正常，脾气虚则统血无权，血离经妄行，发生出血。血脱于下，见便血、尿血、溢于肌肤，则见肌衄。因脾性主升，脾虚则无力升达而下部易出血；脾主肌肉，故肌衄多与脾失统血相关。脾为后天之本，补脾益气可谓此症治疗之道。

【病案29】

藿香正气汤治疗胃肠型感冒

患者：韩某 性别：男 年龄：48岁

主诉及病史：腹痛腹泻1周。

初诊：

2019年7月2日

现症见：近1周腹痛、腹泻，大便每日3～4次，稀水便，恶寒、低热，头昏重痛，脘腹胀闷，口淡不渴。

既往史：无。

诊查：体温37.5℃，脉博90次/分，血压120/80mmHg。腹软，无明显压痛，舌淡苔白腻，脉象浮数。

理化检查：血常规未见明显异常。

中医诊断：泄泻；外感风寒，内伤湿滞。

西医诊断：胃肠型感冒。

治法：解表化湿，理气和中。

处方：

藿　香20g	大腹皮15g	紫　苏20g	炙甘草10g
桔　梗20g	陈　皮20g	苍　术15g	厚　朴20g
半　夏15g	白　芷15g	砂　仁20g	茯　苓25g
木　香20g	黄　连5g	赤石脂10g	金银花15g

5剂，水煎服。

二诊：

2019年7月10日

热退泻止，无腹痛，食欲不振，予本院中成药制剂健脾消食散调理脾胃善后。

罗老说：藿香正气散，出自《太平惠民和剂局方》，本方证为外感风寒，内伤湿滞，气机不畅，升降失常所致。外感风寒，卫阳被郁，故恶寒发热，头痛；湿食伤中，脾弱不运，气机不畅，则脘闷食少，腹胀腹痛；湿浊内阻，升降失常，恶心呕吐，肠鸣泄泻；舌苔白腻，为内伤湿滞之征；脉浮或濡缓，为外寒内湿之征，治宜外散风寒，内化湿浊。

罗老又说：藿香正气散为内科常用方剂，此方剂有芳香化浊、解表和胃之功，适用于感受山岚瘴气，一切四时不正之气，有解表行气化湿辟秽之功能，同时适用于一切水土不服之证。

按语

胃肠型感冒是因为人体不能适应自然界气候的变化，感受风寒出现感冒症状，再遇饮食生冷则出现脾胃受损症状。或者由于素体脾胃虚弱，再加上不及时添加衣被，则更易被风寒入侵，最终出现常见的胃肠型感冒症状。其表现为恶寒重，发热轻微，头重痛，胸膈满闷，脘腹隐痛，恶心呕吐，肠鸣泄泻，口淡不渴，病程缠绵，舌苔多白腻。其本质为外感风寒，脾虚湿滞。治当解表化湿，醒脾开胃，理气和中，表里兼顾。若只治表证或只顾脾胃的对症治疗均为顾此失彼，难以取得满意疗效。藿香正气散表里双解，化湿辟秽，升清降浊，理气和中，以达到使风寒外散，湿浊内化，气机通畅，脾胃调和，寒热吐泻自愈的功效。

第二章
肾系疾病

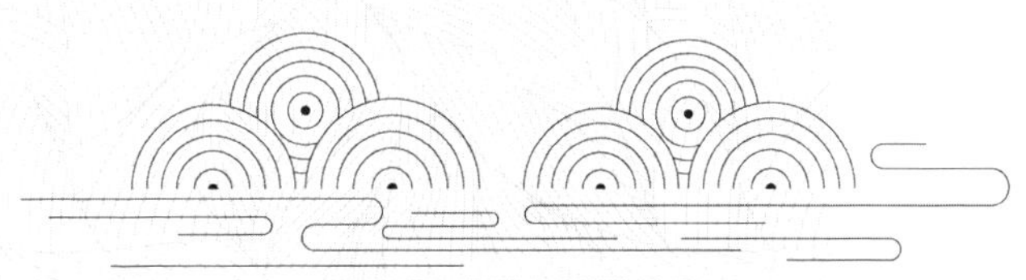

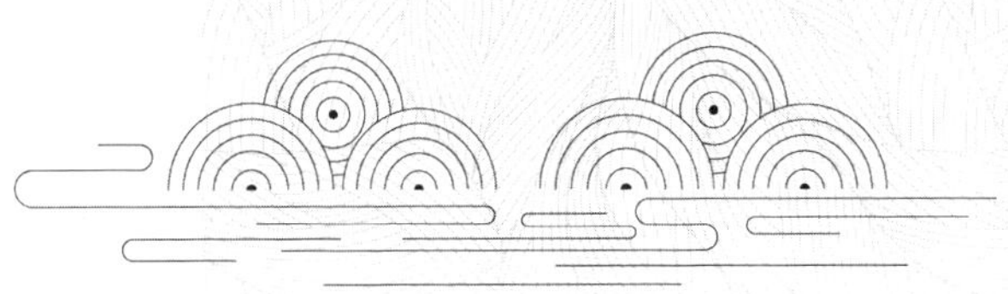

【病案1】

温阳利水法治疗水肿

患者：刘某　性别：女　年龄：33岁

主诉：水肿1年余，加重1个月。

初诊：

2019年3月28日

现病史：患者1年前因水肿诊断为肾小球肾炎，近1个月水肿加重，服用中药及黄葵胶囊、正清风痛宁，无明显好转。

现症见：全身水肿，双下肢较重，手部肿胀，手足冰凉，怕冷，腰痛，饮食睡眠可，24小时尿量约1000mL，色黄，大便调。

既往史：健康。

诊查：心肺听诊正常，全身水肿，双下肢较重。舌质淡红，苔薄白，脉沉细。

理化检查：总蛋白55.30g/L，白蛋白27.3g/L，钙1.96g/L，总胆固醇9.84mmol/L，甘油三酯2.13mmol/L。24小时尿蛋白定量：5.814g/24h。肾穿病理诊断：肾小球微小病变。

辨证：脾肾阳虚兼水停。

西医诊断：肾病综合征。

中医诊断：水肿。

治法：健脾温阳利水。

处方：防己黄芪汤合五苓散合真武汤加减：

生黄芪40g　汉防己10g　茯　苓30g　白　术15g

泽　泻15g　桂　枝10g　猪　苓15g　陈　皮10g
苏　叶15g　荷　叶15g　菟丝子30g　巴戟天12g
白　芍20g　丹　参20g　生　姜20g　制附子10g（先煎）

7剂，水煎服。

二诊：

2019年4月28日

服上方症状明显减轻，患者自行依上方服用1个月，检查尿蛋白转阴，24小时尿蛋白定量：0.21g，水肿消失，血浆白蛋白和血脂均恢复正常，但患者仍有手冰凉，修改处方用四逆散合补中益气汤加减善后。

罗老说：患者为肾病综合征，病理诊断为肾小球微小病变。一般主张用激素治疗有效，考虑患者身体情况尚好，以中药治疗。主要症状为手足冰凉，怕冷，水肿，辨证属脾肾阳虚，方用防己黄芪汤、五苓散、真武汤三方加减治疗。

按语

内经《素问·经脉别论》有详细论述："饮入于胃，游溢精气，上输于脾，脾气散精，上归于肺，通调水道，下输膀胱，水精四布，五经并行，合于四时，五脏阴阳，揆度以为常也。"这是人体水液代谢的全过程。本病例代谢输布失常为脾肾阳虚，肺失肃降而致水液内停。故以防己黄芪汤、五苓散、真武汤三方合用，起到温阳利水消肿的目的。防己黄芪汤出自《金匮要略》，治疗水气病之风水，"风湿脉浮身重，汗出恶风者，防己黄芪汤主之"。主要抓住患者当时水肿较重，祛湿当以发汗利小便之法，患者阳气已虚，故不宜用发汗之法使水湿从皮毛而解，而予防己驱之肌肤里从下而解。再予芪、术、草健脾固表，并助防己使湿从小便而出。五苓散主要用于机体气化不利引起的各种水液内停病症。患者水肿较重，故予五苓散加入以助水液排出。患者怕冷明显，真武汤出自《伤寒论》辨少阴病脉证并治，主治阳虚水停，原文说："少阴病，二三日不已，至四五日，腹痛，小便不利，四肢沉重疼痛，自下利者，此为有水气，其人或咳，或小便不利。或下利，或呕者，真武汤主之。"

【病案 2】

东垣中满分消丸加减法治疗水肿

患者：彭某　性别：男　年龄：38岁

主诉：反复周身水肿3年。

初诊：

2022年4月2日

现病史：该患肾病综合征病史3年余，水肿屡消屡作，尿蛋白2+，近两个月因感冒水肿加重。腹部膨大，高度腹水，尿量一昼夜100mL左右，曾用速尿等尿量稍增，但停药尿量仍少。现症见周身水肿，五心烦热，恶心呕吐，口干舌燥，腹部膨满，腹水明显，腹胀难忍，小便不利，大便秘落，口干食纳减少。

既往史：高血压。

诊查：周身水肿，腹部膨大，血压150/100mmHg。舌质红苔白厚腻，舌体胖大，脉弦滑。

理化检查：尿蛋白3+。

辨证：脾湿胃热，升降失常，湿热中阻，气滞水停。

中医诊断：水肿。

西医诊断：肾病综合征。

治法：健脾利水，清热除湿。

处方：东垣中满分消丸加减：

泽　泻25g　猪　苓20g　茯　苓20g　白　术20g

生晒参15g　干　姜10g　黄　芩15g　川　连10g

槟　榔20g　姜　黄15g　砂　仁15g　草果仁15g

川 朴20g 枳 实15g 半 夏15g 知 母15g

甘 草10g

7剂。

二诊：

2022年4月12日

服上方7剂，尿量增加至24小时3000mL，恶心呕吐消失，腹部宽松，守方继服7剂。

再诊腹胀全消，食纳好转，尿蛋白（±）。

罗老说：本病病机为脾气虚不能升清而湿浊中阻，胃气滞不能降浊而热瘀，形成虚中夹瘀、湿热中阻之证。

按语

《金匮要略》“水气病脉证并治”专篇。水肿分为风水、皮水、正水、石水、黄汗等五种。总之法：开鬼门，洁净府，去菀陈莝。此例以东垣中满分消丸衍化，配伍严谨，药味虽多而不滥，体现了东垣治脾胃用分消法之特色。罗老常用本方治疗肾病综合征周身乏力水肿，以腹水为重者，具体症见腹部膨满，腹水明显，小便不利，大便秘，五心烦热，恶心呕吐，胃脘胀满，口干食纳减少，舌质红苔白厚腻，舌体胖大，脉弦滑或弦数。化验室检查见大量蛋白尿，血浆白蛋白低，高血脂，或肌酐尿素氮高。

【病案3】

茯苓导水汤治疗水肿

患者：王某　性别：女　年龄：44岁

初诊：

2018年11月24日。

主诉及病史：双下肢凹陷性水肿1年。患者4年前因颜面及下肢水肿入院，诊断为“原发性肾小球肾炎”，经治疗后好转。近一年来出现双下肢凹陷性水肿，并逐渐加重。易疲乏，腰酸，小便量少色黄，腹胀，大便干。

既往史：肾小球肾炎。

诊查：体温36.5℃，脉博80次/分，血压140/85mmHg。面色少华，眼睑轻微水肿，双下肢水肿，指压痕明显，舌淡红苔白腻舌体周边齿痕，脉沉细。

理化检查：肾功能：尿素氮7.76mmol/L，肌酐107umol/L，尿常规：尿蛋白+，心电图及心肌酶谱检查无异常。

中医诊断：水肿，脾肾两虚。

西医诊断：慢性肾小球肾炎。

治法：利水消肿，补肾健脾。

处方：

茯　苓25g　泽　泻20g　猪　苓20g　桑白皮15g
木　香15g　砂　仁20g　陈　皮20g　白　术20g
紫　苏15g　大腹皮20g　冬葵子20g　竹　叶15g
木　瓜20g　槟　榔20g　麦　冬20g　甘　草10g
大　黄5g

5剂，水煎服。

二诊：

2018年12月1日

自诉服药后水肿明显减轻，小便量增多，大便通畅，但感觉微乏力，腰酸。查舌体淡红苔白，脉沉。原方减大黄，加补骨脂20g、狗脊20g。5剂。

三诊：

2018年12月8日

患者症状明显改善，尿素氮6.91mmol/L，肌酐95umol/L，尿蛋白消失，水肿明显减轻，遂效不更方，原方10剂。

随访两个月，双下肢水肿未再出现。

罗老说：水肿的治疗大法，有“开鬼门、洁净府、去菀陈莝”。此患者久病，肾气不足，脾失健运，水湿停滞，上射于肺，下壅于肾，三焦不通，水湿溢发为水肿。考虑患者体质较弱，不耐攻伐，故选用茯苓导水汤，乃标本兼治。内以茯苓、泽泻、猪苓、陈皮等利水渗湿，因势利导；外以紫苏、桑白皮宣肺气而利水；佐以白术、木瓜健脾和胃以除湿；大腹皮、槟榔行气利水；另外加麦冬、甘草养阴生津，防止渗泄太过而伤阴；另加竹叶利尿，大黄通便。二诊肿势渐消，缓则治其本，加补骨脂、狗脊补益肾气以增固本之力，防水肿复发。

按语

水肿是一类临床常见病证，肾病水肿病程较久，患者正气日衰，又易复感外邪加重病情，因此该病缠绵难愈，影响患者的生存质量。如何延缓病情，改善患者的生活质量，也是历来医家十分关注的问题。其病因、病机也复杂。《素问·至真要大论篇》指出：“诸湿肿满，皆属于脾。”又曰：“肾者，至阴也，至阴者，盛水也。肺者，太阴也，少阴者，冬脉也，故其本在肾，其末在肺，皆积水也。”因此，水肿的发病与肺、脾、肾三脏密切相关。《景岳全书·肿胀》曰：“今肺虚则气不化精而化水，脾虚则土不制水而反克，肾虚则水无所主而妄行，水不归经则逆而上泛，故传入于脾而肌肉水肿，传入于肺则气息喘急。”《诸病源候论·水病诸候·水通身肿候》说：“肾虚不能宣通水气，脾虚又不能制水，故水气盈溢，渗液皮肤，流遏四肢，所以通身肿也。”指出水肿的病机是肺失宣降通调，脾失健运，肾失开合，导致水液停滞于体内。水肿的治疗，《素问·汤液醪醴论篇》提出“去菀陈莝”“开鬼门”“洁净府”三条基本原则。罗老指出，本病临床所见患者多是本虚标实之证，治疗时除了利水消肿，还应兼顾肺脾肾，宣肺健脾，行气补肾。

【病案4】

茯苓导水汤加减治疗水肿

患者：李某 性别：男 年龄：24岁

主诉：双下肢水肿2个月。

初诊：

2022年4月2日

现病史：患者三个月前不慎外感而咳嗽，咽痛，自服连花清瘟胶囊后好转。两个月前，发现下肢水肿，未重视，后水肿加重，水肿以下肢为显，平素胃脘胀满反酸伴烧心，大便正常。

既往史：胃炎。

诊查：面色萎黄，双下肢水肿，血压130/80mmHg。舌质红，苔薄腻，脉细濡。

理化检查：尿常规：蛋白++ 肾功：正常。

辨证：脾肾两虚，湿毒内蕴。

中医诊断：水肿。

西医诊断：慢性肾炎。

治法：健脾补肾，清热解毒化瘀。

处方：茯苓导水汤加减：

茯苓30g 猪苓30g 白术30g 泽泻20g

木香20g 木瓜20g 槟榔20g 大腹皮20g

桑白皮20g 砂仁20g 苏叶20g 黄芪30g

陈皮20g 川断30g 桑寄生30g 白茅根30g

白花蛇舌草30g

7剂，日2次口服。

二诊：

2022年4月12日

药后下肢水肿渐退，小便仍不多，纳可，舌质红，苔薄腻，脉细濡。治则健脾补肾，清热解毒化瘀。原方加石苇20g、芡实20g、僵蚕20g，10剂。

三诊：

2022年4月26日

服药后尿蛋白消失，下肢肿消退，腰痠，纳可，病人纳呆不思饮食。前方去蛇舌草、僵蚕，加焦三仙45g、鸡内金15g，以助胃运。有腰痠症状加杜仲15g、山萸肉15g，以补肾气。

四诊：

2022年5月26日

水肿消失，尿蛋白阴性，肾功能正常。

罗老说：此病人初期责之于外感风邪，后又主要与脾肾病变有关。脾不运化水湿，肾不能主水，以致水湿泛滥而水肿；另脾气虚陷，肾虚不能固摄而精微下泄，致蛋白尿。

按语

此为表邪传经入里至肺失宣降，伤及脾肾，肃降运化失司而致水液潴留形成水肿。当以开鬼门，洁净府，去宛陈莝之法治之，方用《医宗金鉴》茯苓导水汤。慢性肾炎主要由于感受风邪和湿邪所致，而风邪在病变中起着重要作用。《素问评热论》中有“肾风”之名，其症“面胕庞然”。在茯苓导水汤基础上加健脾补肾的黄芪、白术、桑寄生；活血祛风、清化湿热用白花蛇舌草、白茅根、僵蚕。临症随变，但大法不变，效果显著。

【病案5】

益气化瘀补肾汤治疗水肿

患者：高某　性别：女　年龄：52岁

主诉：颜面水肿2年，双下肢水肿1个月。

初诊：

2021年4月27日

现病史：近两年来面目常肿，日常尿常规检查尿蛋白2+。1个月前双下肢水肿加重，面色萎黄，纳呆，恶心呕吐，腰酸乏力，手足不温，大便黏滞不爽，小便少，多泡沫。

既往史：高血压10余年，糖尿病18年。

诊查：面色萎黄，双下肢水肿，血压140/97mmHg。口唇紫暗，舌质淡，舌苔黄厚腻，舌下静脉迂曲紫暗，脉细弦滑。

理化检查：肌酐225.9umol/L，尿素氮9.48mmol/L，空腹血糖10.57mmol/L，糖化血红蛋白10.7%。Hb97g/L。RBC2.02×10^{12}/L，尿蛋白3+，颗粒管型0 ~ 7。

辨证：脾肾虚衰，湿滞瘀阻。

中医诊断：消瘅，水肿，肾劳。

西医诊断：2型糖尿病，糖尿病肾病（4期）。

治法：培补脾肾，清利通瘀，降逆化浊。

处方：益气化瘀补肾汤：

黄　芪50g　生晒参15g　白　术20g　茯　苓30g
泽　泻20g　熟　地20g　菟丝子20g　山　药30g
猪　苓30g　制附片10g　桂　枝10g　车前子30g

大　黄10g　半　夏15g　川　芎15g　地　龙15g
水　蛭10g　砂　仁15g　佩　兰10g　甘　草10g

14剂，水煎服。

二诊：

2021年5月17日

服药后，症状减轻，水肿消退，复查肌酐112.5umol/L，血压140/87mmHg。上方5剂，嘱患者加强糖尿病的基础治疗。

罗老说：糖尿病肾病的病机特点为本虚标实。《丹溪心法·水肿》有云："水肿因脾虚不能制水，水渍妄行，当以人参白术补脾，使脾气得实，则自健运，自能升降，运动其枢机，则水自行。"

按语

此病例按肾劳，水肿脾肾阳虚治之，甚则为关格变为重症，故以温补脾肾之阳，补脾益肾，利水消肿治其本；益气化瘀，通腑泄浊，治其标。人的体液排泄，主要依赖脾肾两脏。脾虚则水液难以蒸化，停滞而为肿；肾虚则开阖不利，膀胱气化失司，水湿停滞，形成水肿。水为阴邪，得阳始化。因此，古往今来医家治疗均注重温振脾之阳，即所谓"益火之源，以消阴翳"之法。然而，用此常法治疗水肿日久者，多奏效不著。罗老总结多年治疗经验，提出标本两顾，补泄并举，益气化瘀，通腑泄浊，组"益气化瘀补肾汤"，使温阳、补肾、利水、益气、化瘀相得益彰。

【病案6】

温补肾阳法治疗腰痛

患者：赵某　性别：女　年龄：39岁

主诉：腰痠腰痛4年。

初诊：

2019年7月23日

现病史：患慢性肾小球肾炎4年余，持续腰痛，时轻时重，日常检查尿蛋白1+～3+，近期化验肾功，发现血肌酐、尿素氮均增高，来诊。症见腰痛腰酸，倦怠乏力，夜尿2～3次，尿色清长，时有头晕耳鸣，大便溏。

既往史：慢性肾小球肾炎。

诊查：血压140/90mmHg。面色萎黄，眼睑轻微水肿，双下肢无水肿。舌淡胖有齿痕，苔薄白，脉沉。

理化检查：血肌酐179umol/L，尿素氮9.1mmol/L，尿蛋白2+，潜血2+。

辨证：肾阳虚衰，肾精不足。

西医诊断：慢性肾小球肾炎。

中医诊断：腰痛。

治法：温补肾阳，补肾填精。

处方：

熟　地30g　山茱萸20g　山　药25g　茯　苓30g
泽　泻20g　牡丹皮20g　肉　桂10g　附　子10g
杜　仲20g　桃　仁20g　狗　脊20g　寄　生20g
独　活20g　黄　芪50g　党　参25g　菟丝子20g

金樱子20g

7剂，水煎日服2次。

二诊：

2019年8月4日

腰痛减轻，周身有力，夜尿1～2次，大便正常。

守前方10剂。

三诊：

2019年8月19日

腰痛减轻，尿蛋白、肾功、血压等指标恢复正常。

本案组方以金匮肾气丸方加味，金匮肾气丸出自汉代张仲景所著的《金匮要略》，由炮附子、熟地黄、山茱萸等八味中药组成。临床在治疗因肾阳不足所致的不孕不育、阳痿、腰痛、泄泻、急慢性肾病、肾小球肾炎等疾病中均能发挥奇效。

按语

《医宗金鉴》杂病心法腰痛总括说：腰痛肾虚风寒湿，痰饮气滞与血瘀，湿热闪挫凡九种，面忽红黑定难医。根据上文本病肾阳虚衰，肾气不足，固摄失司，精微外泄致肾小球肾炎蛋白尿、血尿日久不消失，表现为腰痛腰酸，倦怠乏力，头晕耳鸣，夜尿频多，舌质淡红，舌体胖，脉沉或无力。此为肾虚腰痛，且为肾阳虚，故用金匮肾气汤加味温补肾阳而腰痛愈。

【病案7】

左归丸治疗肾虚腰痛

患者：张某 性别：女 年龄：56岁

主诉：腰酸疼痛4年余。

初诊：

2018年12月21日

现病史：4年来腰酸疼痛伴腿软无力，遇劳累尤甚，心烦失眠，多梦盗汗，口燥咽干，面色潮红，手足心热。

既往史：无。

诊查：体温36℃，脉搏80次/分，血压120/70mmHg。神清语明，舌质红少苔，脉弦细数。

理化检查：肾脏及膀胱彩超：未见异常。

中医诊断：腰痛，真阴不足，肾精亏损。

西医诊断：腰痛待查。

治法：滋阴填精，补肾。

处方：

熟地黄25g 山 药20g 山萸肉15g 女贞子20g

旱莲草20g 菟丝子20g 枸杞子30g 川牛膝15g

鹿角胶20g 龟板胶15g 远 志15g 夜交藤20g

麦门冬20g

5剂，水煎，早晚分服。

二诊：

2018年12月28日

患者上诉症状均有明显好转，原方不变。

罗老说：“左归丸内山药地，萸肉枸杞子与牛膝；菟丝龟鹿二胶合，壮水之主方第一。”左归丸出自明代张景岳《景岳全书》。具有滋阴补肾，填精益髓之功。主治真阴不足证，头晕目眩，腰酸腿软，遗精滑泄，自汗盗汗。左归丸是张景岳由六味地黄丸化载而成，他认为“补阴不利水，利水不补阴。而补阴之法不宜渗”，故去“三泻”（茯苓、泽泻、牡丹皮），加入枸杞子、龟板胶、牛膝以加强滋补肾阴之力；又加入鹿角胶、菟丝子温润之品补阳益阴，阳中求阴，这就是所说的“善补阴者，必于阳中求阴，则阴得阳升而泉源不竭”。

罗老又说：《医宗金鉴》腰痛总括：“腰痛肾虚风寒湿，痰饮气滞与血瘀，湿热闪挫凡九种，面忽红黑定难医。”在临床凡遇腰痛之证，首先想到这段，此例根据临床表现为肾阴虚之腰痛，虚则补之，故用左归丸补肾填精之法治之，本病例调理清晰，用药准确。故取得良好疗效。

按语

在此方中用熟地黄滋肾益精、大补真阴；枸杞子补肾益精、养肝明目；鹿、龟二胶，为血肉有情之品，峻补精髓，其中龟板胶偏于补阴，鹿角胶偏于补阳，在补阴之中配伍补阳药，意在“阳中求阴”；菟丝子性平补肾。以上为补肾药组。佐山茱萸养肝滋肾、涩精敛汗，山药补脾益阴、滋肾固精，牛膝益肝肾、强腰膝、健筋骨、活血，既补肾又兼补肝脾。罗老在此方中配伍女贞子、旱莲草，增强滋补肝肾之功；麦门冬养阴除烦；远志、夜交藤滋阴安神。

【病案 8】

桑螵蛸散治疗小便频数

患者：韩某　性别：男　年龄：65岁

初诊：

2018年6月2日

主诉及病史：患者自诉小便频数近1年多，每晚起夜5～6次，白天小便次数也比较频繁。小便频数，淋漓不净，怕冷，腰酸腿疼，气短乏力，入睡困难，健忘。曾自服六味地黄丸等药物无效。

既往史：无。

诊查：体温36.4℃，脉博80次/分，血压120/80mmHg。舌淡红，苔白，脉沉弱无力。

理化检查：尿常规无异常；超声：双肾、输尿管，膀胱未见异常，前列腺肥大。

中医诊断：尿频；心肾两虚，膀胱失约。

西医诊断：前列腺肥大。

治法：补肾纳气，固精缩尿。

处方：

桑螵蛸20g	党　参20g	茯　苓20g	生龙骨20g
龟　板20g	石菖蒲20g	远　志20g	当　归20g
覆盆子25g	生黄芪25g	益智仁20g	乌　药15g
酸枣仁30g	山萸肉15g	菟丝子20g	茯　神20g

5剂，水煎服。

二诊：

2018年6月10日

小便次数明显减少，夜尿3～4次，日间排尿基本正常，乏力减轻，但入睡仍困难，腰疼。遂原方酸枣仁改为50g、加川断20g、桑寄生20g、补骨脂20g、柏子仁15g，10剂。

三诊：

2018年6月25日

夜尿缩减至1～2次，其余症状明显改善，效不更方，遂按原方10剂巩固。

罗老说：此患者属于典型的心肾两虚，膀胱失约则产生遗尿等症状，故以桑螵蛸散治之。桑螵蛸散出自《本草衍义》卷十七，具有调补心肾、涩精止遗之功效。主治心肾两虚证。本方为治疗心肾两虚之小便频数或遗尿、遗精的常用方剂。现代常用于治疗小儿遗尿、神经性尿频、神经衰弱之梦遗滑精等属心肾两虚者。

按语

涉及心肾两虚的病症，从肾上来讲，反应肾精气不足，肾精不足则肾气的化生必然受到影响。肾司二便，肾虚则关门不固，膀胱气化失约，故而小便频数，甚者遗溺。肾为坐强之官，肾主体力，所以出现乏力等症状。从心来讲，主要反映心气虚弱。心肾作为水火之脏，正常情况下应当心肾相交、水火既济，具体反映在心神控制肾精，神要御精，肾精又是心神保持正常的物质基础。心肾两虚，两者相互作用的平衡被打破，导致了精不养神、神不御精，这样就形成了恶性循环的机制。所以这种尿频、遗尿的发生，本身也使心气更加虚弱，心之神气虚弱，更不能控制肾精。针对这种情况，罗老用调补心肾的方法进行治疗，以桑螵蛸散固肾涩精，再配合酸枣仁汤加减交通心肾、安神定志。

【病案9】

桑螵蛸散加味治尿频

患者：唐某某 性别：女 年龄：8岁

初诊：

2022年5月20日

主诉及现病史：患儿尿频、尿急1个月。患儿因被同学殴打出现尿频、尿急、抑郁、厌学、乏力，紧张时尿频加重。自服桑葚尿频稍稍缓解。

诊查：患者神清语明，舌尖红，红点，舌苔白厚，脉沉，寸关弦。

中医诊断：尿频，肾气虚证。

治法：补肾缩尿，安神镇静。

处方：桑螵蛸散加味。

桑螵蛸10g 党 参10g 茯 苓10g 生龙骨20g
龟 板15g 石菖蒲15g 远 志5g 当 归10g
天 麻10g 钩 藤10g 山茱萸10g 补骨脂10g
菟丝子10g

5剂，每剂服3次，每日早晚餐后服用。

二诊：

2022年5月28日

服药后周身乏力感消失，尿频尿急缓解，入睡慢。

舌尖略红，苔白，脉略弦。上方加酸枣仁30g、川黄柏10g、知母10g，5剂，每剂吃3次，每日早晚餐后服用。

二诊时症状明显缓解，可见方中病因，但仍有入睡困难，得知仍有肝郁化火，合以酸枣仁汤，以养血、清热除烦。

罗老说： 肾司二便，恐则气下，气下则肾气不固，而小便频数，甚至失禁，故以桑螵蛸散固摄肾气，佐以安神镇惊之品养心安神，故能心肾相交、水火既济而病愈。

按语

本例用桑螵蛸散加味。方中桑螵蛸补肾涩精，龙骨涩精安神为君；党参，茯苓、菖蒲、远志益气养心，安神定志为臣；当归、龟板养血滋阴为佐。诸药配合，既能补肾益精，涩精止遗，又能补养心神，从而起到调补心肾、交通上下、收敛固涩的效果。原方中用人参，虑人参过热，就诊时又是春夏之季，故以党参代人参。患儿紧张时加重，考虑为肝火旺，加以清肝熄风药、天麻、钩藤；加山茱萸以养血敛肝；加补骨脂、菟丝子固肾气。

本案中患儿，在学校中受惊吓，恐则气下，气下指的是原本生发的气机，升举无力，气虚不能行，故身之力，气虚不能行水，亦不能摄水，故有尿憋不住。而气之根在肾，肾气不足，不足以摄尿则尿频。患儿情绪受挫，肝郁化火，紧张加重肝郁，故紧张时尿频加重，所以用桑螵蛸散加平肝药一同使用。

【病案10】

知柏地黄汤加减治疗尿血

患者：马某　性别：女　年龄：16岁

主诉：双下肢皮肤紫斑1个月。

初诊：

2013年7月20日

现病史：患者1个月前因进食海鲜后出现双下肢皮肤紫斑，后化验尿常规红细胞20～30个/HP，隐血3+，其后持续镜下血尿，时轻时重。皮肤紫斑，腰酸痛，周身乏力，手足心热。

既往史：健康。

诊查：双下肢皮肤点片状紫斑。舌质红，苔薄白，脉数。

理化检查：尿常规：红细胞15～20个/HP，隐血3+。

辨证：肾阴虚，湿热内蕴。

中医诊断：尿血。

西医诊断：过敏性紫癜肾炎。

治法：补肾滋阴，清热，凉血，止血。

处方：知柏地黄汤加减：

熟地黄25g　山茱萸20g　山　药15g　茯　苓15g

牡丹皮15g　泽　泻15g　知　母15g　黄　柏10g

女贞子20g　墨旱莲20g　小　蓟30g　白花蛇舌草30g

蒲公英30g　藕　节20g　侧柏叶20g　生甘草15g

赤　芍15g　刘寄奴20g

二诊：

2013年7月29日

腰痛减轻，夜尿1～2次，大便正常。

守前方加减调补2个月，周身有力，大便正常，尿蛋白（±）或（—），肾功检查各项指标恢复正常范围。

罗老说：本病为肾阴亏耗，相火妄动，血不安谧而下溢为主，同时兼有温热内蕴，气虚失于固摄之尿血日久不愈。

按语

慢性肾小球肾炎、过敏性紫癜性肾炎、IgA肾病症见腰痛，手足心热，神疲乏力，腰膝酸软，气短心悸，头晕耳鸣，尿黄赤，舌红少苔，脉细数或沉数，此为阴虚火旺，膀胱又有湿热，迫血妄行，方用知柏地黄汤滋肾阴降相火，加清热利湿通淋之品以助病除，加参芪等补肾益气清热，凉血止血。

【病案11】

清热止血法治疗失血之溺血

患者：于某某　性别：女　年龄：68岁

主诉：肉眼血尿20余年，近期加重。

初诊：

2023年4月3日

现病史：患者于2000年行子宫内膜癌手术，术后经常尿血，肉眼可见，血色鲜红。平素大便干燥时而出血，气短心悸，头晕头痛，口干舌燥。

既往史：2000年子宫内膜癌手术史。

诊查：体温36.2℃，脉搏75次/分，血压130/89mmHg。神清体态正常，舌红苔白，脉沉弦。

理化检查：外院彩超显示双肾皮脂腺增厚，双侧肾集合系统分离，双侧输尿管上段扩张，膀胱壁欠光滑。

辨证：热蓄营血。

中医诊断：溺血。

西医诊断：血尿。

治法：清热凉血，化瘀止血。

处方：

牛　膝25g	当　归20g	白　芍20g	川　芎15g
熟　地25g	艾　炭20g	血余炭20g	地榆炭20g
川　军5g	仙鹤草25g	生　芪25g	党　参25g
二　丑20g	知　母20g	丹　参20g	三七粉15g

阿胶20g

5剂水煎服早晚分服。

二诊：

2023年4月10日

尿血明显减少，便干有所改善。原方不变5剂。

三诊：

2023年4月17日

肉眼血尿已无。原方10剂。

罗老说：阴乘阳热血妄行，血犯气分不归经，血病及腑渗浊道，伤于脏者溢出清。热犯阳络上吐衄，热侵阴络下失红，又有努劳成血病，血止仍嗽势多凶。

《医宗金鉴》注：凡失血之证，阳盛乘阴，则血为热迫，不能安于脉中，犯于气分，妄行不能归入经脉也。若血病伤及于腑者，则血渗入肠胃之浊道，上行于咽，出而为吐为衄，下从二便而出，为便为溺也。若血病伤及于脏者，则溢出于胸中之清道，上从喉出，而兼咳嗽；下从精窍而出，为溺血也。夫血藏于脏内，行于脉中，流于躯壳之内，不可得而见也。非损伤不能为病，而损之因有三：一曰热伤阳络，腑病也；热伤阴络，脏病也，宜以清热为主。一曰努伤，宜以破逐为主。一曰劳伤，宜以理损为主。若日久血止，而咳嗽不休者，主必死之证，故势多凶也。

罗老又说：九窍出血名大衄，鼻出鼻衄脑如泉，耳目出血耳目衄，肤出肌衄齿牙宣，内衄嗽涎脾唾肾，咯心咳肺呕属肝，精窍溺血膀胱淋，便血大肠吐胃间。均出自《医宗金鉴》。

《医宗金鉴》注：九窍一齐出血，名曰大衄。鼻出血，曰鼻衄。鼻出血如泉，曰脑衄。耳出血，曰耳衄。目出血，曰目衄。皮肤出血，曰肌衄。齿牙出血，曰齿衄，又名牙宣。此皆衄血随所患处而合名也。若从口出则为内衄，内衄出血，涎嗽出于脾，唾出于肾，咯出于心，咳出于肺，呕出于肝，吐出于胃，溺血从精窍而出，淋血从膀胱而出。呕吐之分，呕则有上逆漉漉之声，吐则无声也。

《医宗金鉴》另有云：“溺血多缘精窍病，尿血分出茎或疼，牛膝四物汤调治，急宜煎服效从容。”

《医宗金鉴》注：溺血为精窍之病，乃尿与血先后分出者也。宜用牛膝四物汤治之，其证自愈。

牛膝四物煎：牛膝、木通、郁金、甘草、瞿麦、当归、川芎、生地黄、赤芍药。罗老选方即为牛膝四物煎。

按语

以本病案患者为例，临床上治疗溺血，常以凉血止血为主，清热祛瘀为辅，应注意止血而不留瘀。《医宗金鉴》所用方为牛膝四物汤。罗老用方底方即为牛膝四物汤。根据病情，酌情加碳类止血。又因患者大便干燥，罗老常说腑以通为补，大便一定要通，否则其他治疗成效不显。所以加川军5g，适当通便以泄腑热。此法起效甚佳。

【病案12】

八正散加减治疗癃闭

患者：陈某　**性别：**男　**年龄：**61岁

初诊：

2018年10月8日

主诉及病史：小便淋沥不畅2年，加重1周。患者近2年排尿不畅，近1周症状加重，小便滴沥难出，小腹胀满，气粗口臭，心烦欲呕，口渴，大便燥结不行。

既往史：前列腺增生症。

诊查：体温36.5℃，脉博60次/分，血压120/80mmHg。面黄色萎，腰腹叩击皆痛，舌红，苔黄厚，脉弦数有力。

理化检查：超声：双肾结石，肾盂积水，右输尿管结石，前列腺肥大。

中医诊断：癃闭，湿热蕴结下焦。

西医诊断：泌尿系结石。

治法：清热通淋，利尿排石。

处方：

黄　连5g　车前子20g　萹　蓄20g　瞿　麦20g

滑　石15g　栀　子10g　甘　草10g　大　黄5g

石　韦15g　冬葵子15g　竹　叶10g　川牛膝15g

水煎服，5剂。

二诊：

2018年10月16日

患者小便淋漓涩痛改善，心烦欲呕，小腹胀满等症状减轻。原方加金钱草

20g，海金沙20g。

10剂，水煎服。

三诊：

2018年11月1日

排尿基本正常，无腹痛，超声复查：双肾结石，前列腺肥大。原方续服，10剂。

罗老说：《医宗金鉴》内科心法曰："膀胱热结为癃闭，寒虚遗尿与不禁，闭即尿闭无滴出，少腹胀满痛难伸，癃即淋沥点滴出，茎中涩痛数而勤，不知为遗知不禁，石血膏劳气淋分。"本案为热结成石，阻滞尿路、膀胱，而成癃闭，故以八正散清热通淋之法加之排石药治之效佳。

按语

在古代医籍中，虽无"前列腺"这一器官名称，但并不意味着忽略其存在，中医把"前列腺"归属于下焦肾之范畴。前列腺增生症为老年人常见病，病因虽多，但临床所见实证多属湿热蕴结下焦，久而瘀浊阻滞，耗伐肾之气阴而致小便淋沥不畅，甚则癃闭不通。本案患者"气粗"且"脉象弦数有力"，可辨为实证，所以在施治时直须祛邪为务即可。《医宗金鉴》云："受藏津液，气化能出，膀胱之职也。……若受藏不化，则诸淋涩痛，癃闭不通，膀胱之病也。"八正散集清热利水通淋药于一体，着重体现了"清""利""通""下"之法，是临床治疗湿热蕴结下焦膀胱实证之良方，故本案用八正散加减。八正散用于热淋，是一张代表方。通过对基础方剂的药物加减对热淋等各类淋证，包括血淋、砂淋、膏淋都可以治疗。八正散证总的病机是湿热下注，影响到膀胱气化，所以有的又叫湿热下注膀胱。湿热壅滞在膀胱，造成膀胱气化不利，水道不利。所以它的基本表现是尿频、尿急、小便涩痛，淋沥不畅，甚至于癃闭。由于湿热蕴结下焦日久，影响局部气血运行，甚至炼液成石，尿路阻塞遂致癃闭不通，故在原方基础上加用川牛膝活血散瘀以通行经络气血，石韦、金钱草、海金砂化石排石以通利水道。药后大、小便畅通，邪去则正自安，气机流畅，故而获愈。

【病案 13】

温阳化气法治疗劳淋

患者：张某某　性别：男　年龄：82岁

主诉：夜尿频伴排尿无力10余年，加重1年。

初诊：

2018年11月20日

现病史：10余年来夜尿频伴排尿无力，滴沥不尽，近1年症状加重，伴腰酸腿软，晨起时症状明显，劳累尤甚，卧则减轻，双足发凉，夜尿频，排尿淋沥不尽。

既往史：高血压。

诊查：体温36.2℃，脉搏66次/分，血压155/70mmHg。神清少语，面色㿠白，舌淡胖，脉沉细。

理化检查：超声报告：前列腺肥大。

中医诊断：劳淋，肾阳虚衰。

西医诊断：前列腺增生症。

治法：益肾健脾，温阳化气。

处方：

山　药20g　茯　苓20g　熟地黄20g　山萸肉15g
菟丝子20g　杜　仲20g　川牛膝15g　肉苁蓉20g
枸杞子30g　当　归20g　鹿角胶20g　甘　草15g
附　子10g　肉　桂10g　五味子15g

5剂，水煎服，早晚分服。

二诊：

2018年11月27日

患者自诉夜尿频症状较之前减轻，腰酸腿软无明显改善。原方加巴戟天20g、补骨脂20g，5剂。

三诊：

2018年12月4日

患者上诉症状均有明显好转，原方10剂巩固。

罗老说：劳淋是以小便频急，滴沥不尽，腰酸腿软为主要临床表现的一类病证。病位在肾与膀胱，主要病机是肾虚、膀胱气化失司。《诸病源候论·淋病诸候》“劳淋者，谓劳伤肾气而生热成淋也。肾气通于阴，其状尿留茎内，数起不出，引小腹痛，小便不利，劳倦即发也。”《临证指南医案·淋浊》指出：“治淋之法，有通有塞，要当分类。有瘀血积塞住溺管者，宜先通。无瘀积而虚滑者，宜峻补。”

淋证的治法，古有忌汗、忌补之说，如《金匮要略》说：“淋家不可发汗。”《丹溪心法·淋》说：“最不可用补气之药，气得补而愈胀，血得补而愈涩，热得补而愈盛。”按之临床实际未必都是如此。至于淋证忌补之说，是指实热之证而言，诸如脾虚中气下陷，肾虚下元不固，自当运用健脾益气、补肾固涩等法治之，不必有所禁忌。患者病情十余年，反复发作，病久损伤正气，劳累后更甚，可辨证为劳淋。右归丸来源于《景岳全书》，具有很好的温补肾阳、养血填精的功效，对肾阳不足、阳痿遗精、大便不实、腰膝酸软等多种病症都有一定治疗效果，其中右归丸最常被用来治疗肾阳虚。

罗老又说：“前列腺增生”中医未有此病名，中医的五脏六腑未有前列腺一说，按部位和功能，此证乃归属于肾。《医宗金鉴》杂病心法中小便闭癃遗尿不禁总括“膀胱热结为癃闭，寒虚遗尿与不禁，闭即尿闭无滴出，少腹胀满痛难伸，癃即淋漓点滴出，茎中涩痛数而勤，不知为遗知不禁，石血膏劳气淋分。”此为劳淋或为虚淋，实为肾阳虚，膀胱气化不利，老年人多患此证，故无比山药丸和右归丸为主，虚则补之，之发治之。

按语

方中附子、肉桂、鹿角胶有补元气、温暖脏腑、助阳化气，通利小便的作用；山药补中健脾，又能补肾生精，药性平和，不温不燥，为君药；山茱萸、怀牛膝、杜仲、熟地、五味子滋阴填精，为辅助治疗；巴戟天、肉苁蓉、菟丝子补肾助阳，共为臣药；这些药材加到一起，还是以温肾阳为主，妙在阴中求阳，使阳得以归源，甘草健脾益气，调和诸药，为佐使药。全方共奏健脾益肾、温阳化气之功。对肾阳虚所致的膀胱气化不利有明显治疗效果。

【病案 14】

加味肾气汤加味治不育

患者：杨某　性别：男　年龄：39岁

初诊：

2022年6月13日

主诉及现病史：已婚9年不生育。其爱人有流产史。现症腰酸，常右耳耳鸣，下身畏寒，房事时间稍短，早泄，精子质量低下。询问得知因工作原因，常常深夜才能入眠。纳寐可，小便略频，大便质黏。

诊查：神清语明，发育正常，体态中等，舌质红苔白，脉沉。

理化检查：精液常规：精子成活率偏低。

中医诊断：不育，肾精不足，肾阳亏虚。

西医诊断：不育症。

治法：温肾壮阳，填精益髓。

处方：加味肾气汤加：

菟丝子20g　韭菜子20g　锁　阳20g　芡　实20g　白蒺藜20g

莲子肉20g　补骨脂20g　肉苁蓉20g　巴戟天20g　金樱子25g

5剂水煎服，每剂服3次，每日早晚饭后服用。

二诊：

2022年6月20日

右耳耳鸣减轻，下身畏寒减轻。

患者依上方加减服用近2个月，2022年8月20日反馈不适症状均消失，其爱人已怀孕。

按语

肾中藏精，精有先天和后天之分，先天之精禀受于父母，后天之精为脾胃生化的水谷之精，后天之精养先天之精，人才能生长发育。肾主生殖，生殖之精为肾气所化，为肾阴、肾阳共同化生，肾阴为阴精，源自脾胃生化的水谷之精。肾阳为元气、元阳，为人体生命活动的根源。男性不育，责之生殖之精，或肾阴虚耗损，或肾阳不旺，或夹杂痰饮、血瘀、气郁等实症。本患仅因劳累过度，睡眠不足，熬损肾阴，久则阴损及阳，造成肾阴阳两虚。

方中加味肾气汤合金锁固精丸加减。加味肾气汤是本院协定处方，以金贵肾气丸加杜仲、桃仁、狗脊、天麻、续断、寄生、独活，滋养肾阴，补助肾阳，其中杜仲、续断、天麻、寄生、狗脊、补肝益肾，阴茎为宗筋，通肝气，肝气足便不至早泄。桃仁活血且性滑润，在大剂量补益剂中加入，可通而不涩，补而不滞。余药取金锁固精丸意，以诸子养肾精，并加收涩敛精之药，菟丝子、锁阳，补骨脂、芡实、金樱子，治疗早泄。本病肾阴亏虚，必致肝失所养而亢，故用白蒺藜，白蒺藜所治之阳痿，乃系肝郁而致者，肝气郁，则气滞血瘀，血不养筋而致痿。白蒺藜既能疏肝，又能泄降，以之治阳痿，实为肝郁致痿的治本之品。

【病案15】

补肾固胎法治疗妊娠期耳聋

患者：李某某　性别：女　年龄：25岁

主诉：孕期突发耳聋3天。

初诊：

2023年6月19日

现病史：患者妊娠3个月，3天前逢家事上火突发耳聋，伴失眠多梦、夜间尿频。

既往史：无。

诊查：体温36.6℃，脉搏55次/分，血压115/80mmHg。舌质红苔白脉弦。

理化检查：无。

辨证（病机）：耳聋中医辨证当分虚实，临床所见，虚多实少。本病案患者妊娠期突发耳聋，妊娠期精气不足，患者多梦失眠，尿频，舌红苔白脉弦，均为肾虚症状，又虚实互见，当予兼顾。

中医诊断：耳聋；精血不足，热扰清窍。

西医诊断：神经性耳聋。

治法：补肾固胎，清热补血。

处方：

当　归20g　川　芎15g　白　芍20g　熟　地20g
白　术20g　黄　芩15g　山萸肉10g　故　子20g
菟丝子20g　枸杞子20g　川　断20g　桑寄生20g
丹　参20g　砂　仁20g

5剂。

二诊：

2023年6月26日

服药七天后患者已痊愈，听力恢复如前，续服3剂巩固。

罗老说：“形瘦不宜过热品，体盛补气恐动痰。安胎芩术为要药，佐以他药任抽添。火盛倍芩痰倍术，血虚四物气四君。杜续胶艾胎不稳，气盛苏腹枳砂陈。”

《妇科心法要诀》注：形瘦之人多火，过用温热则伤阴血。肥盛之人多痰，过于补气，恐壅气动痰。白术消痰健脾，条芩清热养阴，二味为安胎要药，若有他证，或加白术减条芩，任其抽添。如火盛，则当倍芩以清火；痰盛，则当倍术以消痰；血虚，则合四物汤以补血；气虚，则合四君汤以补气；胎不安稳，更佐以杜仲、续断、阿胶、艾叶以安之；若气盛胎高，则加紫苏、大腹皮、枳壳、砂仁、陈皮以舒之。

罗老又说：“妊娠胎前病恶阻，胞阻肿满气烦悬，痫嗽转胞与子淋，激经胎漏胎不安。小产死胎胎不长，子喑脏躁鬼胎连。余病当参杂证治，须知刻刻顾胎原。”

《医宗金鉴》注：此言妊娠胎前，有恶阻、胞阻、子肿、子满、子烦、子悬、子痫、子嗽、转胞、子淋、激经、胎漏、胎动不安、小产堕胎、子死腹中、胎萎不长、子喑、脏躁、鬼胎等证，皆当一详辨熟记。其余胎前伤寒、伤食、疟痢、霍乱、泄泻，当于杂证门中参考治之。但须时刻保护胎原，不致误犯为要也。

按语

本病案患者妊娠期突发耳聋，肾虚与浮热并见，虚实互见，当予兼顾。罗老认为，妊娠期的治疗以保胎为要，在治疗中首先想到固护胎气，辨证施治，本病案患者治宜清火、除热、滋血、养胎。罗老用四物汤打底，以养血安胎为主，佐以滋阴补肾之药，以固肾气，再佐以黄芩、白术二味安胎要药，以清胎热。对症下药，药到病除。罗老经常嘱咐学生们，在治疗妊娠疾病时，需知刻刻顾胎元，这一句一定要牢牢记住。

【病案16】

补肝肾法治疗脱发

患者：卢某　性别：男　年龄：35岁

主诉：脱发半年。

初诊：

2022年6月15日

现病史：脱发，春季开始头晕，心悸，阳痿，早泄，腰痛，子夜后睡眠。

诊查：神清语明，前额及头顶头发稀少，头皮泛油。舌淡，苔白厚，脉沉。

中医诊断：脱发，肝肾阴阳两虚。

西医诊断：脂溢性脱发。

治法：滋阴补阳。

处方：

熟地黄40g　山　药20g　山茱萸20g　茯　神25g

淫羊藿25g　巴戟天20g　何首乌20g　补骨脂20g

肉苁蓉20g　枣　仁40g　柏　仁20g　菟丝子20g

黑芝麻20g　芡　实20g　枸杞子40g　女贞子20g

旱莲草20g

5剂，每剂口服3次，每日2次。

二诊：

2022年6月30日

右肋部胀气，上方加柴胡20g。10剂。

三诊：

2022年7月18日

脱发明显减少，出油减少，头发较之前茂盛。上方继服10剂。

罗老说：此法对肝肾阴血不足之脱发、斑秃等效果颇佳。

按语

中医认为精血同源，精血互生，精足则血旺。“发为血之余”是说毛发的润养来源于血；“发为肾之外候”则说明发虽由血滋养，但其生机则根源于肾气。斑秃、全秃、普秃多因精血不足，肝肾亏虚，心肾不交，血虚不能荣养；复因腠理不固，风邪乘虚而入，致使风盛血燥，发失所养。故患者多有五心烦热，腰膝酸软，夜寐不安等症状。应宜滋补肝肾、养血填精生发。

方中以六味地黄丸中三补，熟地、山药、山茱萸滋阴；茯神利水安神，防药物过滋腻；肾四味，枸杞子、菟丝子、淫羊藿、补骨脂，滋阴补阳；二至丸，女贞子、旱莲草，滋阴利水；加以巴戟天、肉苁蓉、芡实，加强补肝肾之力；何首乌、黑芝麻养精黑发；枣仁、柏仁养血安神。

阴中有阳，阳中有阴，合乎景岳公“善补阳者，须从阴中求阳，则阳得阴助而源泉不竭；善补阴者，须从阳中求阴，则阴得阳升，而生化无穷”之妙。

第三章
肺系疾病

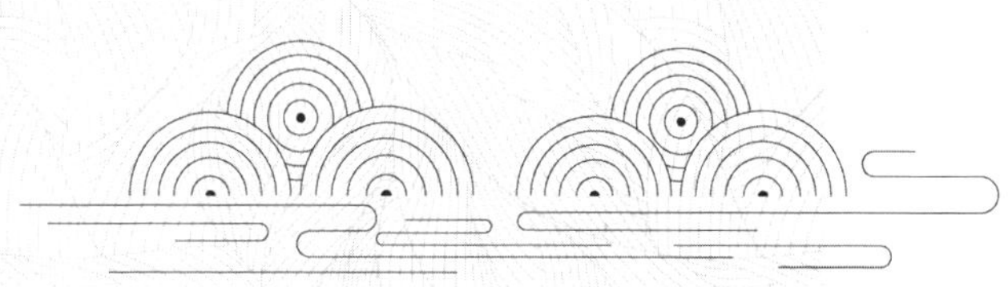

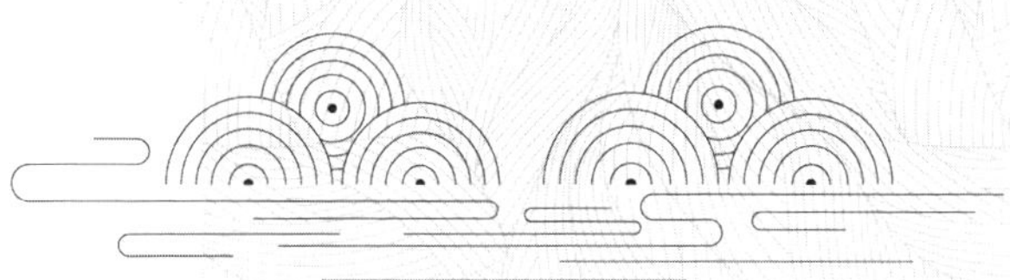

【病案1】

清肺止咳法治疗咳嗽

患者：黄某某　性别：女　年龄：40岁

主诉：咳嗽1个月。

初诊：

2023年3月3日

现病史：患者于1个月前患感冒，后咳嗽至今。现咳嗽有痰，痰黄不易咯出，痰质稠黏。大便日一次，小便无异常。自觉口中有热气，胸中灼热，口干舌燥，面红。

既往史：无。

诊查：体温36.5℃，脉搏61次/分，血压120/80mmHg。神清语明，步入诊室。舌质红苔黄，脉沉数。

理化检查：肺CT：肺内少许炎症。

中医诊断：肺热咳嗽。

西医诊断：肺炎。

治法：降气祛痰，清肺止咳。

处方：

桑白皮15g　地骨皮10g　甘　草15g　川贝母15g
麦　冬15g　知　母25g　桔　梗20g　黄　芩15g
薄　荷20g　川　军5g　双　花40g　连　翘20g

5剂，水煎服，早晚分服。

二诊：

2023年3月10日

患者咳嗽明显减轻，痰可咯出，舌红苔白，脉沉数。取原方5剂巩固。

三诊：

2023年3月17日

咳嗽明显好转，热象已无。二便可。原方不变。

三诊后，患者已痊愈。

罗老说：火嗽面赤咽干燥，痰黄气秽带稠黏，便软加味泻白散，便硬加味凉膈煎。

《医宗金鉴》注：火嗽一证，乃火热熏扰肺金，遂致频频咳嗽，面赤咽干，痰黄气秽，多带稠粘也。便软者，加味泻白散主之；便硬者，凉膈散加桔梗、桑皮煎服，则热退气清而嗽自止矣。加味泻白散：桑皮（蜜炙）、地骨皮、甘草（生）、川贝母（去心，碾）、麦冬（去心）、知母（生）、桔梗、黄芩、薄荷，水煎服。

按语

此患者一个月前患感冒，肺为娇脏，风热日久不解，导致肺热。肺热必咳嗽、痰黄、口干。故患者自觉口干，胸中有热气。此证治宜辛凉宣肺，清肺化痰，故罗老选方以泻白散清泻肺热。其中桑叶辛凉疏风解表，地骨皮清泄肺热，用桑叶、薄荷、连翘疏风清热；川贝母、桔梗肃肺化痰；甘草化痰止咳，调和诸药。诸药相配，清中有透，透中寓清。

【病案2】

降气止咳法治疗咳嗽

患者：李某　性别：男性　年龄：62岁

初诊：

2024年10月12日

现病史：患者1年前确诊胸膜间皮瘤并手术。术后反复咳嗽、咳痰半年，受凉加重。喘息，短气不能续息。此次因天气转凉诱发，现症见咳嗽，咳痰量多，色白质黏，胸闷脘痞，食欲不振。

既往史：糖尿病，高血压，吸烟史30余年。

诊查：体温36.2℃，脉搏66次/分，呼吸20次/分，血压140/90mmHg。口唇微绀，双肺散布痰鸣音、喘鸣音。舌苔白腻，脉滑。

理化检查：肺CT提示支气管壁变厚，局部管腔扩张。

辨证：此患者由于术后肺失清肃，气机升降失调，而致咳逆上气。术后气虚而致短气不能续息。久病痰湿困脾，导致脘腹痞闷，食欲不振。

中医诊断：咳嗽，痰湿蕴肺。

西医诊断：慢性支气管炎。

治法：降气止咳，燥湿化痰。

处方：

紫苏子25g　白芥子15g　莱菔子20g　陈　皮20g
半　夏20g　茯　苓25g　苍　术25g　厚　朴30g
甘　草15g

5剂，每日1剂，水煎服，每日2次。

二诊：

2024年10月18日

患者自觉咳痰稍畅，胸闷减轻。原方继服5剂。

三诊：

2024年10月25日

患者咳嗽频率减少，短气减轻，痰量有所下降，食欲渐开。原方加党参10g、黄芪10g、甘草10g，巩固疗效，预防复发。

三子养亲痰火方，芥苏莱菔共煎汤；外台别有茯苓饮，参术陈姜枳实尝。（出自《韩氏医通》）

组成：白芥子、紫苏子、莱菔子各一钱。

功效：降气消食，温化痰饮。

主治：痰壅气滞。症见咳嗽喘逆，痰多胸痞，食少难消，舌苔白腻，脉滑。

二陈平胃散：出自《症因脉治》卷二

功效：消积宽中，化痰止咳。

组成：制半夏、茯苓、陈皮、甘草、制苍术、厚朴各6g。

功效：消积宽中，化痰止咳。

治疗食积咳嗽，五更为甚，胸脘满闷，脉沉滑。及偏渗小便不利，泄泻不止，水谷不分，腹中漉漉有声，胃有痰饮者。

本方所治，是湿郁生痰所致之证。方中陈皮、茯苓、半夏、甘草，即二陈汤方，功能燥湿化痰，行气消滞。苍术、厚朴都可燥湿，同治湿阻中焦。苍术兼健脾，湿阻兼脾虚食少便溏者多用。厚朴兼行气，湿阻兼气滞胀满者宜之。诸药合用，共奏消积宽中，化痰止咳之功。

按语

该患者年老且术后体虚，久咳痰多，加之舌苔白腻、脉滑，为痰湿之象；胸闷脘痞、食欲不振是久病痰湿困阻脾胃所致。三子养亲汤中白芥子温肺利气，快膈消痰；紫苏子降气行痰，止咳平喘；莱菔子消食导滞，行气祛痰。三药合用能使气顺痰消，食积得化，咳喘得平。罗老观该患者以咳逆上气为主，则以紫苏子为君。且三药合用，化痰之力颇强。合二陈平胃散，增强燥湿化痰、理气和中的功效，切中年老术后久咳痰湿蕴肺的病机，故而取得良效。

【病案3】

麻杏石甘汤合加味二陈汤治咳嗽

患者：王某某　性别：男　年龄：6岁

初诊：

2022年5月10日

主诉及现病史：感冒后咳嗽3个月。有痰不会咯，咽喉不适，乏力，恶热，手足心热，手梢皮肤皲裂，好生气。

诊查：患儿神清语明，舌质红，苔白，脉浮。

理化检查：外院肺CT：未见异常。

中医诊断：肺热咳嗽。

西医诊断：支气管炎。

治法：清肺化痰。

处方：

麻　黄5g　杏　仁10g　生石膏20g　甘　草15g
竹　茹10g　陈　皮10g　紫　苏10g　清半夏5g
川贝母5g　麦　冬10g　前　胡10g　百　部10g
芦　根10g　款冬花5g　紫　菀5g　瓜　蒌10g

5剂，自加生姜1片，每日早晚服用，每剂分3次服用。

二诊：

2022年6月10日

自述上次服药后即症愈一个月，今又犯上症，故仍以上方微调。

三诊：

2022年9月17日

3个月后，又犯上症，又以此方做基本方，继续治疗。

罗老说：该患系外感风寒入里化热、肺失宣降而至，以麻杏石甘汤宣肺清热、化痰平喘止咳。加味二陈汤清其痰热，肺得肃降而病愈。

按语

患儿感冒后咳嗽数月，虽然感冒得愈，余热未清，弥留于肺卫。此患儿素体脾虚，故乏力，脾虚生湿，余热煎灼湿气，炼液成痰，郁于肺中，患儿不会咳痰，痰热留恋肺中，久久不愈。肺气郁闭，津液不得散布，则手梢皲裂、手足心热。故治法以清热化痰，助肺宣降，方用麻杏石甘汤合以二陈汤加减。

《伤寒论》四十二条："发汗后，不可更行桂枝汤。汗出而喘，无大热者，可与麻黄杏仁甘草石膏汤。"伤寒注家多以伤寒发汗而表未解，且肺中因寒而蕴热为论。麻黄发汗祛邪，杏仁复其肃降之性，汗出喘定。方用石膏，直入肺中清其郁热。肺质轻清空灵，一开一阖，清气入焉；脾气散精，上归于肺，肺朝百脉，通调水道，宣五谷味，熏肤，充身，泽毛。以其郁热灼伤肺窍，津液之上源受伤，以致津液不得上承，无由敷布，而有惊喘、口干、苦焦、不能息之症。罗老在治疗咳喘病常用本方做底方。再合二陈汤加多味化痰药，陈皮、半夏、紫菀、款冬花、百部温化寒痰；竹茹、前胡、川贝母、麦冬、芦根、瓜蒌清热化痰，共成本方。

在用药治疗的同时，也要提醒家长给孩子养成良好的生活习惯，注意饮食卫生，不吃零食、雪糕，保证充足睡眠，以防疾病复发。

【病案4】

百合固金汤治疗咳嗽

患者：王某　性别：男　年龄：68岁

初诊：

2019年7月2日

主诉及病史：咳嗽、痰中带血丝1个月。

现症见：1个月前出现咳嗽、咯痰，痰少、痰中夹血丝，咽喉干疼，无胸痛，潮热盗汗。

既往史：无。

诊查：体温36.5℃，脉博90次/分，血压120/80mmHg。神清，体瘦，声音嘶哑，咽部色暗红，舌红少苔，脉细数。

理化检查：肺CT未见明显异常。

中医诊断：咳嗽，阴虚火旺。

西医诊断：急性咽炎。

治法：养阴润肺，止咳化痰。

处方：

百　合20g　生地黄20g　熟地黄20g　沙　参20g

桔　梗20g　陈　皮20g　麦　冬15g　川贝母20g

玄　参15g　黄　芩15g　芦　根20g　白　芍25g

甘　草20g　前　胡25g　艾　碳20g　金银花25g

地榆炭20g

5剂，水煎服。

二诊：

2019年7月10日

患者咳嗽减轻，咳血消失，原方减艾碳、地榆炭，5剂。

三诊：

2019年7月15日

咳嗽明显减少，痰少，无咳血，咽干减轻，续服5剂。

罗老说：肺阴不足，以致阴虚火旺，灼津为痰；肺气亏虚，气不化津，液聚为痰，均发为咳嗽。甚者病及于肾，肺虚不能主气，肾虚不能纳气，由痰致咳，由咳致喘。虚火灼伤肺络，则痰中带血，中医为“内伤咳嗽”范畴。

罗老又说：肺为娇脏，喜润恶燥，肺络损伤则咳血，百合固金汤治疗喘咳痰血肺家伤，此为养阴润肺常用方剂。

按语

本方证为肺阴虚，虚火上炎所致。肺失清肃而气逆，则咳嗽吐痰；阴虚火动，虚火上炎，故咽喉燥痛；虚火灼伤肺络，则痰中带血；阴虚内热，故潮热盗汗。舌红少苔，脉细数均为虚热之证，治宜养阴润肺，止咳化痰。方中百合生津润肺；生地黄、熟地黄并用，滋阴壮水，以制虚火，其中生地黄兼能凉血止血，三药相伍，润肺滋阴，金水并补，共为君药。麦冬、玄参养阴清热，同养肺阴，共为臣药。贝母、桔梗润肺化痰止咳；当归、白芍养血补阴，同为佐药。甘草调和诸药，并配桔梗利咽喉，为使药。诸药合用，使肺肾之阴渐充，虚火自清，以达固护肺金之目的，故名“百合固金汤”。本案另加清热止血之生地榆、收敛止血之艾炭，加强止血之力，标本同治以求速效。

【病案5】

宣肺降气法治疗喘证

患者：于某某　性别：男　年龄：42岁

主诉：气喘2年余。

初诊：

2023年2月6日

现病史：患者于2年前感冒，感冒症状缓解后未重视，后一直喘咳至今。现喘息气短，伴咳嗽有痰，痰质稠但易咯。平素五心烦热，嗳气吞酸，食欲不振，便溏。曾外院服中药3月余，未见好转。

既往史：无。

诊查：体温36.3℃，脉搏68次/分，血压130/85mmHg。神清语明，步入诊室。面红，舌质红苔黄厚，脉沉缓。

理化检查：肺功能检查：小气道通气功能下降。

中医诊断：喘证；痰热郁肺，肺失宣降。

西医诊断：哮喘。

治法：宣肺降气，祛痰平喘。

处方：

白果仁15g　麻　黄10g　冬　花15g　半　夏15g
桑白皮15g　紫苏子25g　杏　仁20g　黄　芩15g
甘　草20g　白　术25g　川　连15g　木　香15g
远　志15g　三　仙45g

5剂，水煎服，早晚分服。

二诊：

2023年2月14日

服药1周，患者喘息明显减轻，取原方5剂巩固。

三诊：

2023年2月22日

服药半月，咳嗽已无，喘息已基本缓解，二便可。原方不变。

三诊以后，患者又取药数次巩固。

罗老说：喘则呼吸气急促，抬肩欠肚哮有声，实热气粗胸满硬，寒虚痰饮马脾风。

《医宗金鉴》注：呼吸气出急促者，谓之喘急。外候抬肩欠肚，若更喉中有声响者，谓之哮吼。然致病之原不一。如气粗胸满痰稠，便硬而喘者，此实热也；气乏息微，不能续息而喘者，此虚邪也。其中有风寒郁闭而喘者，又有痰饮壅逆而喘者，更有马脾风一证，最为急候。医者须分别详明，庶用药如响矣。

按语

喘证，喘即气喘、喘息，是以呼吸困难，甚则张口抬肩，鼻翼扇动，不能平卧等为主要临床特征的一种病证。喘证的病因很复杂，外邪侵袭、饮食不当、情志失调、劳欲久病等均可成为喘病的病因，引起肺失宣降，肺气上逆或气无所主，肾失摄纳而致喘病。如《医宗金鉴》所注，喘证的辨证首当分清虚实。实喘治肺，以祛邪利气为主。虚喘以培补摄纳为主。

该患者为中年男性，既往无病史。痰稠，舌红苔黄，为实证。罗老选方为定喘汤，定喘汤治疗风寒外束，痰热内蕴咳喘之证。方中麻黄宣肺散邪以定喘，白果敛肺定喘而化痰，合为主药。一散一收，既能加强平喘之效，又能防止麻黄耗损肺气。紫苏子、半夏、杏仁、款冬花降气平喘，止咳化痰，合为辅药。桑白皮、黄芩清肺泄热，止咳定喘，合为佐药。甘草调和诸药，乃为使药。诸药配伍，宣肺清痰热，风寒得解，则气喘痰多诸证自愈。因患者嗳气吞酸，食欲不振，加三仙、陈皮调理胃肠。

【病案6】

滋阴润燥法治疗痿证

患者：林某某　性别：男　年龄：72岁　婚否：已婚

主诉：四肢痿软无力1年半。

初诊：

2023年3月20日

现病史：患者四肢痿软无力，失音，行动不便，需人搀扶。此情况已有1年半。平素易便秘，一般5～10日1次。常服芦荟胶囊、肠清茶等，服时可缓解，不服仍便秘。患肺结节，肺部肿瘤引起脑部病变。咳痰，失音。

既往史：肺癌。

诊查：体温36.7℃，脉搏66次/分，血压135/90㎜Hg。神清，扶入病室。舌质红，苔白，脉数。

辨证及病机：痿证病位在肺，治痿独取阳明。此患者病因与肺结节，肺部病变导致脑部病变有关。便秘病位在大肠，大肠属阳明，故属阳明腑证。此患者气血耗竭，津亏血燥，导致阳明经气血运行不畅，大肠腑气不通，形成便秘。阴伤，大便失润而难下。

中医诊断：痿证。

西医诊断：肌肉萎缩。

处方：

生晒参20g　生　芪25g　沙　参30g　知　母20g

天　冬25g　瓜　蒌25g　前　胡20g　川贝母20g

枇杷叶20g　阿　胶20g　黑芝麻20g　火麻仁20g

当　归40g　白　芍20g　熟　地40g

5剂，水煎服，早晚分服。

二诊：

2023年3月27日

患者症状减轻，食欲好，大便日一次，便软。舌淡苔薄白，脉数。取原方5剂。

罗老说：五痿皆因肺热生，阳明无病不能成，肺热叶焦皮毛瘁，发为痿躄不能行，心热脉痿胫节纵，肾骨腰脊不能兴，肝筋拘蛮失所养，脾肉不仁燥渴频。

五痿，心、肝、脾、肺、肾之痿也。痿属燥病，故皆因肺热而生也。阳明者，五脏六腑之海，主润宗筋。阳明无病，则宗筋润、能束骨而利机关，虽有肺热不能成痿也。肺热叶焦，阳明虚弱，津液不化，筋骨失养，皮毛瘁痿，发为痿躄不能行也。因而心气热为脉痿，则胫节纵而不任地，肺兼心病也。因而肾气热为骨痿，则腰脊不能兴举，肺兼肾病也。因而肝气热为筋痿，则筋失所养，拘挛不伸，肺兼肝病也。因而脾气热为肉痿，则胃燥而渴，肌肉不仁，肺兼脾病也。

按语

中医认为痿证发病原因颇多，如阴血虚以致濡养缺乏；阳气虚温煦不充；湿痰着滞、瘀血停留阻遏气机，阻碍血运，皆能导致筋骨、肌肉、皮肤失养，发为痿证。临床以肺胃津伤，肝肾亏损，湿热浸淫三个类型最为常见。此患者为津伤型。罗老选用清燥救肺汤，清燥润肺。此患者便秘已有两年，乃长期血燥，无水行舟，罗老加当归、熟地，补血润肠，以期通便。

【病案7】

百合固金汤加味治疗肺癌

患者：杨某某　性别：女　年龄：70岁

初诊：

2023年4月3日

主诉及现病史：咳嗽2个月。咳嗽痰少，咳血，量少色红，声音嘶哑，大便3～4日一次，不发热。

既往史：2次心脏支架手术。

诊查：神清语明，体瘦，失音，舌质红苔白，脉沉。

理化检查：市级医院2月23日肺CT报告：①左肺上叶占位性病变。②纵膈及左肺见多发性占位性病变及右肺上叶病变，纵膈淋巴结肿大。③右肺下叶结节病变？④陈旧性炎症病变。⑤心包膜增厚。

中医诊断：息贲，肺阴不足。

西医诊断：肺癌。

治法：润肺止咳，凉血止血。

处方：

百　合20g	生　地25g	熟　地25g	玄　参25g
川贝母20g	桔　梗20g	甘　草20g	麦　冬25g
白　芍20g	当　归20g	芦　根25g	薏苡仁25g
茅　根25g	前　胡20g	款冬花15g	紫　苑20g
三七粉15g			

5剂。

二诊：

2023年4月13日

失音，胸痛，痰中带血，大便2～3日一次。上方加川军5g、木香15g、郁金20g。5剂。

三诊：

2023年4月20日

子夜后咳嗽，咯血块，咳痰乏力，失音不减，胸痛。上方加麻黄10g、杏仁20g，5剂。

四诊：

2023年4月25日

前天晚间，右侧胸痛，不可忍受，痰中带血。

处方：加味泻白汤加：

紫　苏20g　前　胡20g　麻　黄10g　款冬花15g

百　部20g　芦　根20g　瓜　蒌25g　木　香15g

郁　金25g　鱼腥草20g　葶苈子10g　莱菔子50g

三七粉15g　花蕊石25g

5剂。

五诊：

2023年5月4日

胸痛减轻，但餐后1小时疼甚，中午12点—13点疼痛加重，咳血仍有，手抖。2023年5月1日医院肺CT报告：①左肺中央型占位性病变，伴上叶阻塞性炎症，左降动脉、左支气管受累改变。②左肺上叶胸膜下不规则团块影，病灶转移占位性病不除外。③双肺炎性病变可能性大。④双肺微小结节。⑤双肺陈旧性病变。⑥纵膈及肺门旁多发淋巴结肿大。⑦冠脉粥样硬化改变。⑧心包少量积液。

上方加阿胶20g。10剂。

六诊：

2023年5月18日

咳痰费力，胸痛减轻，咳吐粉色痰，失音减轻，尿频，下肢抽筋。上方加大黄5g、木瓜25g、生龙骨25g，麻黄改15g，继续调治中。

罗老说：息贲为肺之积，《医宗金鉴》曰："息贲者死不能医。"治疗肺积息贲很难治疗，治疗肺积息贲，按其他治疗积聚的方法，活血化瘀软坚散结的治疗方法不可。肺为娇脏，喜润恶燥，息贲者，痰湿结聚，肺气失宣，不能肃降，故以顺其性，养阴润肺，以固其本，宣肺化痰止血以治其标，标本合治以延其寿命。

按语

肺癌的发生一般认为正气虚损是根本，本虚标实是重要表现。肺为娇脏，肺阴亏耗证临床多见。《素问至真要大论》曰："夫百病始生，皆生于风、寒、暑、湿、燥、火，以元化之变也。"肺癌之为病，论其病因又常与"燥、火"密切相关，可与下列原因相关联，一是肺癌患者多有吸烟史，烟草之热毒有伤于肺；二是与某些职业环境有关，如煤烟、焦油等；三是放射治疗也可导致"热毒伤阴"；四是化疗引起呕吐、腹泻，导致体液丢失，及脾胃受损导致摄入不足；五是对脑水肿，胸腹腔积液的脱水治疗，可造成医源性体液丢失。

脏腑辨证，多以肺肾两脏水液代谢紊乱为主要病机，肺为水之上源，主肃降通调水道，生理基础是肾的"蒸腾汽化"，古有"肺为气之主，肾为气之根"一说，肺癌者肺气受损，必久病及肾，肾阴为一身阴液的根本，肺阴虚损也可损及肾阴。肾不纳气又常致气喘。

百合固金汤养阴润肺是治疗肺肾阴虚的代表方剂。方中以生熟二地为君，滋阴补肾。麦冬、百合、贝母为臣，润肺化痰止咳。当归、白芍养血益阴，佐以玄参滋阴凉血，桔梗宣肺镇咳。使以甘草调和诸药，润肺止咳。患者咳血，为痰热伤肺络，加以化痰清肺热药，芦根、茅根、薏米、前胡、紫菀、款冬花，三七粉冲服，以止血而不留瘀血。

二诊时大便难，加以行气通便，通腑气助肺气宣降。三诊时咳嗽加重，加以麻黄、杏仁宣降肺气。四诊时患者疑因受寒而咳嗽加重，治疗应以清肺化痰止咳为首要，治疗上方用加味泻白汤，加清热化痰药。待咳嗽减轻后，仍需要补肺阴，因咳嗽带血，肺络损，加以阿胶养血止血。

【病案8】

宣肺化痰法治疗肺结节

患者：尹某某　性别：女　年龄：56岁

初诊：

2023年3月24日

主诉及现病史：咳嗽1个月。2023年3月20日，市级医院肺CT检查提示左肺上叶小结节。症见咳嗽有痰，痰呈冻样不易咯出，痰色黄白间杂，胸闷，大便微硬。

诊查：神清语明，微胖面红，舌红苔白干，脉略滑数。

理化检查：肺CT：左肺上叶小结节4mm，右肺中叶少许慢性炎症，冠脉钙化，脂肪肝。

中医诊断：咳嗽，肺热痰浊。

西医诊断：肺内慢性炎症，肺结节。

治法：清肺化痰，宣肺止咳。

处方：加味泻白汤加：

紫　苏20g　前　胡20g　麻　黄10g　生石膏20g
款冬花15g　百　部20g　紫　菀15g　芦　根25g
瓜　蒌25g　木　香15g　郁　金25g　鱼腥草25g
陈　皮20g　熟　地25g　莱菔子50g　川　军5g

5剂，水煎服，自加生姜3片。

二诊：

2023年3月31日

咳嗽已止，口腔溃烂，臀部生疖肿。上方加全蝎10g、黄连10g，5剂，水煎服，自加生姜3片。

三诊：

2023年4月14日

体征同前。上方减大黄。10剂，自加生姜3片。

四诊：

2023年6月13日

患者停药1个月，近来感冒咳嗽，胸痛。市级医院肺CT提示：肺少许纤维化，冠脉硬化，未发现结节。脉浮数。

沙　参30g　麦　冬25g　山豆根20g　桑白皮40g
木　香15g　郁　金25g　玉　竹40g　甘　草20g
花　粉25g　麻　黄15g　杏　仁20g　熟　地25g
款冬花15g　紫　菀20g　川贝母20g　瓜　蒌25g

5剂水煎服，自加生姜3片。

罗老说：肺结节，多见于新冠病毒感染之后，此病为温病上受，首先犯肺，肺失肃降，痰气凝结而成，治疗以宣肺化痰、平喘止咳、润肺之法，肺脏喜润而恶燥，不可择用三棱、莪术、炙水蛭之峻猛活血之品，否则造成咳血之病变，且不要急于手术，手术损伤肺脏，造成不可逆的后果。

按语

结节病是一种原因未明的患者体内多系统器官受到影响的肉芽肿性疾病。超过九成的病例累及患者的肺部以及胸内淋巴结。肺结节病发病初期最显著的特点是患者临床症状并不严重，但是进行胸部X线检测却能发现十分明显的异常，在发病后期主要表现为肺纤维化，引发患者呼吸困难。

从中医的角度分析，肺结节病可以被归纳在咳嗽、喘证的范畴中，中医认为肺失宣降、痰瘀凝结是导致肺结节病的主要原因，在进行肺结节病治疗的时候，最佳的治疗方案应当从宣肺降气、化痰散瘀入手。

罗老临床常用泻白散加味治疗本病，泻白散为清热剂，具有清脏腑热，清泻肺热，止咳平喘之功效。以此方为基础，根据患者症状加味治疗本病。清肺实热的药物常用有双花、连翘、黄芩，以及鱼腥草、紫花地丁、蒲公英等。养阴润肺的清肺虚热药物包括百合、生地、沙参、麦冬等，还有活血化瘀的药物，比如三棱、莪术、全蝎、水蛭、地龙等，还包括化痰药物，常用的有杏仁、冬花、半夏、瓜蒌子等。另外根据肺和大肠互为表里，常常加以行腑气、通便药，如二丑、莱菔子、大黄等。

罗老对肺结节的观点就是：发现肺结节首先不要恐慌、不要放任，定期复查；其次不要过度治疗，任何治疗都要充分评估获益与风险；再者，复查和结节手术后都需要通过中药调治肺结节所处的内环境，土壤好了，结节就不会继续增大、增多、复发。

【病案9】

百合固金汤治肺结节术后咳嗽

患者：汪某 性别：女 年龄：55岁

初诊：

2022年6月6日

主诉及现病史：咳嗽2个月。患者于2个月前于省级医院行肺结节微创手术，查病理为炎性结节。现症见有痰难咯、痰色黄、量少质黏，伴乏力、心烦失眠。

诊查：舌红苔少，裂纹，脉弦。

中医诊断：咳嗽；肺阴受损，痰热壅肺。

西医诊断：肺结节术后。

治法：滋阴润肺，清热化痰。

处方：

百 合20g 熟 地20g 生 地20g 玄 参20g
川贝母20g 桔 梗20g 甘 草15g 麦 冬20g
白 芍20g 当 归20g 枣 仁50g 柏子仁20g
远 志15g 木 香15g 郁 金25g 瓜 蒌25g
茯 苓20g 猪 苓20g 鱼腥草20g 生 姜3片

5剂，水煎服，每剂服3次，日2次口服。

二诊：

2022年6月13日

服药后诸症减轻。原方继服5剂。

按语

肺位于胸腔，覆盖五脏六腑之上，位置最高，因而有“华盖”之称，又能宣发卫气于体表，具有保护诸脏免受外邪侵袭的作用。肺脏通过鼻窍与外界相通，外邪易袭肺脏，所以中医认为肺为娇脏。肺脏受邪，或寒或热，或虚或实，盘踞在肺叶中，久则形成结节。

本患者结节手术后，虽然是微创手术，但必然损伤肺叶，患者体虚，必然伤阴耗气。肺阴受损，肺津液不足，虚火更生，煎灼津液成痰热，反而更伤肺阴。肺金生肾水，所以肾阴精血也不足，所以症见失眠、心烦。本为阴伤，又增痰热，故应滋阴同时清化痰热。

方用百合固金汤加味。方中百合甘苦微寒，滋阴清热，润肺止咳。生地、熟地并用，滋肾壮水，其中生地兼能凉血止血。三药相伍，为润肺滋肾、金水并补的常用组合，共为君药。麦冬甘寒，协百合以滋阴清热，润肺止咳。玄参咸寒，助二地滋阴壮水，以清虚火，兼利咽喉，共为臣药。当归治咳逆上气，伍白芍以养血和血；贝母清热润肺，化痰止咳，俱为佐药；桔梗宣肺利咽，化痰散结，并载药上行；生甘草清热泻火，调和诸药，共为佐使药。加木香、郁金，为颠倒木金散，加瓜蒌、鱼腥草治疗气郁、痰热。枣仁、柏子仁、远志养血安神，同时远志也可化痰。茯苓、猪苓，健脾，以除生痰之源头。

【病案10】

散风清热法治疗鼻渊

患者：屠某某　性别：男　年龄：4岁

主诉：鼻塞3个月。

初诊：

2023年5月8日

现病史：患者于3个月前感冒，感冒后一直鼻塞。夜间打鼾，鼾声较大。时有流涕，涕清，无异味。大便干，2天1次。不发热，无呕吐。

既往史：无。

诊查：体温36.1℃，脉搏66次/分，血压110/70mmHg。神清语明，面红，舌质红苔白，脉浮数。

理化检查：无。

辨证：此患者鼻塞由感冒引起，现流清涕，应为肺经风热。患者面色红，大便干，舌质红，诊断为肺热型鼻渊。

中医诊断：鼻渊。

西医诊断：鼻炎。

治法：散风清热，通窍解毒。

处方：

苍　耳5g　辛　夷5g　白　芷5g　薄　荷5g

栀　子5g　黄　芩5g　紫　苏5g　芥　穗5g

双　花10g　藁　本5g　连　翘5g　菊　花5g

豆　根5g　射　干5g

5剂，水煎服，早晚分服。

二诊：

2023年5月15日

现打鼾有所减轻，鼻塞缓解。原方不变。

三诊：

2023年5月22日

流涕已无，轻微打鼾，鼻塞已基本缓解，二便可。原方不变。

罗老说：鼻渊初病施苍耳，黄连防风久病方，孔痛胆调冰硼散，鼻血犀角地黄汤。

鼻渊一证，为风寒或风热犯肺、肺气失宣而至。肺开窍于鼻，肺和则鼻能知香臭。

《医宗金鉴》注：鼻渊，风热伤脑之病，初病则风邪盛，故用苍耳散，以散为主。久病则热郁深，故用防风通圣散加黄连，以清为主也。热气涌涕，伤其鼻孔成疮，故痛也，宜以猪胆汁调冰硼散敷之。热蕴于脑，伤及所过营血，故衄也，宜以犀角地黄汤凉之可也。

苍耳散：苍耳散治鼻渊病，风热入脑瞑头疼，涕流不止鼻塞热，苍耳辛夷芷薄葱。

［注］鼻渊病属风热入脑，故目瞑而头疼涕流不止，较之伤风为甚焉。鼻塞，气不利也。热，鼻孔中热也，甚者，孔热而痛及其脑也。

苍耳散，即苍耳子炒去刺，研破一两，加辛夷三钱，白芷、薄荷各一钱，葱三茎也。

按语

罗老临床常以苍耳散治疗鼻渊，本病案患者病情尚浅，苍耳散可达到良好疗效。加双花、连翘等以清热解毒，又加菊花、藁本以引药上行。此方临床疗效甚佳，患者已经康复。

【病案 11】

苍耳散加减治疗鼻渊

患者：王某　性别：女　年龄：33岁

主诉及病史：反复鼻塞、流浊涕10余年，加重20天。

初诊：

2018年8月2日

现症见：10余年前无明显诱因出现鼻塞、流浊涕，反复发作，间断口服中西药，效果差。20天前症状加重，来诊。现症：鼻塞，流黄浊涕，阵发性咳嗽、咳痰，张口呼吸，口干咽痒，打鼾，睡眠有时憋醒，头痛头昏、涕泪长流，易感冒。

既往史：无。

诊查：体温36.5℃，脉博60次/分，血压120/80mmHg。舌质暗红苔腻，脉滑微弦。

理化检查：鼻镜：鼻甲肥大，鼻黏膜附着黄脓性分泌物；鼻窦CT检查：鼻甲肥厚，上颌窦和额窦有积液。

中医诊断：鼻渊，肺经风热。

西医诊断：慢性鼻窦炎。

治法：清热解毒，宣肺开窍。

处方：

辛　夷20g　苍耳子20g　防　风15g　藁　本20g
白　芷15g　薄　荷15g　甘　草10g　牛蒡子20g
桔　梗20g　金银花20g　连　翘20g　川　芎20g
荆芥穗20g　黄　芩15g

5剂，水煎服。

二诊：

2018年8月9日

黄浊明显涕减少，咳嗽咽痒均减轻，仍有鼻塞、头昏，上方加生麻黄5g，10剂。

半月后复诊，基本已不流涕，轻微咽干，偶尔打喷嚏，上方加麦冬，续服10剂，未复发。

罗老说：慢性鼻窦炎证属祖国医学的“鼻渊”“脑漏”范畴。鼻渊病名在文献中记载最早出现于《黄帝内经》，如《素问·气厥论》曰：“胆移热于脑，则辛頞鼻渊。鼻渊者，浊涕下不止也”。

罗老又说：鼻渊的临床治疗中，多以苍耳散为主方。《医宗金鉴》说苍耳散治鼻渊病，风热入脑瞑头疼，涕流不止鼻塞热，苍耳辛夷芷薄葱。而辛夷散治疗鼻息肉，《汤头歌诀》指出辛夷散里藁防风，白芷升麻与木通，芎细甘草茶调服，鼻生瘜肉此方攻。临床治疗鼻渊时，一般按《医宗金鉴》“鼻渊初病施苍耳，黄连防风久病方，孔痛胆调冰硼散，鼻血犀角地黄汤”。在临床治疗中多以苍耳散为主方，加部分辛夷散的成分。

按语

本病多因外感风热，或因风寒侵袭、郁久化热、熏蒸清窍而致；也有因肺气虚寒、津液不得下降，并于空窍而成。其症状有鼻塞，流浊涕，甚则有恶臭，头昏脑胀，嗅觉不灵，并伴有全身不适等的风热型；又有交替鼻塞不通，时流清涕或脓涕，有腥臭味，伴头昏脑胀，记忆减退，神疲体虚的风寒型。其治疗上总以宣肺开窍、清热解毒、疏风散邪之法治之。用苍耳散加减治疗，可宣通肺气，通关达窍，清解热毒，祛风散邪，止咳平喘，上下调达，气机调畅矣。

【病案12】

清热凉血法治疗衄血之鼻衄

患者：施某某　性别：男　年龄：8岁

初诊：

2023年6月6日

主诉及现病史：反复鼻出血1年余。患者近1年经常鼻出血，血色鲜红，压迫鼻腔可自行止血。平素喜食冷饮，大便干但不困难，无其他特殊症状。近日因生病住院，偶然发现血小板减少，远低于正常值。

既往史：健康。

诊查：体温36.2℃，脉搏65次/分，血压110/70mmHg。神清，体态正常，面色红润，呼吸气微粗。舌红苔白，脉数。

理化检查：验血结果显示血小板：66×10^9/L，其他正常。

辨证：此患者鼻出血色红，喜食冷饮，大便干燥，均属热症。诊断为鼻衄之肺热伤络证。

中医诊断：鼻衄。

西医诊断：血小板减少症。

治法：清热凉血止血。

处方：

生　地15g　水牛角10g　白　芍10g　牡丹皮10g
柴　胡5g　黄　芩10g　大青叶10g　玄　参10g
紫　草10g　板蓝根10g　双　花15g　连　翘10g
麦　冬10g　茜　草10g

二诊：

2023年6月13日

鼻出血次数明显减少，近期大便困难，今日复查血常规：血小板85 × 10^9/L，其他正常。

治疗：原方加川军5g，5剂。

三诊：

2023年6月20日

鼻衄半个月未出现，血小板：106 × 10^9/L。

原方10剂。

四诊：2023年7月6日

鼻衄一直未复发，大便正常，今日复查血常规：116 × 10^9/L。

罗老说：“九窍出血名大衄，鼻出鼻衄脑如泉，耳目出血耳目衄，肤出肌衄齿牙宣，内衄嗽涎脾唾肾，咯心咳肺呕属肝，精窍溺血磅脱淋，便血大肠吐胃间。”出自《医宗金鉴》。

罗老又说：热伤阳络上吐衄，热侵阴络下失红。

《医宗金鉴》注：九窍一齐出血，名曰大衄。鼻出血，曰鼻衄。鼻出血如泉，曰脑衄。耳出血，曰耳衄。目出血，曰目衄。皮肤出血，曰肌衄。齿牙出血，曰齿衄，又名牙宣。此皆衄血随所患处而合名也。若从口出则为内衄，内衄出血，涎嗽出于脾，唾出于肾，咯出于心，咳出于肺，呕出于肝，吐出于胃，溺血从精窍而出，淋血从膀胱而出。呕吐之分，呕则有上逆漉漉之声，吐则无声也。

《医宗金鉴》注：“热盛衄血犀角汤，脾不统血参术良，热注肠胃四物治，脾虚便血归脾尝。”

犀角地黄汤，热伤一切失血病，犀角地黄芍牡丹，胸膈满痛加桃大，热甚吐衄入芸连，因怒呕血柴栀炒，唾血元参知柏煎，咯加二冬嗽二母，涎壅促嗽郁金丸。

《医宗金鉴》注：热伤一切失血之病，皆宜犀角地黄汤。若胸膈满痛，是为瘀血，加桃仁、大黄。若吐血热盛，加黄芩、黄连。因怒致吐血及呕血者，加柴胡、炒栀。唾血加元参、黄柏、知母，咯血加天冬、麦冬，嗽血加知母、贝母。涎壅气促，阵阵急嗽带出血者，宜郁金丸。

按语

近期血小板减少患者很多，罗老皆从几个方面着手诊治：①脾虚脾不统血。②血热迫血妄行。其实西医诊断虽为血小板减少，中医看问题却有中医的角度。不论多复杂的病情，都能从阴、阳、表、里、寒、热、虚、实八纲中找到辨证依据，从而根据辨证来找到相关治疗办法。本病案小患者西医明确诊断为血小板减少，而患者生活中除了鼻出血外没有任何不适，而大便干燥就是辨证的切入点，罗老认为其鼻衄是热证，血热迫血妄行，根据《医宗金鉴》所载，给予犀角地黄汤加减，清热凉血止血，疗效甚佳。

第四章

心系疾病

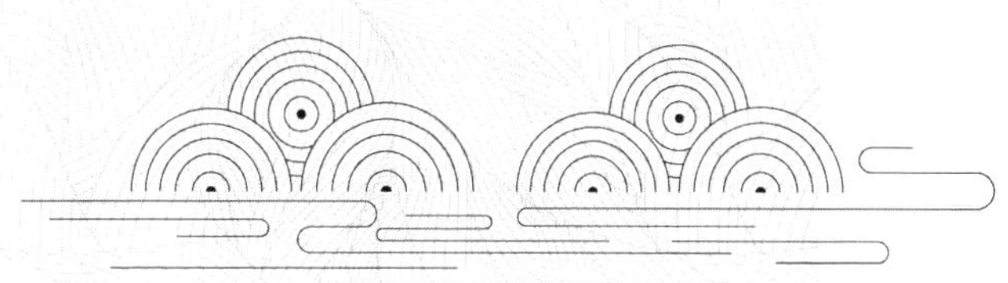

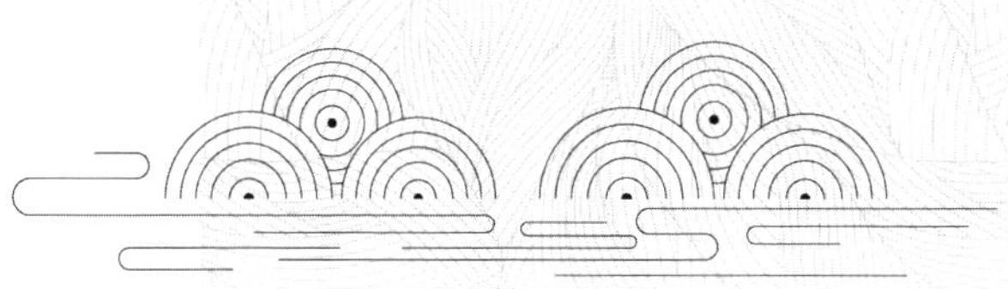

【病案1】

行气养血法治疗胸痹

患者： 陈某某　性别：男　年龄：67岁

主诉： 胸闷胸痛反复发作2年，加重半个月。

初诊：

2018年11月5日

现病史： 近2年反复发作胸闷胸痛，半个月前因盲肠间质瘤住院手术治疗。术后至今胸闷胸痛频繁发作，且症状加重，伴心慌气短，倦怠乏力，痰多纳呆，畏寒便溏。

既往史： 高血压、冠心病。

诊查： 体温36.4℃，脉搏62次/分，血压125/75mmHg。神清，语微声低，咽喉部有痰鸣音，口唇微绀，舌体胖大边有齿痕，苔白滑，脉沉细。

理化检查： 冠脉CT报告：左前降支近段可见混合斑块影，相应管腔中度狭窄。

辨证（病机）： 心气心血不足，胸阳不振，日久痰湿不化，阻遏经络，心脉瘀阻。

中医诊断： 胸痹。

西医诊断： 冠心病。

治法： 益气养血，通阳化痰，行气止痛。

处方：

木　香15g　郁　金25g　瓜　蒌20g　薤　白15g

党　参20g　黄　芪20g　白　术15g　茯　苓20g

当　归20g　荜　茇10g　儿　茶5g　焦山楂15g
炒麦芽15g　神　曲15g　山　药20g　莲子肉20g

5剂，水煎服，早晚分服。

二诊：

2018年11月12日

患者自诉胸闷胸痛明显减轻，闻其言有力，喉中已无痰鸣音。原方5剂。

罗老说：胸痛气血热饮痰，颠倒木金血气安；饮热大陷小陷治，顽痰须用控涎丹。《医宗金鉴》："胸痛之证，须分属气、属血、属热饮、属老痰。颠倒木金散，即木香、郁金也。属气郁痛者，以倍木香君之。属血郁痛者，以倍郁金君之。为末，每服二钱，老酒调下。"瓜蒌薤白治胸痹，益以白酒温肺气，加夏加朴枳桂枝，治法稍殊名亦异。颠倒木金散，出自《医宗金鉴》卷四十三。主治气、血、热饮、老痰之胸痛。瓜蒌薤白汤来源于张仲景的《金匮要略》。

罗老说："勤求古训，博采众方"，这是仲景先师教导我们的，本病例标本兼治，因胸痹为胸阳不振，故以颠倒木金散和瓜蒌薤白汤温通心阳、活血化瘀以治其标，补气养血治其本，标本兼治，疗效甚佳。

按语

本例主要病机在于寒痰瘀阻、经络闭阻、胸阳所致，因此患者刚做完手术，气血亏虚，治疗当益气养血，通阳化痰，行气止痛。罗老用颠倒木金散和瓜蒌薤白汤加减治疗。方中木香行气止痛，调中导滞；郁金活血止痛，行气解郁，清心凉血，疏肝利胆，诸药合用，活血止痛，行气解郁。以瓜蒌甘寒入肺，善于涤痰散结，理气宽胸，薤白辛温，温通滑利，通阳散结，行气止痛。又因术后半个月气血受损，可见气短，倦怠乏力，配党参、黄芪、白术、当归以补气血；纳呆便溏，恶寒，故用荜拨驱散中焦之寒气；山药、莲子肉、以健脾益气；焦山楂、炒麦芽、神曲健胃消食。标本兼固，药到症除。

【病案2】

补中益气汤合丹参饮加减治胸痹

患者：李某某　性别：女　年龄：50岁

主诉：阵发性心慌1年，加重伴心痛1周。

初诊：

2020年7月11日

现病史：1年来阵发心慌，近1周频繁心中悸动、心前区闷痛，气短，发作时需服用救心丸缓解。平素周身乏力，畏寒，失眠，情绪不畅。

既往史：健康。

诊查：脉博62次/分，血压120/70mmHg。神清语明，舌质红苔白，脉弦无力。

理化检查：外院彩超报告：①动脉硬化。②左室舒张功能减低。甲状腺结节多发伴液化，胆息肉样改变。心电图：胸导低电压，轻度ST-T波异常。

中医诊断：胸痹，心气心血俱虚。

西医诊断：心肌缺血。

治法：补气养血，行气活血。

处方：舒肝解郁汤加：

党　参25g　黄　芪25g　陈　皮20g　升　麻20g
夏枯草20g　女贞子20g　旱莲草20g　丹　参20g
檀　香20g　砂　仁20g　川　芎25g　酸枣仁50g
柏子仁20g

5剂，自行水煎服，每剂加入生姜3片，大枣5个。

二诊：

2020年7月18日

心痛消失，余症减，体力增加。上方继付10剂。

罗老说：补中益气汤、丹参饮，乃临床常用方剂，此病例心痛，非真心痛，真心痛乃是手足青至节，朝发夕死，夕发旦死。此病为胸痹，为气血双虚、心阳不振，故以养血补气温阳为先。

按语

本证心悸心痛为心气心血俱虚，兼有肝气郁滞，血瘀痰凝。甲状腺结节及胆囊息肉样改变即为肝气郁结，痰瘀交阻。治法以补气养血治疗其本，行气化瘀兼以化痰治其标。

处方由舒肝解郁汤（逍遥散加味）、补中益气汤、丹参饮、二至丸共同加减组成。补中益气汤、舒肝解郁汤，补气养血，疏肝健脾，气血足，乏力心悸自然减轻。二至丸补肝肾精，精生髓，髓可化血，精足则血充。

丹参饮，中医方剂名。出自《时方歌括》，组成为丹参、檀香、砂仁。丹参为君，以活血祛瘀，然血之运行，有赖气之推动，若气有一息不运，则血有一息不行，况血瘀气亦滞，故伍入檀香、砂仁以温中行气止痛，共为佐使。以上三药合用，使气行血畅，诸疼痛自除。朱良春云：丹参活血祛瘀，可治血瘀腹痛、月经不调；檀香、砂仁理气温中，疏通气滞，檀香尤能治气滞脘腹作痛。正因三药相协，能调气和血，使气血运行通畅，临床不但用它治疗心腹、胃脘气痛，还常用它治疗血瘀气滞的痛经，以及肝肿大而胁肋疼痛的证候。（《汤头歌诀详解》）

方中加入夏枯草，清肝泻火，消肿散结，治兼症甲状腺结节。酸枣仁、柏子仁养血安神。主次兼顾。

【病案3】

血府逐瘀汤治疗心悸

患者： 马某某　性别：女　年龄：48岁

主诉： 阵发性心慌1周。

初诊：

2004年12月22日

现病史： 患者病起于旅游途中，劳累后出现阵发性心慌，发作时伴视物不清、乏力头晕、汗出，心慌缓解后持续性胸闷、左侧胸疼，服速效救心丸有缓解，但反复发作。

既往史： 20年前确诊多发性大动脉炎。

诊查： 脉博90次/分，血压130/90mmHg。体瘦，神清语明，心律不齐，心脏未闻及明显杂音。舌质红，苔薄黄，脉结代。

理化检查： 动态心电图：阵发室上性心动过速，室早二联律，偶发房早，ST-T改变。血管超声：大动脉炎慢性期改变，左锁骨下动脉增宽。

中医诊断： 心悸，脉痹。

西医诊断： 心律失常，大动脉炎慢性期。

辨证： 心血瘀阻，气阴两虚。

治法： 活血化瘀，益气养阴。

处方： 血府逐瘀汤加减：

赤　芍25g　桃　仁20g　当　归20g　生　地25g
甘　草15g　红　花20g　枳　壳20g　川　芎15g
桔　梗20g　牛　膝20g　太子参20g　麦　冬20g

五味子15g　枣　仁40g　黄　芪25g　丹　参25g

3剂，水煎服。

二诊：

2004年12月27日

心慌发作1次，伴视物不清，每于午后及晚间发作左后背及上肢内侧痛，舌质红苔薄白，脉沉结代。

处方：原方加元胡20g。5剂。

三诊：

2005年1月5日

心慌未发作，胸痛减轻，早搏减少。舌质红苔薄白，脉沉结代。原方5剂。

四诊：

自觉效果明显，诸证均减，早搏明显减少。舌质淡红，苔薄白，脉沉弦。

原方续服，期间或因劳累或情绪刺激症有反复，随证略作加减，并无过多改动，患者后续治疗3月余，心悸再无发作，心电图为窦性心率，正常心电图。

按语

《素问·痹论》云："脉痹不已，复感于邪，内舍于心……心痹者，脉不通，烦则心下鼓。"同时也有心悸严重时脉率失常的记载。本例患者有多年大动脉炎病史，因旅途劳累引起心悸、心律失常，不能单纯以普通心悸论治，可参照心痹治疗。心脉痹阻，血瘀气滞，心气被遏，则胸闷不舒，心络挛急，则作胸痛，日久则心阴亏虚，则心失所养，心气不足，则鼓动无力，故脉结代、心动悸是心之气阴俱虚所致。方以《医林改错》血府逐瘀汤活血化瘀治其标，使脉道通利，合以生脉饮养阴益气之药治其本，使心气心血充足，心神得养，标本兼治，药到病除。

【病案4】

黄连温胆汤加减治疗心悸

患者：赵某　性别：男　年龄：39岁

主诉：心慌半年，加重1个月。

初诊：

2018年8月2日

现病史：患者近1年来工作繁忙，饮酒熬夜，近半年经常出现心慌，曾在某三甲医院检查，诊断为室性心动过速。近1个月心慌加重，频繁发作，时发时止，劳累或受惊后易发作，伴胸闷烦躁，口干口苦，睡眠差，多梦，大便秘结。

既往史：健康。

诊查：体温36.5℃，脉博60次/分，血压110/70mmHg。面红气促，舌红，苔黄腻，脉弦滑。

理化检查：心电图无异常。动态心电图：短阵室性心动过速，频发室早，成对，偶发房早。

中医诊断：心悸，痰心扰心。

西医诊断：心律失常，室性心动过速。

治法：清热化痰，宁心安神。

处方：

黄　连20g	栀　子20g	半　夏10g	陈　皮20g
胆　星20g	枳　实20g	茯　苓15g	知　母15g
远　志20g	酸枣仁30g	麦　冬20g	北沙参20g
大　黄20g	龙　骨25g	牡　蛎20g	郁　金15g

5剂，水煎服。

二诊：

2018年8月9日

患者胸闷心慌症状明显减轻，继服上方10剂。

半月后复诊，心慌未发作，诸证减轻，舌质红，苔薄白，脉弦。原方10剂巩固。嘱患者避免熬夜及情绪刺激。

罗老说：本患者饮食起居不节，蕴热化火生痰，痰上扰心分神则为悸，痰火内生，扰动心神则失眠多梦。本病病位在心，与肝脾相关，基本病机为痰火扰心。本例患者年轻体盛，痰火仅影响心系功能，并未引起心肌、心血管等器质性病变。中医及时调理，加之节制饮食，生活规律。故病人康复较好、较快。

按语

心悸在《伤寒杂病论》中有所提及。在金元四大家中，对其病机有更进一步的描述，主要辨证为气、血、阴、阳盛虚，或痰浊、瘀血、气滞等。临床以八纲辨证、脏腑辨证、经络辨证为法来治疗疾病。心悸一证亦分虚实寒热。此患者心悸为实热之证，故以清热化痰、宁心安神之法治之。方中黄连、栀子清热安神为君药；半夏、陈皮、胆南星、远志化痰为臣药；佐以麦冬、北沙参养阴清热安神；龙骨、牡蛎重镇安神定惊；大黄泻火通便；枣仁养血安神，诸药配合使痰火清除，心悸失眠等自然好转。方药对症，效如桴鼓。

【病案5】

养心汤治疗心悸

患者：李某　性别：男　年龄：70岁

主诉：心慌1个月。

初诊：

2019年5月10日

现病史：患者1个月前泡温泉后出现心慌频作，伴胸闷、胸胁拘挛，但无胸痛，气短乏力，纳差，大便干结。患者述其平素并无心脏疾患，血压偏低。

诊查：脉搏62次/分，血压125/75mmHg。面色苍白，少气声低，舌质淡黯有齿痕舌苔白，脉沉滑结代。

理化检查：心电图：频发房性早搏。

中医诊断：心悸，心气虚损。

西医诊断：心律失常。

处方：养心汤加味。

炙甘草15g　黄　芪30g　党　参20g　茯　苓20g
茯　神20g　川　芎15g　当　归20g　柏子仁25g
半　夏20g　远　志15g　桂　枝20g　五味子15g
酸枣仁25g　丹　参25g　白　芍20g　生龙骨30g
生牡蛎30g

5剂。

二诊：

2019年5月18日

患者心悸大轻，直呼罗老乃神医。刻诊患者面色明显渐红润，精气神都较初诊时明显好转，述有轻微咽干，睡眠早醒，大便仍微燥。舌质淡红，苔白稍干，脉沉弦。

原方炙甘草改生甘草10g，去桂枝、茯苓、生牡蛎，加麦冬15g。5剂。

三诊：

2019年5月26日

症状无反复，且无明显其他不适，予中成药柏子养心丸调理善后。病愈。

按语

心悸多因体质虚弱、饮食劳倦、七情所伤、感受外邪及药食不当等导致，以致气血阴阳亏虚，心神失养，或痰、饮、火、瘀阻滞心脉，而扰乱心神。心悸既可由外因引起，也常由内因所致；既可由生理因素引起，也可由病理因素所致；病程可长可短，病情可轻可重。此例病患并无心脏病史，但观其体貌舌脉，加之血压偏低，为气血不足之人，温泉性热，久泡毛孔腠理开泄，气随汗脱，伤气伤津，气血俱虚。心气虚则神无所附，心血虚则神失所养，故发作心悸。养心汤出自《仁斋直指方论》，为补益心气的常用方剂，具有补益气血、养心安神的功效，为治疗气血不足、心神不宁之代表方。症见神思恍惚，心悸易惊，失眠健忘，舌淡脉细等。现代常用于冠心病心绞痛、病毒性心肌炎、各种心律失常所致心悸、怔忡，失眠证属气血不足、心神失养者。本方气血并补，重在益气；心脾同治，重在养心安神。《黄帝内经》曰："阳气者，精则养神，故用人参、黄芪、茯神、茯苓、甘草以益气"；又曰："静则脏养，燥则消亡，故以当归、远志、柏仁、酸枣仁、五味子以润燥。养气所以养神，润燥所以养血。若川芎者，所以调肝而益心之母，半夏曲所以醒脾而益心之子，肉桂辛热，从火化也。"《易》曰："火就燥，故能引诸药直达心君而补之"，《经》谓之从治是也。加丹参活血养血，祛瘀清心，与五味子和麦冬相配，兼顾益气养阴与养血活血，夹心火者可加川连。心悸的病因虽有诸端，然病机不外乎气血阴阳亏虚，心失所养；或邪扰心神，心神不宁。或为虚证或虚实夹杂，以养心汤随证加减皆可治之。

【病案6】

炙甘草汤加减治疗心悸

患者：王某　性别：男　年龄：51岁

主诉：心慌气短、胸闷反复发作2年，加重1个月。

初诊：

2018年11月9日

现病史：2年来时有心慌气短、胸闷反复发作，近1个月因劳累后症状加重，伴头晕，周身倦怠无力，心烦，失眠，盗汗，咽干，偶有夜间咳嗽，咳声不扬。

既往史：健康。

诊查：体温36.2℃，脉搏56次/分，血压105/65mmHg。神清语微，舌质淡红苔白，脉结代。

理化检查：心电图显示：窦性心律不齐，T波低平。

辨证（病机）：本病主证为气阴两虚。气血亏虚，心失所养，血脉无以充盈，心气不振，不足以鼓动血行，故脉结代，心慌，胸闷，气短，倦怠无力；血虚而阴液不足，虚火内生，故虚烦失眠，盗汗，咽干；气阴两虚，故夜间咳且嗽咳声不扬。

中医诊断：心悸，气阴两虚。

西医诊断：心肌供血不足。

治疗：益气滋阴，通阳复脉。

处方：

炙甘草20g　桂　枝20g　党　参20g　白　术15g

当　归20g　白　芍20g　生地黄30g　阿　胶10g

麦门冬15g　麻　仁10g　五味子10g　生　姜9g

大　枣10枚

5剂，水煎服，早晚分服。

二诊：

2018年11月16日

上述诸证均有减轻，原方不变。

三诊：

2018年11月23日

以上症状均有明显减轻，上方5剂巩固治疗。

罗老说：炙甘草汤是《伤寒论》治疗心动悸、脉结代的名方。治以滋心阴，养心血，益心气，温心阳，以复脉定悸。《伤寒论·辨太阳病脉证并治》：“伤寒脉结代，心动悸，炙甘草汤主之。”炙甘草汤，出自《伤寒论》，为补益剂。具有益气滋阴，通阳复脉之功效。

罗老又说：此证辨证在心动悸，脉结代为辨证要点。《频湖脉学》曰：“动脉动而中止，不能自还，因而复动，良久方来。”又曰：“数而时止名为促，缓止须将结脉呼，止不能回方是代，结生代死自殊途。”此证为心气虚、心阳不通，血不养心而致，故以炙甘草汤益气通阳、滋阴养血守心而动悸自止。

按语

方中炙甘草，益气补中，缓急养心，以甘温复脉；当归、大枣补脾生血；白芍柔肝养血；党参、白术益气，补脾养心，助气血生化之源；生地、阿胶、麦冬、麻仁甘温滋阴，以养血补心，润肺生津；与党参、白术、当归、大枣、炙甘草共奏益心气，生心血之功效；桂枝、生姜，温通心阳以推动血行，五味子收敛耗散之气，敛阴止汗，安神宁心；诸药配伍使心气复振，血脉充盈，则脉结代，心悸等症状自然可恢复正常。

【病案7】

炙甘草汤加减治疗心悸

患者：于某　性别：男　年龄：69岁

主诉及病史：反复阵发性心慌胸闷近3年。

初诊：

2018年8月2日

现病史：患者近3年来反复发作性心慌、胸闷，心前区疼痛，多于夜间发生，夜间心率48～60次/分。平素精神疲倦乏力，畏寒，睡眠欠佳，夜尿多，胃纳尚可，大便正常。

既往史：冠心病。

诊查：体温36.5℃，脉博60次/分，血压110/70mmHg。面色㿠白，舌暗红，苔薄黄，脉细滑。

理化检查：心电图：室性早搏。

中医诊断：心悸，气血阴阳俱虚。

西医诊断：冠心病，心律失常。

治法：益气养阴补血，通阳复脉。

处方：

炙甘草20g　党　参20g　干　姜10g　麦　冬20g

生　地20g　阿　胶20g　桂　枝15g　檀　香15g

延胡索20g　酸枣仁30g　瓜　蒌20g　薤　白20g

木　香20g　郁　金25g　远　志20g　川　芎15g

5剂，水煎服。

二诊：

2018年8月9日

患者胸闷心悸症状明显改善，服药期间心前区未痛，治疗不变，继服上方10剂。

罗老说：患者年近七旬，平素体弱，气血阴阳亏虚，以致心失所养，发为心悸；畏寒、疲倦乏力等均为一派虚象；心悸夜间加重，舌暗红，脉滑，有痰瘀互结之象，但以本虚为主。《伤寒杂病论》第一百七十七条："伤寒脉结代，心动悸，炙甘草汤主之。"本案例为心阳不振，气血营阴亏虚，当以温通心阳，益气补血养阴之法治之，故以炙甘草汤气血阴阳并补。

按语

该患者以缓慢性心律失常为主，且多于夜间发生，辨证当以虚证为主，虚实夹杂。炙甘草汤方中重用生地黄滋阴养血为君，《名医别录》谓地黄"补五脏内伤不足，通血脉，益气力"。配伍炙甘草、党参益心气，补脾气，以资气血生化之源；阿胶、麦冬滋心阴，养心血，充血脉。干姜温心阳，使诸厚味滋而不腻。阳气虚衰，不能布达津液，痰浊中阻为标，故加瓜蒌薤白行气解郁，通阳散结，祛痰宽胸。枣仁、远志养心安神。诸药合用，气血阴阳充盛，心脉通畅，则心悸胸痛皆愈。

【病案8】

真武汤合丹参饮加减治疗心衰

患者：李某　性别：女　年龄：70岁

主诉：反复发作胸闷气短多年，加重3个月。

初诊：

2018年11月19日

现病史：反复发作胸闷气短，3个月前因胸闷气短加重，动则喘息，伴双下肢水肿，住院治疗。出院诊断：①右心衰竭；②心功能Ⅱ级；③肺动脉高压；④持续性房颤；⑤三尖瓣关闭不全；⑥二尖瓣置换术。现胸闷气短，心慌，周身乏力，怕冷，四肢欠温，面浮肢肿，双膝关节疼痛，小便不利，大便溏。

既往史：冠心病。

诊查：体温36℃，脉搏68次/分，血压135/65mmHg。搀扶入院，神清语微，面色㿠白，双下肢重度水肿。口唇发绀，舌质淡紫苔白，脉细弱结代。

辨证：此病为少阴阳气不足，心阳不振，心血不足，水饮凌心所致。

中医诊断：心痹，水饮凌心。

西医诊断：心衰。

治法：温阳利水，益气养血，行气活血。

处方：

茯　苓25g	白　术20g	白　芍20g	附　子15g
生晒参15g	麦门冬20g	五味子15g	酸枣仁30g
柏子仁20g	猪　苓25g	泽　泻15g	丹　参20g
檀　香15g	砂　仁20g	补骨脂20g	生　姜3片

5剂，水煎服，早晚分服。

二诊：

2018年11月26日

患者自步入诊室，双下肢水肿明显减轻，取原方5剂。

三诊：

2018年12月3日

胸闷、喘息减轻，双下肢轻度水肿，原方不变。

持续调理约2个月，患者心功能明显好转，生活质量提高。

罗老说：真武汤壮肾中阳，茯苓术芍附生姜；少阴腹痛有水气，悸眩瞤惕保安康。真武汤出自张仲景的《伤寒论》，具有温阳利水之功效。《伤寒论》："少阴病，二三日不已，至四五日，腹痛，小便不利，四肢沉重疼痛，自下利者，此为有水气。其人或咳，或小便利，或下利，或呕者，真武汤主之。"这个四肢"疼痛"，多是酸痛感，且伴有沉重感，加小便不利，都是水饮停留的表现。沉重而发酸说明湿重，所以用"沉重"来描述更准确一些，若再发展就会出现水肿。大便溏是脾运不及、产生水湿的表现。

罗老又说：此证乃心阳不振、水饮凌心所致，此为复方汤剂，方中以真武汤温阳利水以治其标，生脉饮益气养血生脉以补救心气心阴治本，丹参饮以行心气，阴阳顺达，心气通畅而病自愈，此乃重证，故用以复方、大方治疗。

按语

本方由真武汤合生脉饮、丹参饮加减而成，方中附子温心肾之阳，以化气行水，兼暖脾土，以温运水湿；生晒参具大补元气，复脉固脱之效，与附子配伍，加强振奋心阳之功；补骨脂补肾助阳以温化水湿；茯苓、猪苓、泽泻利水渗湿，使水邪从小便去；白术健脾燥湿；以生姜之温散，既助附子温阳散寒，又合茯苓、猪苓、泽泻、白术宣散水湿；白芍养血滋阴；五味子能够补下，与酸枣仁、柏子仁共奏养心安神之效；丹参以活血祛瘀；然血之运行，有赖气之推动，若气有一息不运，则血有一息不行，况血瘀气亦滞，故伍入檀香、砂仁以温中行气止痛，以上三方合用，使水去气行血畅，诸症自除。

【病案9】

越婢汤加味治心衰水肿

患者： 韩某　性别：男　年龄：60岁

主诉： 下肢水肿1年，加重1周。

初诊：

2022年5月20日

现病史： 持续下肢水肿，1周前加重，出现周身水肿，伴咳嗽、咯大量黄痰，喘促，胸闷气短，胸痛，大便干结。不发热，无咳血。

既往史： 肾小球肾炎病史。

诊查： 体温36.8℃，脉博80次/分、呼吸22次/分，血压140/80mmHg。面部水肿，双下肢水肿。口周发青，口唇微绀，舌色红紫暗，苔白，脉弦。

理化检查： 外院2022年5月7日肺CT报告显示：双肺支气管扩张合并感染，右肺中叶肺气肿改变，双肺陈旧性纤维化，右心室增大，少量心包积液。

中医诊断： 水肿，风水证。

西医诊断： 心衰，支扩合并感染，肺气肿。

治法： 宣肺化痰，利水消肿。

处方：

麻　黄15g　生石膏20g　杏　仁20g　紫　苏20g
前　胡20g　全　虫10g　川　柏15g　茯　苓25g
猪　苓20g　泽　泻15g　大　黄5g　砂　仁20g
陈　皮20g　大腹皮20g　槟　榔40g　葶苈子10g
生　姜3片

5剂，一剂口服3次，每日2次。

二诊：

2022年5月27日

药后水肿减轻，痰色仍黄，胸疼，大便通畅。上方加双花40g、连翘20g。10剂。

三诊：

2022年6月13日

头面水肿消，下肢水肿轻，咳喘均减，仍有少量黄痰，大便不实，上方加苍术20g，10剂。

患者后又取药10剂巩固。

按语

本病患者支扩合并肺内炎症，肺气肿，心衰，全身水肿，病在肺、心。肺主气，司呼吸，主治节，主宣发、肃降气机，向上、向外之气为宣发之气，向下、向内之气为肃降之气。肺气不和，气机升降逆乱，气乱则水停，水停化为痰饮，停于胸中则胸闷气短，停于全身则水肿。心主血脉，水饮积聚在脉中则水停血瘀。

方用越婢汤、五苓散、五皮饮加减。麻黄、杏仁，宣降肺气，开肺窍，通腠理，行肺气，上开上焦肺泡，下通下焦的膀胱，通调水道，所谓“提壶揭盖”。石膏辛、寒，凉散透表，清热。紫苏、前胡一温一凉，共同宣肺化痰。取五苓散、五皮饮意，以茯苓、猪苓、泽泻、陈皮、大腹皮、槟榔、砂仁、生姜健脾渗湿，利水消肿。葶苈子，消除胸中水饮。大黄、川朴通肠道，使湿热从大肠排除。全虫为罗老常用药，本病中取全虫通络、清热之功，经络通畅，气行，血瘀水饮自消。二诊中加入双花、连翘，加强清肺热之力。三诊加苍术，固土制水。

五苓散中原方中有桂枝，以助通经化气，但罗老在本方子里没有用桂枝，本病中患者舌红紫，且肺病未愈，仍有余邪留存肺中，如加桂枝，如抱薪救火，必加重病情。且仲景多次明言，虚家不可用桂枝，因为它太热，会耗伤津血。方中用麻黄这味药也是热性的，但与重剂生石膏搭配使用，本方就没有热性了，不会导致发汗，只起宣肺平喘、利水消肿的作用。

【病案10】

酸枣仁汤合逍遥散加减治疗郁证

患者：张某　性别：女　年龄：36岁

初诊：

2018年7月12日

主诉及病史：近1年患者因工作压力过大，精神抑郁，情绪不宁，西医诊断为焦虑症，治疗后效果不佳。1周前因精神刺激病情加重，焦虑不宁，易怒善哭，少寐多梦，两胁胀痛，食欲不振，纳呆。

既往史：无。

诊查：体温36.5℃，脉博60次/分，血压120/80mmHg。舌红，苔黄，脉弦细数。

理化检查：心肺检查正常，脑血流图未见异常。

中医诊断：郁证，肝郁脾虚。

西医诊断：焦虑症。

治法：疏肝健脾，解郁安神。

处方：

当　归20g　白　芍15g　柴　胡15g　茯　苓20g

炒白术15g　薄　荷10g　郁　金20g　浮小麦20g

甘　草15g　酸枣仁30g　川　芎15g　木　香20g

延胡索25g　知　母20g　青　皮15g　厚　朴20g

水煎服，5剂，生姜3片为引。

二诊：

2018年7月18日

患者情绪改善，诸症状均减轻，但心中胆怯，食欲不振，原方基础上加生龙骨、生牡蛎各15g，焦三仙45g，开药5剂。

三诊：

2018年7月26日

患者复诊，所有症状明显改善，效不更方，遂按原方不变开药10剂予以巩固。

后患者间断来诊，服药调理，情绪基本稳定，不影响工作和生活。

郁证是由于情志不舒，气机郁滞所致，以心情抑郁，情绪不宁，胸部满闷，胁肋胀痛，或易怒易哭，或咽中如有异物梗塞等症为主要临床表现的一类病证。

罗老说：患者脏躁与郁证共存，皆因肝郁脾虚、扰乱心神所致，故以逍遥散合甘麦大枣汤加酸枣仁汤以养心解郁安神，心脾得养而神志自宁。

按语

郁证多由气机郁滞导致肝失疏泄、脾失健运、心失所养，脏腑阴阳气血失调。病位主要在肝，但可以涉及心、脾、肾。病机初起多属实，日久多属虚或见虚实夹杂。其初起病变多以气滞为主，兼见血瘀、化火、痰结或食滞等。病久则易由实转虚，形成心、脾、肝、肾亏虚的不同病变。《金匮要略》中记载了属于郁证的脏躁及梅核气两种病证，并提出了理法方药。《丹溪心法》提出气、血、火、食、湿、痰六郁之说，创立了六郁汤、越鞠丸等相应的治疗方剂。《临证指南医案》认为“郁证全在病者能移情易性”，充分注意到精神治疗对郁证具有重要的意义。

【病案 11】

平胃散加味治夜惊

患者： 李某某　性别：男　年龄：12岁

主诉： 偶尔夜间睡中惊醒近1年，加重1个月。

初诊：

2022年5月12日

现病史： 患儿偶尔于夜间从睡中惊醒坐起，近1个月，上症频繁出现，伴烦躁不安、哭闹、胡言乱语，持续约1小时，方逐渐安静睡去。平素纳少，近日更不思饮食，易激惹，大便干，后背有小疖肿，眼睛起针眼。

既往史： 健康。

诊查： 体温36.8℃。神志清晰，形瘦，面黄颧红，舌尖红，红点，苔白厚，脉弦数。

中医诊断： 夜惊，心脾郁热证。

治法： 清心健脾，安神定惊。

处方：

厚　朴10g　陈　皮10g　白　术10g　甘　草15g
栀　子5g　黄　芩10g　大　黄2.5g　全　蝎5g
白　芷10g　三　仙15g　砂　仁10g　酸枣仁20g
柏子仁10g　二　丑10g　葛　根10g　川贝母10g

5剂，每剂服3次，日服2次。每剂药自加生姜1片（1元硬币大小厚度）。

一周后二诊，夜间已无惊醒，饮食稍增，排便正常，偶尔腹痛，疖肿已消。原方去白芷、二丑，续服5剂。愈。

罗老说：儿科的致病特点，以为惊、疳、痉、疹，本病例以治惊为主。《医宗金鉴》幼科心法曰“心主惊兮肝主风”，本病例心火亢盛而导致肝风轻微内动，治以清热健脾，安神定惊。

按语

患儿体瘦，面色黄，两眼针眼红肿，后背疖肿。大便干，一副阳明热盛之象，阳亢阴虚，入眠后阳入阴分，阴弱不伏阳，阳出而醒，热扰心神，心阳不下济肾，肾阳不足则惊。体瘦，素体为脾虚阴不足，本就易热化，或因饮食不当，食积于肠胃化热，或因肺卫虚弱，感受外邪化热，在腑热之后需要扶助正气，此乃后话。

夜惊病，指小儿神不潜藏，夜间入睡，突然惊醒，瞪目起坐，躁动不安，面露恐怖，有时喊叫，一般持续10余分钟，可隔数月或数十日发作一次，治宜安神镇惊。

方用平胃散加三仙、砂仁、大黄、二丑，方以健脾胃、通泄六腑，使通热即泄。清心脾火及三焦火，施以黄芩、栀子。酸枣仁、柏子仁养心安神，同时可润肠通便。熄风化痰止惊，施以全蝎、葛根、川贝母。加白芷以消疖肿。

全方通泄中以健脾，使邪热去而不伤脾胃，清痰热燥湿又加以滋养心血，使燥湿而不伤阴。患者体弱质幼，故泄不宜过，方能使治病而不伤正。

罗老临床通腑气时，喜用厚朴、大黄、二丑。似《伤寒论》中小承气汤，厚朴用量宜大，可至40g。罗老常说，六腑以通为用，现在人少动，饮食多积在肠道，淤而化热，故用此法通腑，六腑以通为补。在治疗过程中，随排便情况，而减少用量。方无定方，随证治之。

第五章
肝系疾病

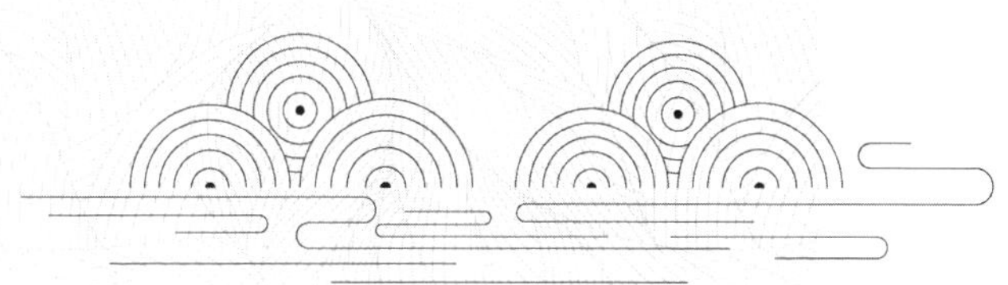

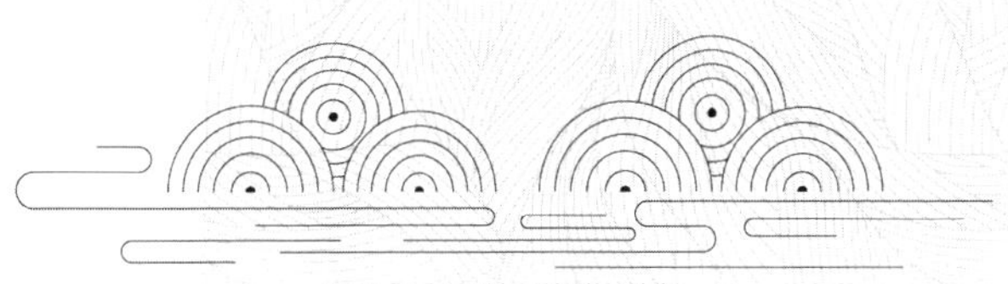

【病案1】

疏肝解郁法治肝癌

患者：郭某某　性别：女　年龄：56岁

主诉：右肋下肿块1个月。

初诊：

2021年12月11日

现病史：患者平素无异常感觉，1个月前发现右肋下鼓胀出一包块。三甲医院2021年12月3日PETCT报告，肝右叶占位性病变，考虑为恶性病变，伴肝内转移？肝门区及腹膜后多发肿大淋巴结，可疑转移。

诊查：神清语明，舌质红，白苔，脉弦。

中医诊断：肝积。

西医诊断：肝癌。

治法：疏肝健脾，行气化瘀。

处方：舒肝解郁汤加：

川　芎15g　熟地黄25g　枣　仁20g　木　瓜25g

厚　朴40g　鳖　甲25g　三　棱20g　莪　术20g

砂　仁20g　桃　仁20g　陈　皮20g　草　果20g

槟　榔40g

5剂，水煎服。自加生姜3片、大枣5个。

二诊：

2021年12月18日

服上方后，身体感觉舒适。上方继服5剂。

三诊：

2022年1月7日

用靶向药后胃脘不适。2022年1月5日，总院彩超报告，肝内占位性病变，脾稍大，肝上界第6肋间，肋下5.8cm，肝内可见多个以实性为主混合性回声，边界欠清晰，内回声及周围血流较大约13.7cm×10.4cm，血清铁蛋白测定2000.00↑（4.63～20.4）。

上方加三仙45g、枸杞子40g，5剂。

四诊：

2022年1月25日

近来失眠。枣仁30g，10剂。

五诊：

2022年2月8日

服药后无异常反应，但失眠，药后口鼻干燥，大便微硬，但近两日有腹泻。扪诊，腹部右肋部巨大肿物，质硬，轻微触痛。予2021年12月11日方加三仙45g、枸杞子40g、柏仁20g、黄芩20g，枣仁改50g，5剂。

六诊：

2022年4月15日

前症好转，肝区无疼痛，口腔溃疡牙龈肿痛。上方加全蝎10g、儿茶5g，10剂。

七诊：

2022年5月26日

腹部肿块范围较前明显缩小，口腔溃疡，牙龈肿痛，裂纹舌，舌质红，脉弦。

处方：舒肝解郁汤加：

川　芎15g　熟地黄25g　酸枣仁40g　木　瓜25g
厚　朴40g　鳖　甲25g　三　棱20g　莪　术20g
砂　仁20g　桃　仁20g　陈　皮20g　草　蔻25g
槟　榔40g　三　仙45g　枸杞子40g　柏　仁20g
黄　芩15g　全　蝎10g　儿　茶5g

10剂。自加生姜3片，大枣5个。

罗老说：肝癌为五积之一，又称肥气，肝癌为癌中之王，为不治之病，各种方法均为治标不治本，缓解一时最终人财两空。

按语

中医学认为引起“痞气”“癥积”“癖黄”等的病因病机主要为外受寒气、湿邪、湿热及虚邪等侵袭人体，加之饮食不节，脾胃损伤；或因情志抑郁，肝气郁滞，气滞血瘀，结而成积；脾阳为湿所困，湿郁化热，蒸郁而生黄疸。如《灵枢经·百病始生篇》所说：“风雨寒热，不得虚，邪不能独伤人”“虚邪之中人也，始于皮肤……入则抵深……留而不去，传舍于肠胃之外，募原之间，留著于脉，稽留而不去，息而成积。”“温气不行，凝血蕴裹而不散，津液涩渗，著而不去，而积皆成矣。”又谓：“积之始生，得寒乃生，厥乃成积也。”所以与肝癌有关的病机是内有脏腑气虚血亏，脾虚湿困，气滞血瘀，外有六淫邪毒入侵，虚邪中人，邪凝毒结，日久成积所致。

治肝先实脾，木土不合，疾病恶化。通常用方经方鳖甲饮子，小柴胡汤，大柴胡汤，四逆散，柴胡舒肝散，逍遥散，柴胡桂枝汤等，看情况而定，是否活血化瘀，化痰软坚，疏肝理气，健脾和胃等配合。

辨证加减用药，低热加青蒿、地骨皮、白薇、银柴胡、乌蔹莓、丹皮、生地、鳖甲等；高热加寒水石、生石膏、滑石，或加水牛角、羚羊角粉，或加清开灵、牛黄清热散等；黄疸加茵陈、姜黄、虎杖、金钱草、胆草等；出血加白茅根、侧柏炭、仙鹤草、血见愁、蜂房、生地、丹皮、水牛角、三七面（冲）、云南白药（冲），断流血等；疼痛加降香、元胡、郁金、白屈菜、云南白药、没药、乳香、川楝子、苏木、徐长卿、两面针等；腹胀加木香、厚朴、青陈皮、大腹皮、莱菔子、焦槟榔、枳实等；腹水加泽泻、泽漆、猪苓、云苓、车前子、商陆、半边莲、玉米须、黑白二丑等；恶心呕吐加半夏、竹茹、伏龙肝、旋覆花、赭石、玉枢丹等；肢凉怕冷加附子、肉桂、桂枝；腹泻便溏加炮姜、草果、儿茶、苍术、炒扁豆等。

【病案2】

鳖甲饮子合补肝汤加减治肝癌

患者：沈某某　性别：女　年龄：69岁

主诉：右上腹不适1个月。

初诊：

2021年5月14日

现病史：1个月来右上腹不适，经西医确诊为肝癌初期，肝功能异常。胁痛隐隐，食欲不振，排气少，大便干。

既往史：高血压。

诊查：血压150/100mmHg。神清语明，腹软，无明显压痛，肝脾不大，舌质红，脉沉。

中医诊断：肝积。

西医诊断：肝癌。

处方：舒肝解郁汤加：

香　附40g　枳　壳25g　陈　皮20g　川　芎15g
仙　茅25g　鳖　甲25g　三　棱20g　莪　术20g
熟　地25g　木　香10g　草果仁20g　槟　榔40g
大　黄5g　砂　仁20g

5剂，每剂服3次，每日早晚饭后服用。

患者服药后来电反馈，自觉舒适，食欲改善，大便通畅。后守方继服。

二诊：

2021年11月5日

家属代诊，2021年10月25日于当地检查，报告如下：血小板110（100～300），乙肝病毒检测表面抗原250.000↑（0.000～0.050），抗体1.218↑（0.000～0.200），核心抗体10.000↑（0.000～0.600），谷草转氨酶39.3↑（13.0～35.0），谷酸转肽酶62.9↑（7.0～45），总胆汁酸19.6↑（0.1～10.0）。

11月3日行介入治疗，术后检查报告：总蛋白63.3↓（65.0～85.0），谷丙转氨酶366.3↑（7.0～45.0），谷草转氨酶521↑（13.0～35.0），谷氨酰转肽酶67.8↑（7.0～45.0），总胆汁酸12.5↑（0.1～10.0）。现口服靶向药。

予上方加莱菔子50g、茵陈25g，5剂。后守方继服。

三诊：

2022年1月22日

家属代诉，下肢水肿。上方加茯苓25g、泽泻20g。另外每剂加入生姜3片，大枣5个，5剂，后守方继服。

四诊：

2022年6月7日

停药后病情较前加重，做介入术后腹胀，大便干燥，2022年5月16日于当地CT报告肝肿瘤，考虑病情进展，肝功报告，谷丙转氨酶56.9↑（7.0～45.0）谷草转氨酶64↑（13.0～35），谷氨酸转肽酶271.8↑（7.0～45），CA–125糖类抗原8.20（0.00～35.00），CA15–3糖类抗原24.60（0.00～32.00）。上方继服5剂，每剂药中加入生姜3片，大枣5个，后守方继服。

五诊：

2022年9月27日

咽部痒痛，气短咳嗽，2022年9月21日当地医院肝CT报告对比2022年5月16日前诊，肝内多发异常强回声团块/结节体积较前增大，小结节数量增加，考虑病情进展。肝功报告，谷草转氨酶63.5↑（13～35），谷氨酸转肽酶170.2↑（7～45）。癌性抗原2.16（0～5），甲胎蛋白6.80（0～21）。

处方：舒肝解郁胶汤加：

沙　参20g　麦　冬25g　山豆根25g　射　干20g

鳖　甲20g　白豆蔻15g　草果仁20g　槟　榔40g
厚　朴40g　儿　茶5g　萆　茇10g　香　附40g
枳　壳25g　陈　皮20g　川　芎15g　熟　地50g
二　丑20g

5剂，服法同上，每剂药中加入生姜3片，后守方继服。

六诊：

2023年1月31日

食道痛胃痛，排便时胃痛肛门痛，后背痛，右腹痛，大便不净，Bp175/101mmHg。2023年1月9日化验肝功报告，甲胎蛋白4.00（0～20），白蛋白39.5↓（40～55），谷草氨酸转氨酶18.9↑（13～35），谷氨酸转肽酶180.0↑（17～40）。

处方：舒肝解郁胶汤加：

香　附40g　枳　壳25g　陈　皮20g　川　芎15g
厚　朴40g　姜　黄10g　二　丑20g　五灵脂10g
儿　茶5g　萆　茇10g　槐　角20g　熟　地50g
鳖　甲25g　白豆蔻20g　草果仁10g

5剂，每剂加生姜3片，后守方继服。

七诊：

2023年2月7日

电话询问，服药期间血压飚高，达190/110mmHg，嘱口服降压药。

八诊：

2023年5月8日

患者来诊，诉前胸后背痛，低头侧头部膨胀感，右胁部痛。于2023年4月6日检查肝功能指标，谷丙转氨酶39.5↓（40～55），谷草转氨酶54.8↑（13～35），转肽酶241↑（7～45），糖类抗原124.82↑（0～37），MRI报告对比2023年1月10日腹部MRI前片，肝右叶团块较前范围略增大，肝右叶新发结节，考虑肝内播散，左肝内小结节变化不明显，肝内多发强化结节。患者肝区痛，食道及胃脘部痛，下肢水肿，血压165/103mmHg。舌红苔白脉弦。

处方：

柴　胡20g	木　香15g	郁　金25g	厚　朴40g
陈　皮20g	枳　壳25g	儿　茶5g	砂　仁20g
鳖　甲25g	川　芎15g	草果仁15g	槟　榔40g
猪　苓25g	茯　苓25g	泽　泻25g	枸杞子40g
三　棱20g	莪　术20g	莱菔子50g	姜　黄10g

5剂，服用方法同上，每剂中加入生姜3片，后守方继服。

余症继续调治中。

罗老说：癥、瘕、积、聚，很难治疗，尤其是肝积，俗称“肥气”。病现错综复杂，通过治疗，减轻痛苦，延长寿命就达到治疗目的。

按语

中医学中，肝癌属“癥瘕”“积聚”“肝积”“肝著”“胁痛”“鼓胀”“癖黄”“肥气”“坚症”等范围。原发性肝癌，其病因病机主要表现为正虚邪实，其治疗针对肝癌发病的不同阶段，《医学心悟》中早已提出了初、中、末三法：“邪气初客，积聚未坚，宜直消亡，而后和之；若积日久，邪盛正虚，法从中治，须以补泻相兼为用；若块消及半，便从末治，即住攻击之药，但和中养胃达经脉，俾荣卫流通，而块自消矣。更有虚人患积者，必先补其虚，理其脾，增其饮食，然后用药攻其积，斯为善治”。

中医学认为引起“痞气”“症积”“癖黄”等的病因病机主要为外受寒气、湿邪、湿热及虚邪等侵袭人体，加之饮食不节，脾胃损伤；或因情志抑郁，肝气郁滞，气滞血瘀，结而成积；脾阳为湿所困，湿郁化热，蒸郁而生黄疸。如《灵枢经·百病始生篇》所说：“风雨寒热，不得虚，邪不能独伤人”“虚邪之中人也，始于皮肤……入则抵深……留而不去，传舍于肠胃之外，募原之间，留著于脉，稽留而不去，息而成积。”“温气不行，凝血蕴裹而不散，津液涩渗，著而不去，而积皆成矣。”又谓：“积之始生，得寒乃生，厥乃成积也。”所以与肝癌有关的病机是内有脏腑气虚血亏，脾虚湿困，气滞血瘀，外有六淫邪毒入侵，虚邪中人，邪凝毒结，日久成积所致。

治肝先实脾，舒肝解郁汤为逍遥散加味，舒畅肝气，健脾养血。肝需血养，养肝用补肝汤。软坚散结，行气消痞，方用鳖甲饮子。

补肝汤，选自《医宗金鉴》卷七十七，组成为当归、白芍、熟地黄、炙甘草、川芎、木瓜、酸枣仁。补肝汤主要为治“筋缓不能自收持，目暗肮肮无所见”而设：方用四物汤大补肝血，意在治本，合以木瓜舒筋活络缓急。

鳖甲饮子，组成为鳖甲（醋炙）、白术、黄芪、草果仁、槟榔、川芎、橘红、白芍、甘草、厚朴。鳖甲属阴，入肝经退热，散结，为君药。甘草、黄芪、白术助阳补气。白芍、川芎养血和阴，草果温胃，槟榔破积，厚朴散满，乌梅酸敛入肝，姜、枣和营卫。罗老特别指出，本方治疗肝癌时不宜使用乌梅，因肝癌病人很容易出现门静脉高压，引起胃底静脉曲张，过食酸性食物，可能引发出血，故不用乌梅。

本证虚实夹杂，虚实并见。治疗期间症状亦多变，治疗方法随着患者症状体征变化，需及时调整。但始终维护患者胃气而能食，使患者腑气通畅而能便。同时饮食忌辛辣，如辣椒、生葱、生蒜、香菜等辛辣类食物要少吃，辛辣食物耗伤阴血并且容易刺激胃。保证睡眠，肝癌患者不可熬夜，做到晚上10点前进入睡眠状态，晚上11点后为子时，是人体滋养阴血的时间，若没有休息好，会影响到肝脏的免疫功能，影响癌症的控制和治疗。罗老常嘱咐病人及家属，使患者保持良好心情，因肝主情志，好的心情是治疗癌症的方法之一，患者可以进行相应的心理疏导，如出去散心，放松心情。

【病案3】

一贯煎合鳖甲饮子治疗肝癌

患者：韩某某　性别：女　年龄：86岁

主诉：两肋胀痛1个月。

初诊：

2023年4月20日

现病史：肝部肿瘤病史，近1个月两肋胀痛，胃脘不适，口苦咽干，大便干燥，3～4日排便1次，下肢乏力，抖动，食欲差，失眠，咳嗽，现服用甲地孕酮。

既往史：乳腺癌肝转移。

诊查：神清语明，舌质红少苔，脉弦。

中医诊断：肝积，肝肾阴虚证。

西医诊断：肝癌。

治法：滋阴疏肝，软坚散结。

处方：

沙　参30g　枸杞子20g　熟地黄50g　荜　茇10g
麦　冬20g　川楝子25g　柴　胡20g　香　附40g
远　志15g　枳　壳25g　赤　芍20g　甘　草15g
陈　皮20g　川　芎10g　大　黄5g　鳖　甲25g
酸枣仁40g　柏子仁20g

5剂，水煎服，每剂服用3次，每日服用2次，早晚饭后服用。

二诊：

2023年4月28日

下肢乏力减，胃痛减轻，口苦减。上方继服10剂。

三诊：

2023年5月15日

胁痛减轻，仍咳嗽，口苦，便干。上方加芦荟1g、川贝母20g，10剂继服。

罗老说：肝癌，中医称之为肝积，亦称肥气，此病为疑难杂症，很难治疗，尤其本病例为高龄病人，肝血枯竭，故治疗以扶正祛邪、软坚散结之药治之。

按语

根据患者症状，两肋胀痛，口苦咽干，身抖动，下肢乏力，舌红少苔，脉弦，辨本证为肝肾阴虚。阴血亏虚，则下肢乏力，阴血亏动风化火，则身颤动且口干，肝亢克脾胃，而胃肠不适，或因情绪不畅，气机郁堵，久则由气化形，成为肝积。治法当以滋养肝肾阴血，舒畅肝气，软坚散结共用，方用一贯煎合鳖甲饮子。

一贯煎，为清代名医魏之琇所创，在《续名医类案·卷十八心胃痛》中，魏之琇在高鼓峰、吕东庄治胃痛的医案中说："按此病外间多用四磨、五香、六郁、逍遥、新病亦效，久服则杀人矣；又用肉桂亦效，以木得桂而枯也，屡发屡服则肝血燥竭，少壮者多成劳，衰弱者多发厥而死不可不知。""高吕二案持论略同，而俱用滋水生肝饮，而予早年亦用此，却不甚应，乃自创一方，名一贯煎，用北沙参、麦冬、地黄、当归、杞子、川楝子六味出入加减，投之如应桴鼓，口若燥者加酒连尤捷，可纯治胁痛吞酸吐酸疝瘕，一切肝病。"

可见肝病治疗中，尤其应注重养肝血，肝脏体阴用阳，肝血足则肝阴滋养肝阳，使肝脏刚烈之气得以收敛，而不会生风化火，灼伤阴液而成"木枯"之势。过用或久用行气之品，初能通达肝气，久则行气耗阴，故不宜久服，温通行气之药亦如此。

张山雷云："此方虽从固本丸、集灵膏二方脱化而来，独加一味川楝子，以调肝木之横逆，能顺其条达之性，是为涵养肝阴无上良药，其余皆柔润以驯其刚悍之气，苟无停痰积饮，此方最有奇功"，"若阴液虚甚者，加山萸肉、白芍、菟丝子、沙苑、二至等，肝肾阴分之药，均可酌加；口苦而燥者，是上焦郁火，故以川连泻火。连本苦燥，而入于大队补阴养液中，反为润燥之用，非神而明之，何能辨此？"著名医家秦伯未指出了本方的加减之法："大便秘结加蒌仁；虚热多汗加地骨皮；痰多加贝母；舌红而干加石斛；腹痛加白芍、甘草；胁痛作胀，按之坚硬加鳖甲等。"

罗老在使用本方时，使用大剂量熟地黄而不用生地黄，因生地性凉，偏于清热凉血；熟地性温，长于滋阴补血、益精填髓，所以熟地黄更适合本病。

鳖甲饮子，软坚散结，行气活血，祛湿消症，常用于各种癌症治疗。

【病案4】

小柴胡汤加减治疗胁痛

患者：于某　性别：男　年龄：35岁

主诉：右胁肋隐痛不适1个月。

初诊：

2022年6月18日

现病史：患慢性乙肝10余年，长期于传染病院抗病毒治疗。近1个月右胁肋处不适，隐隐作痛，伴胃脘痞闷，纳差乏力，恶心欲吐，口苦，小便黄，大便尚可。

既往史：乙肝病史10余年。

诊查：神清语明，面色红黄，腹软无压痛，肝脾不大，莫氏征阴性。舌尖红，舌苔黄腻，脉滑。

理化检查：肝功能：ALT 106U/L，AST 86U/L。

辨证：湿热阻滞，肝脾不和。

中医诊断：胁痛。

西医诊断：慢性乙型病毒性肝炎。

治法：和解少阳，清热利湿。

处方：小柴胡汤加减：

柴　胡20g　黄　芩20g　法半夏20g　太子参25g

佛　手20g　赤　芍25g　丹　参25g　郁　金25g

蒲公英20g　虎　杖20g　金钱草20g　白花蛇舌草20g

白茅根20g　甘　草10g

大枣3枚　生姜5片

5剂水煎服。

二诊：

症状明显好转，原方5剂，嘱其复查肝功。

罗老说，乙肝归属于中医黄疸、胁痛（胁肋部位疼痛）的范畴。小柴胡汤是中医一首名方剂，是由半夏、柴胡、炙甘草、生姜、黄芩、人参、大枣组成，具有和解少阳、治疗邪在半表半里之间的外感热病的功效，小柴胡汤治疗本病属于少阳病证者。

按语

小柴胡汤，为《伤寒杂病论》治疗少阳经病之主方，肝胆为少阳经，外邪侵犯少阳经，伤其肝胆经，此方和解少阳，疏肝利胆，扶正祛邪。可用于治疗目眩，咽干，口苦，寒热往来，胸胁苦满，心烦喜呕，不欲饮食等少阳证。对于乙肝并没有直接治疗作用，但是可以缓解相关临床症状，达到治疗疾病之目的。

【病案5】

复元活血汤加减治疗胁痛

患者：孙某　性别：男　年龄：53岁

主诉：反复发作右上腹胀痛半年余，加重7天。

初诊：

2021年7月24日

现病史：近半年反复发作右上腹胁肋处胀痛，多因心情不畅或进食油腻而发作。近1周右上腹痛频发，痛处固定不移，伴恶心、呕吐、纳差、腹胀、大便不畅。

既往史：高血压。

诊查：腹软，胆囊点压痛，无反跳痛及肌紧张，肝脾不大。舌质暗，苔薄黄，脉沉弦。

理化检查：肝肾功、血糖、血脂化验均正常，超声检查提示：胆囊壁增厚，囊内见有多个异常小光点。

辨证：气滞瘀阻，胆络不通。

中医诊断：胁痛，胆石症。

西医诊断：慢性胆囊炎，胆囊结石。

治法：疏肝利胆，通络止痛。

处方：复元活血汤加减：

桃　仁20g　红　花20g　当　归20g　柴　胡20g

瓜蒌根20g　鳖　甲20g　甘　草10g　金钱草30g

虎　杖30g　枳　壳20g　元　胡20g　茵　陈20g

川楝子15g　川　朴20g　三　棱15g　莪　术15g

车前子（布包）20g　海金沙（布包）20g

酒大黄（后下）20g

3剂后腹胀疼痛大轻、恶心呕吐消失，食欲大增，大便通畅。前方略作调整，共服9剂而愈。

罗老说：复元活血汤具有活血化瘀、疏肝通络的作用，常用于治疗跌打损伤，改善患肢瘀肿、疼痛症状。胁下为肝经循行之处，跌打损伤、瘀着胁下，气机受阻，故胁下疼痛，甚至痛不可忍。可用复元活血汤活血祛瘀，兼疏肝行气通络。

按语

慢性胆囊炎属于中医“胁痛”范畴，多因情志抑郁，肝气不疏，日久导致气滞血瘀，痹阻脉络发为本病。胆为奇恒之腑之一，《医宗金鉴》注：“胁痛瘀滞犯肝经，左血右气要分明。”胁痛属于肝郁气滞，侵犯肝胆。肝胆疏泄功能失常，不通而病。在治疗上疏肝利胆，肝胆疏泄功能正常，则疼痛自止。复元活血汤出自李东垣《医学发明》，用于治疗跌打损伤，瘀血停留于胁下，痛不可忍者。方中当归、桃仁、红花、鳖甲活血祛瘀、消肿止痛；大黄破瘀散结，引瘀血下行；瓜蒌入气分以清热，入血分助诸药消瘀散结；柴胡疏肝行气，引药直达胁下；甘草调和诸药，缓急止痛。另加金钱草、虎杖、海金沙、茵陈、车前子等清热利湿、利胆排石药味，诸药合用气行血活，肝胆经气通利则胁痛愈。

【病案6】

芳香化浊法治疗眩晕

患者：王某某　性别：女　年龄：61岁

主诉：头晕、胸闷1周。

初诊：

2023年4月11日

现病史：近1周头晕，头目昏矇，伴胸闷、心慌气短，痰涎壅盛，乏力，食纳不佳，寐可，大便稠黏。

既往史：冠心病。

诊查：血压145/98mmHg。心率103次/分，神情语明，舌苔白厚腻，舌红。

理化检查：MRI报告鞍区占位性病变（表皮样囊肿？）。

中医诊断：眩晕；痰浊中阻，心脉郁滞。

治法：疏肝健脾，芳香化浊。

处方：舒肝解郁汤加：

苍　术25g　升　麻10g　荷　叶20g　胆南星10g

木　香15g　天　麻20g　丹　参20g　檀　香20g

砂　仁20g　郁　金25g　葛　根25g　白　芷20g

藁　本20g　罗布麻25g　自备生姜3片

5剂水煎服，后守方继服。

二诊：

2023年4月20日

头晕明显减轻，睡眠好转，体力增，心慌减。取上方5剂继服，后守方继服。

三诊：

2023年4月28日

诸症减，肌肉关节痛，上方加川乌头10g，取药5剂继服，愈。

眩晕是指以头晕目眩为主要临床表现的一类病证。眩即眼花，指眼前视物昏花或模糊；晕即头晕，自觉周围物体旋转，站立不稳。二者常同时并见，故统称为眩晕。轻者闭目即止，重者如坐车船，旋转不定，难以站立，或伴有恶心、呕吐、汗出甚则昏仆倒地等症状。

该病辨证要点：

1. 辨脏腑

眩晕虽病在脑（清窍），但与肝、脾、肾三脏关系最为密切。因肝阴不足，肝郁化火而致肝阳上亢眩晕者，常兼见头胀痛、急躁易怒、面红目赤等症；因脾虚气血生化之源不足所致眩晕者，常兼有纳呆、乏力、面色皖白等症；因脾失健运、痰浊中阻所致眩晕，常兼见纳呆、胸脘痞闷、恶心呕吐等症；因肾精亏虚所致之眩晕，常兼见腰膝酸软、耳鸣如潮等症。

2. 辨虚实

眩晕以虚证居多，挟痰挟火也有之。一般新病，体壮、呕恶、头胀痛，多为实证；久病体弱，伴体倦乏力、耳鸣如蝉者多为虚证。发作期多实，缓解期多虚。病久常虚中夹实、虚实夹杂。

3. 辨标本

眩晕多属本虚标实之证，以肝肾阴虚、气血不足为本，风、火、痰、瘀为标。其中阴虚多见舌红少苔，脉弦细数；气血不足则见舌淡嫩，脉细弱。标实又当细审风、火、痰、瘀各自特征，而加以辨识。眩晕的治疗原则主要是补虚泻实，调整阴阳。

按语

该患者辨证为湿浊阻滞，影响肝气调达，致气滞血瘀、心气郁滞，治疗以芳香化浊，疏肝健脾，兼活血行气。本病例为多方合用：舒肝解郁汤（逍遥散加味）疏肝健脾养血；清震汤芳香化浊；颠倒木金散、丹参饮行气活血通窍。标本兼治，治疗肝郁脾虚、痰浊上蒙而致清阳不升、浊阴不降之眩晕，药到病除。

【病案7】

天麻钩藤饮加减治疗高血压

患者：王某　性别：男　年龄：63岁

主诉：头痛头晕1个月，加重10天。

初诊：

2018年8月2日

现病史：近1个月反复头痛头晕，近10天症状加重。头痛伴头晕，两眼视物模糊，脸颊通红，神疲乏力，夜寐不宁，纳谷不香，口干，情绪急躁，大便秘结。

既往史：无。

诊查：体温36.5℃，脉博60次/分，血压160/100mmHg。神清语明，面红目赤，舌质暗红苔黄腻，脉滑弦。

理化检查：无。

中医诊断：头痛，肝阳上亢。

西医诊断：高血压。

治法：平肝熄风，育阴潜阳。

处方：

天　麻20g　石决明20g　钩　藤15g　藁　本20g
白　芷15g　薄　荷15g　甘　草10g　龙胆草20g
黄　芩10g　菊　花20g　寸　冬20g　白　芍20g
酸枣仁20g　远　志15g　茯　神20g　节菖蒲15g
焦三仙45g

5剂，水煎服。

二诊：

2018年8月9日

头痛头晕症状明显减轻，血压145/95mmHg，上方加全虫10g，5剂。嘱患者监测血压。

再诊，患者头痛、头晕消失，自测血压均在140/90mmHg。以下，续服上方5剂，后以杞菊地黄丸善后。

罗老说：患者因年老体衰，肾水不足，水不涵木，肝阳偏亢，阳亢化风，风阳上扰，故头晕，眼花，面红；肝阳有余，化热内扰心神，故夜寐不宁而失眠；长期情绪急躁，肝气横逆侵犯脾胃，脾失健运，气血生化不足，故纳谷不香，神疲乏力。

罗老又说：天麻钩藤饮出自《杂病证治新义》，为治疗肝阳上亢之良方。其方有平肝潜阳，镇肝熄风之功效。此病例为肝阳上亢，肝胆郁热。方中加龙胆草，增加其清热泻火之作用。经曰：诸风掉眩皆属于肝，肝胆之郁热清，其病自愈。

按语

本证病机以阳亢化风上扰为标，肝肾阴虚为本，标急本缓。治宜先标后本，初以平肝熄风，清热活血，兼养心安神，健脾助运。方用天麻、钩藤二药为君，均入肝经，并有平肝熄风之效，且天麻有定眩晕之专长。石决明性味咸平，平肝潜阳，除热明目，安神定惊，为臣药，以助君药平肝熄风之功。配黄芩清热泻火，使肝经之热不致上炎内扰。夜交藤、远志、柏子仁、酸枣仁养血宁心安神，亦合乎“治风先治血，血行风自灭”之理。诸药合成方，为平肝熄风、清热宁神、滋补肝肾、养心健脾之剂，是治疗高血压病肝阳偏亢之良方。血压平稳，头晕头痛缓解后以中成药杞菊地黄丸滋补肝肾以治本。

【病案8】

平胃散加味治多动障碍

患者：张某某　性别：男　年龄：8岁

主诉：频眨眼1个月。

初诊：

2022年4月12日

现病史：频眨眼，口鼻不自主动弹，易激惹，大便干结，睡中翻动、龂齿。

诊查：患儿神清语明，体形偏胖，面部不自主动作，舌质红，苔白，脉弦。

中医诊断：慢脾风，肝脾郁热。

西医诊断：多动障碍。

治法：健脾和胃，清肝熄风。

处方：

厚　朴10g　陈　皮10g　苍　术10g　甘　草15g

胆　草5g　玄　参15g　大　黄2.5g　二　丑10g

三　仙30g　葛　根10g　白　芷10g　天　麻10g

薄　荷5g　黄　芩5g　砂　仁5g

5剂，每剂3服，日2服自加生姜1片。

二诊：

2022年4月19日

口鼻不自主动作已止，时眨眼皱眉，上方继服5剂，以巩固疗效。

按语

本证西医称为注意缺陷多动障碍，属于中医“痉病”和“肝风”的范畴，主要病因为风和痰，病位在肝脾。《黄帝内经》中即有“诸痉项强，皆属于湿”的论述。风和痰的关系在病理方面甚为密切。往往风动则火生，火盛则风动，风火相煽，则熏灼津液为痰而上壅，痰壅则气逆而窍闭。既可因风而生痰，也可因痰而生风。风痰窜动可致抽搐瘛疭；痰阻气道则喉间痰鸣怪叫，形成上盛下虚、阴阳不相维系的病理变化。根据“诸风掉眩，皆属于肝”和“脾为生痰之源”的理论，本病的病机关乎五脏，病在肝脾。系风痰鼓动，横窜经隧，阳亢有余，阴静不足，阴阳平衡失制所致。

方药以平胃散健脾和胃。大黄、二丑通腹泻热；玄参滋阴清热；天麻、葛根平肝熄风；黄芩、龙胆泄心肝火；薄荷清肝热；三仙、砂仁健脾消食化积。腑气顺则大便通，便通则热泄，又滋养肝阴，则肝得养而不亢。健脾化湿，脾健运不生痰湿，湿除则气顺，气顺则肝气条达，则无肝郁化火之弊。

由于本病病情复杂多变，短期很难治愈，停药后甚至在服药期间也容易反复或加重。首先预防感冒，不食辛辣、油腻、高热量食物，不吃零食。减少不必要的精神负担，生活、学习上多鼓励，保持充足睡眠，少接触电子产品以免加重精神紧张。在日常生活中要注意加强养护与预防，需要患儿家长积极配合。

【病案9】

散寒疏肝法治疗疝病之寒滞肝脉证

患者：李某某　性别：男　年龄：62岁

主诉：睾丸冷痛5年余，近期加重。

初诊：

2023年3月6日

现病史：患者在寒冷环境工作10余年，5年前退休后常感双侧睾丸坠胀冷痛，近日天气变化疼痛加重，左重右轻，偶有腰痛，腰腿重滞，畏寒肢冷，子夜尿频。

既往史：健康。

诊查：体温36.2℃，脉搏60次/分，血压140/90㎜Hg。神清，形瘦，面色清冷，左侧阴囊肿大，轻微压痛。舌淡苔白，脉沉弦。

理化检查：超声：左阴囊内可见异常回声，近似肠管。

中医诊断：疝病，寒滞肝脉证。

西医诊断：睾丸疝气。

治法：散寒疏肝，补肾温阳。

处方：

川楝子25g	小茴香10g	木　香15g	吴茱萸10g
橘　核20g	肉　桂10g	厚　朴40g	枳　实20g
元　胡20g	桃　仁20g	故　子20g	附　子10g
川　断25g	寄　生20g	山萸肉20g	香　附40g

二诊：

2023年3月14日

疝痛已减，尿频、腰痛有缓解。

处方：原方继服1周。

后续略作加减，治疗1个月，痊愈。

罗老说：此病主要是寒滞肝脉，病在肝经，肝经循行绕阴器，抵少腹，寒气凝滞在阴部，造成寒疝疼痛。用橘核丸加导气汤加减。

罗老寥寥数语，吾需查阅多篇经典，方能领悟。

概以疝之为病，泛指体腔内容物向外突出的病证。多伴有气痛症状，故有疝气、小肠气、小肠气痛等病名。如突出于腹壁、腹股沟，或从腹腔下入阴囊的肠段。而中医疝病之名，始于《黄帝内经》，但与今日西医所谓之疝气，涵义不尽相同。中医认为疝气一证，当责之于肝。足厥阴肝经络于阴器，上抵少腹，故张子和说：治疝皆归肝经。张景岳亦有治疝当先治气之说。气实者，必须破气；气虚者，必须补气。其发病机制，中医认为多与肝经有关，其发病尤侧重于厥阴肝经，故有诸疝皆属于肝之说。治法多以温肝疏木为主。然须早治，若已年久，治愈较难。须手术者，切勿姑息，以免骤变。

疝的病因，一般由于肝气失于疏泄，或由外感新寒，引动厥气而发，是为实症；或由疲劳、体虚引发，则为虚中夹实。

本病案中罗老选用了治疝常用方济生橘核丸、导气汤。

橘核丸出处：严用和《济生方》。

组成：橘核炒、海藻洗、昆布洗、海带洗、川楝子去肉，炒、桃仁麸炒，各一两（各15g），厚朴去皮，姜汁炒、木通、枳实麸炒、延胡索炒，去皮、桂心不见火、木香不见火，各半两（各8g）。

导气汤出处：《医方集解》。

组成：川楝子12g、木香9g、茴香6g、吴茱萸3g（汤泡）。

按语

本病案患者时有腰痛，此病已数年，可见当有虚候，故在散寒疏肝之基础上，加故子、狗脊以补肾。因有寒气，用药不宜滋腻，所以罗老用寄生、川断等通补之品。厥阴之经有寒，罗老用附子、肉桂、小茴香等药祛寒，颇有效果。气滞导致肝气不舒，用厚朴、香附等兼顾之。罗老采用一方之中虚实兼顾，再以疏肝理气补肾之法善其后，对老年人有助于巩固其疗效。

【病案10】

橘核丸加减治狐疝

患者：王某　性别：男　年龄：65岁

主诉：左下腹包块5年余。

初诊：

2022年12月1日

现病史：左下腹包块，时隐时现，腹压增加时包块增大，以手推按或平卧则消失。腹胀，打嗝反气，胃堵闷，大便不实，下肢发凉。

诊查：神清语明，面黄白，偏胖，舌淡，苔白厚，脉沉弦。

理化检查：既往胃镜：浅表性胃炎伴糜烂、隆起，胃息肉。超声：左侧腹股沟疝。

中医诊断：狐疝，寒湿证。

西医诊断：疝气。

治法：散寒除湿，行气散结。

处方：

川楝子25g　小茴香10g　木　香15g　吴茱萸10g
陈　皮20g　砂　仁20g　橘　核20g　儿　茶5g
三　棱20g　莪　术20g　香　附40g　乌　药20g
厚　朴40g　枳　实20g

5剂，水煎服。

二诊：

2022年12月9日

食后打咯堵闷减，下腹包块出现次数减少，足底渐温。上方加桃仁20g、元胡20g、肉桂10g、海藻20g、昆布20g，10剂。

罗老说：经云，任脉为病，男子内结七疝，女子带下瘕聚，症瘕者，即女子之疝也。任脉起中极，循服里，肝经过腹环阴器，故诸疝病均在此二经，其病因，为寒凝气结，肝经不通而致，疝病分为七疝，狐疝是其中之一，其证如狐狸入洞穴之状，故而名之，拟橘核丸之行气散寒法治之。

按语

狐疝是因肝气失于疏泄或小儿老年气弱，或腹内压力增加时，使肠管等腹内器官滑入阴囊而成。以腹股沟处有肿物突起，时大时小，胀痛俱作，如狐之出入无常为主要表现的疝病类疾病。

患者脉沉弦，苔白厚，沉脉主里寒，弦主气滞而痛，苔白厚佐证为阳不化阴，湿寒堆积成白苔，辨证为寒湿疝气。治法为行气活血、散寒除湿、软坚散结，方用橘核丸加减。

橘核丸，出自宋《济生方》，本方主治寒湿疝气，以睾丸肿胀偏坠、痛引少腹、按之坚硬为辨证要点。方中橘核行气散结止痛；川楝子行气疏肝；桃仁活血止痛；海藻、昆布软坚散结；延胡索、木香活血行气散结；厚朴、枳实下气除湿，行气散结；木通通脉利湿；肉桂温肝肾而散寒凝。诸药合用，共奏行气活血、散寒除湿、软坚散结之功，使气血调畅，寒湿得除，则睾丸肿胀坚硬诸症自行缓解。改作汤剂，临床如见瘀痛较甚，加三棱、莪术等；阴寒甚者，重用肉桂、木香，或加吴茱萸、小茴香等；湿重者，加苍术、茯苓；阴囊红肿湿痒，去肉桂，加土茯苓、车前子、川柏、龙胆草等。

本证患者同时患慢性胃炎，属脾虚之证，患者因阳气虚弱，阳不化阴，湿寒阻滞中焦，故而打嗝反气，液因气机不畅，气推肠于隙中而成疝。故在一诊时，因海藻、昆布苦寒更易阻碍脾阳，会使症状加重而不用。二诊时腹胀减，疝气减，证明其气已大通，而加入海藻、昆布，加强软坚散结之效，同时加以肉桂温肾阳、助脾阳、化气。

【病案 11】

疏肝解郁法治疗郁证

患者：李某某　性别：男　年龄：37岁

主诉：胸闷气短3个月。

初诊：

2023年5月4日

现病史：胸闷气短，乏力腹胀，心悸怔忡，情绪低落，觉生活没有意思，有轻生想法，腰背疼痛，畏寒肢冷，睡眠不实，食欲不振，大便稀。

诊查：神清语明，声低气怯，表情淡漠，舌质黯苔白厚，脉弦。

中医诊断：郁证，肝气郁结。

西医诊断：焦虑抑郁状态。

治法：疏肝解郁。

处方：舒肝解郁汤加：

木　香15g　郁　金25g　白　芷20g　藁　本20g
葛　根25g　香　附40g　薏苡仁25g　三　仙45g
砂　仁20g　女贞子20g　旱莲草20g　赤石脂20g

自加生姜3片。5剂，水煎服。

二诊：

2023年5月25日

情绪改善明显，已经无轻生念头，现来诊欲调治慢性腹泻、鼻炎等。

罗老说：郁证，乃气、血、痰、火、湿、食郁结，统称为郁，舒肝解郁汤为逍遥散加青皮、郁金组成，此为疏肝解郁之良药，本病为气郁、食郁导致情志不遂，而引起诸症，故以辨证治之。

诊毕，罗老对患者进行了安慰和疏导，并与家属沟通交代了注意事项。患者母亲非常感谢罗老给患者的建议，医生从患者角度出发，这一席话更像是老者对年轻人的教导。

按语

药能治身病，言能治心病。方以舒肝解郁汤（逍遥散加味）合颠倒木金散加味。颠倒木金散，出自《医宗金鉴》卷四十三，主治气、血、热饮、老痰之胸痛。方中木香行气止痛，调中导滞；郁金活血止痛，行气解郁，清心凉血，疏肝利胆，诸药合用，活血止痛，行气解郁。加藁本、葛根升提气机，升清阳；白芷、薏米、旱莲草祛湿气，降浊音；三仙、砂仁、赤石脂，扶住脾胃。肝郁日久必乘脾，所以患者有慢性腹泻，脾胃弱而食欲差。加之言语开导，使心结打开，有目标，便无心思虑，得以解忧。

【病案12】

疏肝滋阴法治疗郁证

患者：王某某 性别：女 年龄：65岁

主诉：心烦易怒1个月。

初诊：

2023年6月27日

现病史：近1个月，经常心烦易怒，乏力口干，大便秘结，患者多年前失独后至今失眠，前胸痛。

既往史：高血压，冠心病。

诊查：血压140/95mmHg。患者体丰，神清语明，舌胖胀大，齿痕，中裂纹。舌质淡红，苔白厚，脉寸关弦尺沉。

中医诊断：郁证，肾阴虚，肝郁化火。

治法：疏肝解郁，滋补肝肾，行气通便。

处方：舒肝解郁汤加：

女贞子20g 旱莲草20g 酸枣仁40g 柏 仁20g

葛 根25g 木 香15g 郁 金25g 川 芎10g

火麻仁20g 薏苡仁25g 郁李仁20g 熟地黄50g

天 麻20g 钩 藤25g

5剂，水煎服，每剂服3次，日2次口服。

二诊：

2023年7月7日

心烦减，仍口干，便秘。上方加二丑20g、知母20g、栀子10g。5剂继服。

三诊：

2023年7月15日

情绪、睡眠均改善，无胸痛，大便秘结好转，仍便少，身体乏力减轻。上方继续10剂。

罗老说：祖国医学将神经系统疾病归纳为“神病”。它包括郁证、脏躁证、癔症、狂病。郁证为神郁，气、血、痰、火、湿、食，郁阻心神，唯独脏躁证，系肝阴不足引起，故《医宗金鉴》妇科心法曰：“脏躁无故自悲伤，状若神灵大枣汤，甘草小麦与大枣，方出金匮效非常。”本病例以舒肝解郁汤（逍遥散加味）为底方，疏肝解郁行气，滋补肝阴肝血而达到治疗目的。癫、病，治法又当别论。

按语

以心烦易怒、口渴便干为主的，柴胡加龙骨牡蛎汤是基础效方；以忧愁喜思为主的，逍遥三合（逍遥散+百合地黄汤+甘麦大枣汤）方为应证底方；而以心烦骂詈明显属肝胆心火夹痰者，生铁落饮合温胆汤合礞石滚痰汤加减；以怕冷神疲惊悲忧虑为主者，桂枝加龙牡汤合四逆汤合妙香散化裁……但有些病并非如此典型和简单，不仅两者可以兼夹，而且还有其他常见的病机和可选之方。本案即其一。

本患因情绪过度悲伤，肝气不舒，肝火郁结于胸中，气滞血瘀而症见胸痛，肝火煎灼津液，又耗伤气血，故口干、便秘而乏力。患者体丰，素体痰湿盛，痰湿又与肝火互结，胶着样留存于体内。治疗以舒肝解郁汤加葛根、木香、郁金、川芎、钩藤、天麻，疏肝行气；女贞子、旱莲草、酸枣仁、柏仁，大量熟地黄，滋阴养血；薏苡仁去湿热；火麻仁、郁李仁通腑气祛便秘。二诊时口干仍有，加强栀子清泻三焦火气，知母滋阴润燥，二丑通腑行气，三个方向共同治疗导致口干的病因。

【病案13】

疏肝解郁法治高泌乳素血症

患者：田某　性别：女　年龄：32岁

主诉：月经不正常1年。

初诊：

2022年12月13日

现病史：2021年11月接种宫颈癌疫苗后，月经不正常，2个月来潮一次，经量中等、夹血块。经行腹痛，经前乳房胀痛，下巴长痘，便秘痔疮。末次月经2022年11月14日—11月22日。

既往史：多囊卵巢史。

诊查：神清语明，舌质红，白苔，脉沉无力。

理化检查：彩超报告：左卵巢强回声（畸胎瘤？），胆囊息肉，垂体泌乳素63.07↑（3.34～26.72）。

中医诊断：月经不调，气滞血瘀证。

治法：疏肝养血，行气化瘀。

处方：舒肝解郁汤加：

丹　参20g　益母草20g　香　附40g　乌　药10g
王不留行20g　漏　芦25g　全　虫10g　槐　角20g
生地榆20g　三　棱20g　莪　术20g　大　黄5g
炙水蛭5g

5剂，水煎服。

二诊：

2023年3月31日

服上方后，月经12月21日—1月6日来潮，连续3个月正常行经。1个月前行畸胎瘤手术，末次月经3月23日至今仍未回潮，脱发，左膝痛，左膝关节积液。术后复查泌乳素仍高。

处方：舒肝解郁汤加：

丹　参20g　益母草20g　香　附40g　乌　药10g
丹　皮20g　栀　子15g　三　棱20g　莪　术20g
鸡血藤25g　天　麻20g　独　活20g　威灵仙20g
何首乌25g　川乌头10g　全　虫10g

5剂，水煎服，每服药自加生姜3片。

三诊：

2023年4月7日

月经10天方回潮。腹泻5日，近2日不排便，痔疮加重，唇干裂，皮肤干，痤疮严重，饥饿感，轻微胃痛。

处方：舒肝解郁汤加：

王不留行20g　漏　芦25g　全　虫10g　丹　参25g
甘　草20g　白　芷20g　炒麦芽40g　夏枯草20g
香　附40g　乌　药10g　儿　茶5g　荜　茇10g
砂　仁20g

水煎服，自加生姜3片、大枣5个，5剂。

四诊：

2023年4月13日

胃痛愈，排便可，取上方5剂。

五诊：

2023年4月27日

末次月经3月23日—4月3日，至今未来潮。颜面红痤疮未好转，脱发，大便稠黏，便不净感，乳房胀痛，嗅觉失灵。

处方： 舒肝解郁汤加：

王不留行20g	漏　芦25g	紫　苏20g	金银花40g
连　翘20g	蒲公英25g	地　丁25g	全　蝎10g
炒麦芽50g	昆　布20g	三　菱25g	莪　术25g
益母草20g	炙水蛭10g	鸡血藤25g	

5剂。

六诊：

2023年5月8日

末次月经5月5日至今，经量正常，颜色正常，轻微腹痛，取上方5剂。

七诊：

2023年5月15日

末次月经5月5日—5月12日，大便稠黏。上方减炙水蛭，加土虫10g，5剂。

八诊：

2023年5月25日

2023年5月22日，于三甲医院检查鞍区MRI平扫及增强扫描，未见确切异常影像，泌乳素指标正常。近来失眠，右侧头皮痛。上方加酸枣仁40g、柏子仁20g，5剂。

罗老说： 气帅血行，血随气动，气滞则血病，冲任失调。本病例分析透彻，治疗得当。

按语

高泌乳素血症中医无此病名，《竹林女科》中有“乳众血枯”之说。《济阴纲目》乳病门中有“未产前乳汁出者，谓之乳泣，生子多不育”的论述及“治之以调肝健脾之法”的记载。中医多认为本病是情志不舒，恚怒伤肝，肝郁气结，郁而化热，血随火升，故经血不行，乳汁自溢。临床时此类患者大多具有肝郁症状，从月经与溢乳方面入手，认为乳头乃厥阴肝经所属，妇人乳汁、月经乃冲任气血所化，气血调和，经络通盛，气血应时而下则为月经。若因情志不遂，肝郁气滞，疏泄失常，气血不能归于血海则反随肝气上逆变为乳汁，故出现溢乳、闭经、月经频发、月经稀少、不孕、性功能减退、头痛、肥胖等症状。

纵观每次处方，均以舒肝解郁汤加味治疗，疏肝健脾养血，补血行气解郁，加丹参、母草、香附、乌药、王不留行、漏芦、全虫，上诸药以活血、行气、温下、通经、解热毒。每诊再对应患者症状加以对症用药。

第六章

经络疾病

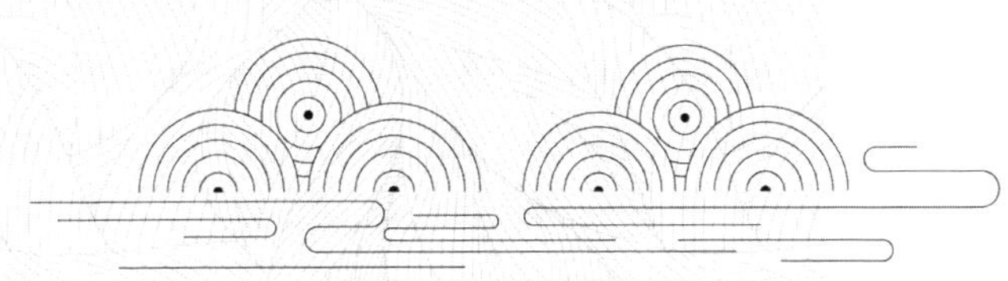

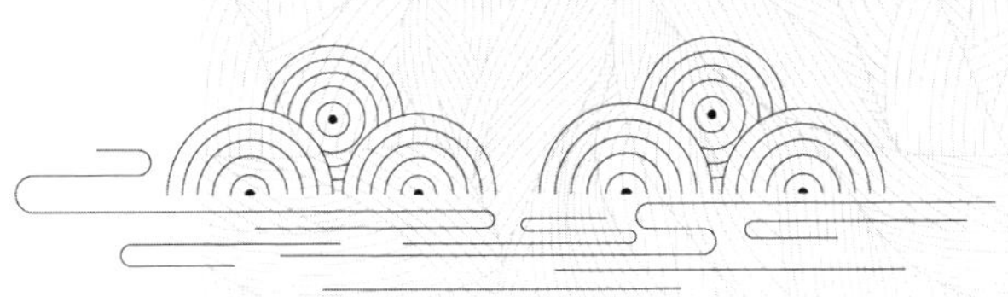

【病案1】

滋阴补气法治疗痹症

患者：张某某　性别：男　年龄：85岁

主诉：腿疼2个月。

初诊：

2022年5月30日

现病史：腿疼甚，筋骨肌肉疼，稍活动后减轻，活动时间长疼痛加重。经常腿抽筋，乏力，口干，大便干燥。今晨空腹血糖10.4mmol/L。

既往史：高血压病、冠心病、糖尿病。

诊查：血压150/90mmHg。神清语明，活动自如，双下肢皮温皮色正常，无水肿。舌质红苔白脉沉。

理化检查：超声：双下肢动脉硬化，血管斑块。

中医诊断：痹症；气阴两虚、筋脉失养。

西医诊断：糖尿病周围血管神经病变。

治法：补气滋阴，通脉逐痹。

处方：舒肝解郁汤加：

葛　根25g　玉　竹40g　山　药20g　黄　芪25g

枣　仁50g　柏子仁20g　远　志15g　大　黄5g

二　丑20g　天　麻20g　威灵仙20g　川乌头10g

5剂，水煎服，自加生姜3片。

二诊：

2022年6月6日

腿疼症状好转，昨日头痛、头晕、呕吐，BP137/84mmHg，空腹血糖13mmol/L。上方加竹茹20g。5剂。

三诊：

2022年6月13日

腿疼愈，偶尔抽筋。腹胀，便秘。上方加番泻叶1g，5剂。

罗老说：本病例痹症是表面现象，消渴病是致病的主要根源，《金匮要略》“男子消渴，小便反多，以饮一斗，小便一斗，肾气丸主之”。这是治疗下消病的经典条文，此病例虽无金匮肾气丸的成分，但以养阴健脾为主，达到治疗消渴病的目的，以川乌头温肾阳、祛风除湿止痛，以治其标的目的。

按语

患者年老，肾精亏虚，又患糖尿病，糖尿病在中医上属于消渴病一类的范畴，主要病理变化为阴虚燥热，初病在肺，后及脾胃，最后伤及肾阴肾阳。因消渴证，肾阳蒸腾作用不足，肾不暖脾，脾运化水谷功能减弱，脾助肺输布能力减弱，肺阴不能布散于全身，而症见口干，乏力；胃强脾弱，饮食不化，饥而欲多食多饮；脾气虚，不能化精、运精，浊阴下注，且肾气虚，不能统摄膀胱气化，而见多尿。人体宜升清降浊，先脾精不升、浊气不降，故乏力而大便不通。经络失养而成痹。

治法为滋阴补气健脾，温经通络除痹。舒肝解郁汤，疏肝健脾养血，提升脾胃运化能力，使肝血充足、筋脉得养。加葛根、山药、玉竹、黄芪，四药合用补脾阴，补脾气，提脾气，脾运强健，水谷得运化输布，血糖自然会减轻，罗老常用于糖尿病治疗中。现代医学通过实验研究，也得出上药具有降低血糖作用的结论。患者大便干燥，腑气不通，需以通腑气以助气运，药用大黄、二丑及少量番泻叶。天麻、威灵仙、川乌头，温经通络，经络通，脉络得养，痹症乃除。不寐加以枣仁、柏仁、远志养血安神，使气血充足以利疾病痊愈。

【病案2】

温经通脉法治疗血痹

患者： 张某某　性别：男　年龄：56岁

主诉： 双下肢厥冷3年加重半年

初诊：

2018年10月15日

现病史： 半年来双下肢厥冷加重伴疼痛，腰酸乏力，足跟麻木，左下肢较重，食少纳呆，空腹血糖8～10mmol/L。

既往史： 糖尿病。

诊查： 体温36.2℃，脉搏60次/分，血压120/65mmHg。神清语明，活动自如，左下肢轻度水肿伴皮肤黑斑。舌质紫红苔白，脉沉细无力。

理化检查： 神经活检：可见轻中度脱髓鞘，多普勒报告：下肢动脉硬化闭塞改变，左下肢动脉多发斑块形成。

辨证（病机）： 此病主要病机在于血虚寒凝阻滞血脉，因患糖尿病多年并血糖控制不稳定，导致阴血亏虚，日久则损伤阳气，故引发寒邪凝滞血脉，当血脉不通时，气血无法正常濡养肢体，就会导致肢体出现厥冷、麻木不仁，甚至疼痛的表现。之所以会出现脉象沉细无力的表现，与血液无法正常供应到肢体末梢有很大的关系。寒邪瘀阻血脉，不能上承于舌，故舌质紫暗。

中医诊断： 血痹，消渴症 。

西医诊断： 末梢神经炎，2型糖尿病 。

治法： 温经散寒，养血祛瘀通脉。

处方：

当　归20g	桂　枝20g	白　芍25g	细　辛5g
通　草10g	葛　根25g	玉　竹40g	薏苡仁25g
黄　芪25g	川　乌10g	麦门冬25g	炙水蛭10g
延胡索20g	三　仙45g	生　姜3片	大　枣5枚

5剂，水煎服，早晚分服。

二诊：

2018年10月22日

双下肢厥冷疼痛较之前减轻，左下肢水肿改善，近日空腹血糖6～7mmol/L。取原方5剂巩固。

三诊：

2018年10月29日

患者自诉双腿足有温热感了，足跟麻木减轻，左下肢皮肤黑斑颜色变浅。原方不变，续服。

本病案患者因营血虚弱，寒凝经脉，血行不利所致，故治疗以温经散寒、养血祛瘀通脉为主。本方中当归甘温，养血和血；桂枝辛温，温经散寒，温通血脉；黄芪，能够益气温阳，和血通经；细辛温经散寒，助桂枝温通血脉；白芍养血和营，濡养肌肤以通血痹；通草通经脉，以畅血行；生姜、大枣、甘草，益气健脾养血，又防桂枝、细辛燥烈大过，伤及阴血。配葛根、玉竹、麦门冬，以养阴生津；薏苡仁利水祛湿通络；炙水蛭活血化瘀，行气止痛；川乌温经散寒止痛。

按语

当归四逆汤出自《伤寒论》，具有温经散寒，养血通脉之功效。黄芪桂枝五物汤出自《金匮要略》。具有益气温经，和血通痹之功效。

《濒湖脉学》四言举要曰“脉乃血脉，气血之先”，气血运行于脉中，因消渴症引发经脉空虚，血行不畅，而形成脉痹，故以当归四逆汤温通经脉，佐以黄芪、玉竹、葛根等药温养脾胃，用炙水蛭治死血祛瘀血，川乌头散寒止痛，临床治疗效果颇佳。

【病案3】

补气益肾法治疗虚痹

患者：石某某　性别：女　年龄：49岁

主诉：周身疼痛1年。

初诊：

2022年6月9日

现病史：患者于1年前无明显诱因出现周身疼痛，腰部尤为明显。平素畏寒畏风，久行久立后疼痛加剧，休息可缓解，揉按觉舒。时胸闷气短，偶有头晕乏力。睡眠好，纳可，二便调。

既往史：无。

诊查：体温36.1℃，脉搏67次/分，血压120/70mmHg。面色黯淡，少气懒言，舌淡，苔薄白，脉沉弦。

检查：腰椎CT：腰椎退行性改变。

中医诊断：虚痹。

西医诊断：腰肌劳损。

辨证：患者腰部疼痛，乃痹证之表现，平素恶寒恶风，久行久立后疼痛加剧，休息可缓解。时胸闷气短，偶有头晕乏力，乃气虚之表现。综上，该患者为气虚之人病痹，虚痹也。舌淡，脉沉弦，为气虚血瘀之表现。本病病位在腰部，病机为气虚血瘀，病性属虚。

治法：补气益肾，祛瘀通络。

处方：

桂　枝20g　附　子20g　川　芎15g　麻　黄10g

竹　茹20g　党　参20g　白　芍20g　杏　仁20g
防　风20g　细　辛5g　黄　芩15g　防　己15g
甘　草20g　白　术25g　生　芪45g　天　麻20g
秦　艽15g　乌　蛇20g

5剂，水煎服，早晚分服。

二诊：

2022年6月16日

腰痛减轻，周身疼痛减轻。原方不变。

三诊：

2022年6月26日

诸证减轻，腰部轻微疼痛。原方不变。

三诊后，患者取药数次巩固。

罗老说：痹虚加减小续命，痹实增味五痹汤。麻桂红花芷葛附，虎羊芪草二防羌。

《医宗金鉴》注：痹虚，谓气虚之人病诸痹也。宜用加减小续命汤，风胜行痹倍防风，寒胜痛痹倍附子，湿胜著痹倍防己，皮痹加黄芪或桂枝，皮脉痹加姜黄或加红花，肌痹加葛根或加白芷，筋痹加羚羊角或加续断，骨痹加虎骨或加狗脊。有汗减麻黄，便溏减防己，寒胜减黄芩加干姜，热胜减附子加石膏，加减治之。痹实，谓气血实之人病诸痹也。宜用增味五痹汤，即麻黄、桂枝、红花、白芷、葛根、附子、虎骨、羚羊角、黄芪、甘草、防风、防己、羌活也。行痹以羌活、防风为主，痛痹以麻黄、附子为主，着痹以防己、羌活为主，皮痹以黄芪、桂枝皮为主，脉痹以红花、桂枝为主，肌痹以葛根、白芷为主，筋痹以羚羊角为主，骨痹以虎骨为主，增味于五痹治之可也。

小续命汤：出处：《普济方》卷九十七引庞安常方。

组成：麻黄、木香、缩砂仁、人参、川芎、甘草、杏仁、汉防已、桂心、北防风、附子、川乌、白芍药、黄芩、独活。

按语

罗老治疗虚体痹证常用小续命汤，本病案患者为典型虚体痹证，气虚明显，罗老用小续命汤加减。又加乌蛇、秦艽等痹病常用药以通络止痛。此方疗效甚佳，患者病情基本痊愈。罗老认为，中医治疗疾病的精髓，就在辨证施治，潜方用药，随症加减，不拘一方一病，有时同病异治，有时异病同治，方得奏效。

【病案4】

桂枝芍药知母汤加减治疗类风湿

患者：陈某　性别：男　年龄：49岁

主诉：双侧膝关节疼痛4年，加重1个月。

初诊：

2018年12月3日

现病史：双侧膝关节疼痛4年，近1个月加重伴屈伸不利，遇冷则疼痛加重，暑热季节着厚衣，亦浑身冷感不解，两膝至脚冰凉。

既往史：类风湿关节炎。

诊查：体温36.5℃，脉博60次/分，血压120/80mmHg。双膝关节肿，活动范围缩小，按压痛，舌淡苔薄，脉迟缓。

理化检查：血常规正常，类风湿因子+，血沉35，crp22。

中医诊断：历节风，寒湿证。

西医诊断：类风湿性关节炎。

治法：温阳散寒，祛湿止痛。

处方：

桂　枝20g　白　芍20g　知　母20g　甘　草10g

白　术15g　防　风15g　附　子10g　鸡血藤25g

威灵仙15g　羌　活15g　木　瓜20g　徐长卿15g

乌　蛇20g　麻　黄10g

5剂，水煎服。

二诊：

2018年12月10日

患者双膝疼痛稍减轻，双足渐温，上方去附子，加川乌头10g，原方10剂。

三诊：

2018年12月26日

膝关节消肿，疼痛明显减轻，两腿无力，上方加续断20g，10剂续服。

半月后复诊，诸证消失，续服10剂巩固。

罗老说：“经曰：风寒湿三气杂至，合而为痹也。其风气胜者为行痹，寒气胜者为痛痹，湿气胜者为著痹也。本病例以寒湿偏胜为主，故以桂枝芍药知母汤，温经散寒止痛之法治之。方中加川乌头效果更佳。”

按语

桂枝芍药知母汤出自汉张仲景《金匮要略》卷上“中风历节篇”，在中医方剂学中占有重要地位。该方具有祛风除湿、温经散寒、清热之功效，作为风湿历节病治疗专方，历代医家一直沿用，现代经常用来治疗风湿性、类风湿性关节炎。类风湿性关节炎基本病机为素体肝肾亏虚，风、寒、湿等诸邪痹阻脉络，流注关节而成。活动期多以邪实为主，平素多虚实共见，寒热错杂之证。桂枝芍药知母汤中，桂枝、麻黄祛风通阳，从表散邪，附子温命门而散寒邪，知母清热利水，白术健脾补虚，燥湿除痹，生姜温中利水，甘草和中调胃。全方温而不伤阴，最宜类风湿性关节炎的虚实错杂证。

【病案5】

上中下通用痛风方治疗痹症

患者：程某　性别：女　年龄：55岁

主诉：周身关节疼痛反复发作2年，加重半年。

初诊：

2018年12月3日

现病史：2年前无明显诱因，自觉周身关节冒风感，手指末梢发凉，近半年症状加重，周身关节疼痛并伴头部昏沉，口干舌燥，口中异味，心烦易怒，少寐多梦，外阴瘙痒。

既往史：风湿性关节炎。

诊查：体温36.5℃，脉搏80次/分，血压135/80mmHg。形瘦神疲，舌红苔薄黄，脉细数。

理化检查：血沉22mm/h。

辨证（病机）：风寒湿邪入侵，留滞经络，形成痰、湿、瘀三者痹阻于经脉肌肉之中，气血为之不得宣通所致。此《丹溪心法》谓之“四肢百节走痛”。寒、痰、湿瘀阻经络，故周身关节疼痛，手指末梢发凉；此患者患病2年，郁而化热，故口干舌燥、口中异味，心烦易怒；湿邪阻滞经络，清阳不能上升则头部昏沉；湿热下移则带下多，外阴瘙痒。

中医诊断：痹证。

西医诊断：风湿性关节炎。

治法：祛风胜湿，活血通络。

处方：

黄　柏15g	苍　术25g	南　星10g	桂　枝20g
防　己15g	威灵仙20g	桃　仁20g	红　花20g
龙胆草10g	羌　活20g	白　芷20g	川　芎15g
神　曲10g	佩　兰20g	川乌头10g	

5剂水煎服早晚分服。

二诊：

2018年12月10日

周身关节疼痛较之前减轻，冒风感、外阴瘙痒不减。原方加全蝎10g，5剂，水煎服，早晚分服。

三诊：

2018年12月17日

以上症状均有明显减轻，上方不变。

罗老说：黄柏苍术天南星，桂枝防己及威灵，桃仁红花龙胆草，羌芷川芎神曲停，痛风湿热与痰血，上中下通用之听。上中下痛风方是丹溪创制的一首方，这里所谓的痛风，并非指现代所说的尿酸高的痛风病，而是指上中下痹证，四肢关节走痛。上中下通用痛风方出自朱丹溪的《金匮钩玄》，具有祛风除湿、清热化痰、活血通络之效。

本方是用于治疗上中下周身骨节疼痛的通用方剂。方中黄柏清泄湿热于下，苍术燥湿，龙胆草下行泻火，防己行水，四者合用除湿热，止痛痹；羌活祛百节之风，威灵仙上下行除上下之风湿，桂枝温经通络而行痹，威灵仙、桂枝可祛臂胫之风，白芷除秽浊，祛头面之风湿，四者合用可治风也；南星燥痰疏散风寒湿邪于上，桂枝领南星、苍术至痛处；全蝎、川乌头搜风通络；佩兰芳香化湿；神曲、川芎、红花、桃仁既行气消滞，又活血化瘀于脏腑经络之中。

按语

此病例用上中下通用痛风汤治疗痹证用药准确，经曰：“风寒湿三气杂至，合而为痹也。其风气胜者为行痹，湿气胜者为着痹，寒气胜者为痛痹也。”大凡治疗痹证均用祛风散寒，除湿止痛之法，但郁而化热则为湿热结合，此方最佳。此例湿热下注，湿热互结，故用此方治疗之。

【病案6】

通气防风汤治疗肩痹

患者：刘某　性别：男　年龄：50岁

主诉：右侧肩背部疼痛半个月。

初诊：

2018年11月27日

现病史：半个月前受凉后觉右侧肩背部疼痛，连及右侧颈后，右肩关节重滞，活动不利，畏风，遇凉加重，夜间痛甚。

既往史：无。

诊查：体温36.1℃，脉搏64次/分，血压130/70mmHg。神清语明，右肩关节上举、后旋受限，舌质红苔薄白，脉缓。

理化检查：右侧肩关节彩超：右侧肩关节滑膜增厚，右关节腔内少量积液。

辨证（病机）：本病案患者因受寒凉后风寒湿邪闭阻经络所致，风寒湿邪气客于足太阳经，盖膀胱之脉始于目内眦，上巅顶，下耳角，复上巅至脑后，过风府，下项走肩膊，发生肩背痛。

中医诊断：肩痹。

西医诊断：肩周炎。

治法：祛风除湿，散寒通络止痛。

处方：

羌　活20g　独　活20g　藁　本20g　甘　草15g
蔓荆子20g　防　风20g　川　芎15g　升　麻20g
柴　胡20g　党　参25g　黄　芪50g　威灵仙20g

川　乌10g　桂　枝20g

5剂，水煎服，早晚分服。

二诊：

2018年12月4日

右侧颈背部疼痛减轻，右肩关节活动受限改善。近日腹胀不适，脉弦。上方减党参、黄芪，加木香15g、香附25g。

5剂，水煎服，早晚分服。

三诊：

2018年12月11日

以上症状均有明显减轻，上方不变。

罗老说：“风寒湿三气杂至合而为痹，其风气胜则为行痹，寒气胜则为痛痹，湿气胜则为着痹也。”肩背痛亦为痹证，但在治疗痹证中，除按痹证的性质辨证外，亦有部位辨证，一般痹在上则用通气防风汤引药上行，在中则用独活寄生汤，全身则用桂枝芍药知母汤，属热则上中下通用防风汤。通气防风汤多为引药上行之药，尤其蔓荆子诸子都降，蔓荆独升。《医宗金鉴·肩背总括》中说：“通气太阳肩背痛，羌独藁草蔓防芎，风药胜湿通阳气，治湿寓于疏风中。气滞加木陈香附，气虚升柴参芪同，血虚当归白芍药，血瘀姜黄五灵红，风加灵仙湿二术，研送白丸治痰凝。”后人遵循此法治之。

通气防风汤又名羌活胜湿汤，出自元李东垣的《内外伤辨惑论》，具有祛风、胜湿、止痛之功效。

本方中羌活入太阳经，能祛上部之风湿，独活善祛下部之风湿，二者合用，能散周身风湿，舒利关节而通痹，以防风、藁本祛太阳经风湿，且止头痛，以川芎活血，祛风止痛，蔓荆子祛风止痛，加升麻、柴胡、党参、黄芪补气引药上行，威灵仙、桂枝、川乌加强祛风除湿、通络止痛之功，以甘草调和诸药，诸药合用，共凑祛风胜湿之功。

按语

临床上经常遇到肩背部疼痛的患者，肩背部本身的疾患，多为风寒湿邪闭阻经络而发病，因肩部为手足三阳经交会之所，亦为肺之分域，背部为督脉贯脊行于中，足太阳经分左右四行循行于脊旁，若风寒湿邪侵犯经络，而发为肩背部疼痛。《脉经》云：风寒汗出，肩背痛，中风，小便数而欠者，风热乘其肺，使肺气郁甚也，当泻风热，以通气防风汤主之。《内外伤辨惑论》："风热乘肺，肺气郁甚，肩背痛，汗出，小便数而少。"《脾胃论》："手太阳气郁而不行，肩背痛不可回顾。"

【病案 7】

活血通络法治疗中风

患者：祁某某　性别：男　年龄：73岁

主诉：右侧肢体无力，伴口眼㖞斜半个月。

初诊：

2018年12月3日

现病史：半个月前突然出现右侧半身不遂，右侧口眼㖞斜，于某省级医院住院治疗，出院诊断为“急性脑梗死”。现右侧肢体麻木无力，口眼㖞斜，语言不利。

既往史：无。

诊查：体温36.4℃，脉搏66次/分，血压125/70mmHg。神清语潜，表情淡漠，颜面萎黄，口角向左侧㖞斜，舌淡苔薄白，舌体略㖞斜，脉沉细无力。

理化检查：头部CT示：头部基底节区片状低密度影。

辨证（病机）：本病主要病机在于病人正气亏虚，气虚血滞，脉络瘀阻。正气亏虚，不能上营头面，故颜面萎黄；气虚不能行血，以致脉络瘀阻，筋脉肌肉失去濡养，故见半身不遂、口眼㖞斜；气虚血瘀，舌本失养，故语言謇涩；舌淡苔薄白，脉沉细无力，为气血虚之征，邪之所凑，其气必虚，气虚则气血运行不畅，气血分布不匀，所以气虚血瘀，即王清任所谓“因虚致瘀”。

中医诊断：中风，气虚血瘀。

西医诊断：急性脑梗死。

治法症状：补气活血通络。

处方：

生黄芪100g	白　术20g	党　参15g	当　归20g
赤　芍15g	地　龙10g	川　芎15g	红　花15g
桃　仁15g	乌　药10g	木　香10g	白　芷10g
苏　叶10g	木　瓜10g	炙甘草10g	青　皮10g
天　麻15g			

5剂，水煎服，早晚分服。

二诊：

2018年12月10日

右侧肢体麻木无力，口眼㖞斜均较之前改善。原方5剂巩固治疗。

三诊：

2018年12月17日

以上症状均有明显减轻，上方不变。

后续调理1个月，患者肢体活动及面部㖞斜基本恢复，仅语言欠清晰，改用中成药调理善后。

罗老说：中风一证，当分中经络、中脏腑，此证为中经络也，右侧半身不遂，神情语潜，此因虚召风而中经络，而病半身不遂，然神清语潜，舌软无力，而语潜则乃营卫不足之证，故用补阳还五汤之重用黄芪，补气以通营卫。经曰："卫虚则不用，营虚则不仁。"故此方重用黄芪、当归等药以益营血，加活血通络之药而达到治疗中风中经络之目的。

罗老又说：补阳还五赤芍芎，归尾通经佐地龙；四两黄芪为主药，血中瘀滞用桃红。顺风匀气术乌沉，白芷天麻苏叶参，木瓜甘草青皮合，㖞僻偏枯口舌喑。补阳还五汤出自《医林改错》，具有补气、活血、通络之功效。顺风匀气散出自《汤头歌诀》，具有顺风匀气之功效。两方合用对中风后遗症疗效颇佳。

按语

本方重用生黄芪，补益元气，意在气旺则血行，瘀去络通；白术、党参益气补脾，扶助正气，使气足则气血运行正常，分布均匀，又有助疏散外风之功；当归活血通络而不伤血；赤芍、川芎、桃仁、红花协同当归以活血祛瘀；地龙通经活络，力专善走，周行全身，以行药力；方中用白芷、苏叶疏散风邪，苏叶又可理气宽中；肝藏血属风木，风气通于肝，配天麻平肝息风；乌药、青皮、木香调畅气机，以行气，使气行则血行，血脉周行全身；木瓜味酸入肝，平肝伸筋舒络；炙甘草既可益气补脾扶正，又可调和诸药。诸药相配，疏之，补之，行之，使风散，气足，气血运行正常，则口眼㖞斜，半身不遂，口不能言的证候可除。

【病案 8】

滋阴补肾法治疗中风之风痱

患者：苏某某　性别：男　年龄：69岁

主诉：脑出血后2年，双下肢痿软半年。

初诊：

2023年5月8日

现病史：患者于2021年5月突发脑出血，抢救及时，神智恢复如常，但手足麻木，双下肢痿软，活动不利，大便秘结，时流清涕。

既往史：2021年脑出血手术。

诊查：体温36.3℃，脉搏62次/分，血压140/90㎜Hg。神志清楚，搀扶走路微喘，双下肢肌力减退，感觉迟钝。舌体胖大，舌质红苔白，脉沉细。

理化检查：头CT：脑萎缩。

辨证：此患者因中风导致双下肢痿软，知觉减退，病来气不畅达，血不盈脉，经络阻滞，气血失和。病久筋骨失养，肢体活动不利而渐至废用。病机属于肝肾不足，髓海空虚。

中医诊断：风痱。

西医诊断：脑出血后遗症。

治法：滋阴补肾，活血通络。

处方：

熟　地25g	肉　桂20g	附　子10g	肉苁蓉25g
巴戟天25g	山萸肉20g	石　斛20g	麦　冬20g
五味子10g	薄　荷25g	节　卜25g	茯　苓25g

桃　仁20g　生　芪100g　赤　芍20g　川　芎15g

地　龙20g　红　花20g

5剂，水煎服，早晚分服。

二诊：

2023年5月15日

手足麻木，腰痛，下肢无力。原方加细辛5g。

三诊：

2023年5月22日

手足略有知觉，站立时间较前加长，流涕减少，大便干燥。原方加川军5g、故子20g。

罗老说：四肢不收无痛痱，偏枯身偏不用疼，其言不变志不乱，邪在分腠五物能。甚不能言为喑痱，夺厥入脏病多凶，地黄桂附蓉巴远，萸斛冬味薄菖苓。

《医宗金鉴》注：风痱、偏枯、瘖痱三病，皆属外中，而有微甚浅深之别也。风痱，谓四肢不收，身无痛处。偏枯，谓半身不遂，身有痛处。其言不变志不乱，乃邪微浅，病在分腠荣卫之间，以黄芪五物汤能补荣卫而散风邪也。甚者不能言，志乱神昏，则为瘖痱，乃肾虚内夺，少阴不至而厥，其邪已人于脏，故曰："病多凶也。"地黄饮子是治肾虚内夺之方，是方熟地、肉桂、附子、肉苁蓉、巴戟、远志、山萸、石斛、麦冬、五味子、薄荷、石菖蒲、茯苓也。

罗老方中另外加用补阳还五汤。

按语

罗老以地黄饮子加补阳还五汤合用，治疗此患者，疗效可见。此二方均为治疗中风的经典方剂，一方滋阴补肾，一方活血通络，罗老使用得当，事半功倍。但本病属疑难重症，治疗疗程较长，患者应长期坚持服药，才能逐渐好转，使下肢功能得到一定程度的恢复，而达到痊愈，要树立信心，服药是可以治愈的。

【病案9】

地黄饮子治疗脑梗死

患者：朱某　性别：男　年龄：56岁

主诉：右侧半身不遂2个月。

初诊：

2018年11月16日

现病史：两个月前突然昏倒，于省级医院诊断为“急性脑梗死”，住院治疗14天。现右侧肢体麻木无力并发凉，右上肢肘关节屈曲强直，步履不稳。舌强不能言，口角㖞斜，饮水呛咳，口干不欲饮。

既往史：糖尿病。

诊查：体温36.2℃，脉搏56次/分，血压105/65mmHg。表情淡漠，反应迟钝，吐字不清，右侧口角下垂，舌体㖞斜，右侧肢体肌力Ⅲ级，右巴氏征阳性。舌质红苔白，脉沉细数。

理化检查：头部CT示：左侧基底节区脑梗死。

辨证（病机）：本病主要是由于下元虚衰，阴阳两亏，虚阳上浮，痰浊随之上泛，堵塞窍道所致。下元虚衰，筋骨痿软无力，故足废不能用；痰浊上泛，堵塞窍道，故舌强不能言；津液不能上承于舌，故口干不欲饮，饮水呛咳。

中医诊断：中风，瘖痱。

西医诊断：脑梗死。

治疗：补养下元，摄纳浮阳，开窍化痰。

处方：

熟地黄25g　巴戟天20g　山茱萸10g　石　斛20g

肉苁蓉20g　附　子10g　五味子10g　官　桂10g

白茯苓20g　麦门冬20g　菖　蒲15g　远　志15g

生姜3片、大枣5枚。5剂，水煎服，早晚分服。

二诊：

2018年11月23日

上述诸证均有减轻，原方5剂巩固治疗。

三诊：

2018年11月30日

以上症状均有明显减轻，上方不变。

上方略作加减，持续调理约3个月，语言、运动功能均有明显恢复。

罗老说：地黄饮子山茱斛，麦味菖蒲远志茯；苁蓉桂附巴戟天，少入薄荷姜枣服。本方出自《黄帝素问宣明论方》，为治疗肾虚瘖痱的常用方。本方多用于动脉硬化、中风后遗症等属于肾阴阳两虚者。“瘖”是指舌强不能言语，“痱”是指足废不能行走。肾藏精主骨，下元虚衰，包括肾之阴阳两虚，致使筋骨失养，故见右侧肢体麻木无力，右上肢肘关节屈曲强直，步履不稳；足少阴肾脉夹舌本，肾虚则精气不能上承，痰浊随虚阳上泛堵塞窍道，故舌体歪斜、舌强而不能言；阴虚内热，故口干不欲饮；肾阳亏虚，不能温煦于肢体，故右侧肢体发凉；脉沉细数是阴阳两虚之象。

罗老又说：中风、中经络日久缠绵不愈，导致肾气内夺，发展为风痱、瘖痱，乃肝肾阴阳俱虚、痰浊阻塞经络，故用地黄饮子治疗，肾虚内夺之证而之。

按语

方用熟地黄、山茱萸滋补肾阴，肉苁蓉、巴戟天温壮肾阳，四味共为君药。配伍附子、肉桂之辛热，以助温养下元，摄纳浮阳，引火归原；石斛、麦冬、五味子滋养肺肾，金水相生，壮水以济火，均为臣药。石菖蒲与远志、茯苓合用，是开窍化痰、交通心肾的常用组合，是为佐药。姜、枣和中调药，功兼佐使。纵观全方，标本兼治；阴阳并补，滋阴药与温阳药的药味及用量相当，补阴与补阳并重，上下同治，而以治本治下为主。诸药合用，使下元得以补养，浮阳得以摄纳，水火既济，痰化窍开，则“瘖痱”可愈。

【病案10】

镇肝熄风法治疗颤证

患者：赵某某　性别：女　年龄：58岁

主诉：周身不自主颤抖2年，加重1个月。

初诊：

2018年12月15日

现病史：2年前因生气后四肢出现不自主颤动症状，1个月前四肢颤抖加重，不能自制，伴头部不自主摇动，眩晕耳鸣，烦躁，易激动，心情紧张时颤动加重，伴有肢体麻木，口苦口干，尿赤，大便干燥。

既往史：高血压。

诊查：体温36.3℃，血压140/90㎜Hg，脉搏76次/分。神清语明，形瘦，面红目赤，头部、四肢震颤，舌质红，苔黄，脉弦。

理化检查：头部CT：未见明显异常。

经颅多普勒：轻度动脉硬化改变。

辨证（病机）：本病为肝阳偏亢、化火生风、扰动筋脉所导致。肝主一身气机升降出入，肝失疏泄，气逆于上，血随气升，充塞清窍，则头昏目胀，眩晕而痛。迁延日久，则化火伤阴，阴不制阳，肝阳独亢于上，可导致眩晕。升腾无制，筋脉失养，发为震颤。

中医诊断：颤证，肝阳上亢。

西医诊断：特发性震颤。

治法：育阴潜阳，镇肝熄风。

处方：

天　麻20g	钩　藤15g	石决明25g	栀　子10g
黄　芩15g	夜交藤15g	茯　神20g	牛　膝15g
代赭石20g	生龙骨25g	生牡蛎25g	龟　甲15g
白　芍15g	玄　参15g	天　冬20g	甘　草15g

5剂，水煎服，早晚分服。

二诊：

2018年12月22日

四肢颤抖及头部不自主摇动较之前减轻，眩晕耳鸣、烦躁等症状均有改善，取原方5剂巩固治疗。

三诊：

2018年12月29日

患者症状明显好转，原方不变。

连续调理2个月，震颤症状基本消失，仅于精神紧张时出现，嘱其停药后注意调养。

罗老说：《素问·至真要大论》曰："诸风掉眩，皆属于肝。"此为肝风内动证，天麻钩藤饮和镇肝息风汤为平肝潜阳、镇肝熄风之良药，临床经常用之，效果颇佳。天麻钩藤饮出于《杂病证治新义》，功效平肝熄风，清热安神。"天麻钩藤饮熄风，茯神牛膝桑寄生，黄芩栀子石决明，杜仲益母夜交藤。"镇肝熄风汤出自张锡纯之《医学衷中参西录》，具镇肝熄风、滋阴潜阳之功效。"张氏镇肝熄风汤，龙牡龟牛治亢阳，代赭天冬元芍草，茵陈川楝麦芽襄。"

按语

本方以天麻、钩藤平肝熄风，清肝热，石决明凉肝清热息风，黄芩、栀子苦寒降泄，清热泻火，助清肝经火热之邪，夜交藤、朱茯神安神定志。怀牛膝，苦泄甘缓，性质平和，入足三阴经，主归肝、肾经，补肝肾、壮筋骨。《药性论》言其："治阴痿，补肾填精……助十二经脉。"又善下行，引火于下，降其上行之血（引血下行），以滋养肝肾，对治阴虚阳亢之证。赭石，苦寒重降，功善重镇降逆、潜阳平肝。《本草纲目》言其：入肝、包络二经血分，功专镇逆。龙骨、牡蛎二者相伍，可守阳固阴、阴阳调和，使肝阳不亢。用龟板、芍药，滋阴柔肝以熄风。玄参、天冬皆入肾经，滋阴清热，涵养肝木。又润燥生津，兼可润肠通便，助力气血顺行。甘草，甘平之品。一方面可和中缓急、顾护脾胃，防止矿石类药物质重碍胃。

本病多因年老体虚、情志过急、饮食不节、劳逸失当所致。基本病机为肝风内动，筋脉失养。发病初期，常因风火相煽、痰热壅阻而表现出实证；疾病后期，尤其是中老年患者，基本就气血不足、肝肾亏虚而表现出虚证。故颤证治疗当辨清标本虚实。

【病案11】

疏风清热法治疗头痛

患者：孙某某　性别：女　年龄：33岁

主诉：头部胀痛3年。

初诊：

2023年4月4日

现病史：患者于3年前开始头部胀痛，位置不定，头发紧，眼眶痛，头痛喜凉，遇热加重。反复起口腔溃疡，口周裂口。大便不畅，小便略黄。曾服中药，停药则反复。

既往史：无。

诊查：体温36.3℃，脉搏67次/分，血压145/95mmHg。面红目赤，舌红苔白厚，脉浮略数。

理化检查：头CT：未见异常。

辨证：风性善行走窜不定，热为阳邪，其性炎上，风热中于阳络，上扰清窍，故头痛而胀而位置不固定，甚则头痛如裂；面红目赤，亦为热邪上炎之征；热盛耗津，则口渴欲饮，便秘溲赤；舌红苔厚，脉浮数均为风热邪盛之象。

中医诊断：头痛。

西医诊断：神经性头痛。

治则：疏风清热，通窍止痛。

处方：

川　芎20g　白　芷20g　生石膏20g　藁　本20g
菊　花15g　羌　活20g　黄　芩20g　薄　荷25g

甘　草20g　川　连15g　荆芥穗20g　防　风15g

天　麻20g

5剂，水煎服，早晚分服。

二诊：

2023年4月11日

患者头痛眼眶痛均缓解，继服5剂。

三诊：

2023年4月18日

患者头痛明显减轻。原方5剂巩固。

罗老说：头风嗅鼻热荜茇，湿盛瓜蒂入茶茗，风盛日久三圣散，内服芎芷石膏灵。芎芷石膏菊羌藁，苦加细辛风防荆，热加栀翘芩薄草，便秘尿红硝黄攻。

《医宗金鉴》注：一切头风兼热者，以荜茇散嗅鼻。即荜茇一味为末，用猪胆汁拌过嗅之，作嚏立愈。一切头风兼湿者，以瓜蒂、松萝茶，二味为末，嗅之出黄水立愈。头风风盛时发，日久不愈。则多令人目昏，以三圣散嗅之，方在中风门内，用芎芷石膏汤，即芎、芷、石膏、菊花、羌活、藁本也。苦痛者加细辛，风盛目昏加防风、荆芥穗，热盛加栀子、连翘、黄芩、薄荷、甘草，大便秘小便赤加硝、黄，攻之自愈也。

按语

外感头痛以邪实为主，治疗首当祛邪，据邪气性质之不同，分别采用疏风、散寒、化湿、清热等法，头痛多风邪为患，本案患者即为风热头痛，方用芎芷石膏汤，方中以川芎、白芷、菊花、石膏为主药，以疏风清热。川芎、白芷、羌活、藁本善止头痛，但偏于辛温，故伍以菊花、石膏校正其温性，变辛温为辛凉，疏风清热而止头痛。罗老熟记并运用《医宗金鉴》，风盛目昏加防风、荆芥穗。本病案患者5剂药即有改善，疗效颇佳。

【病案 12】

川芎茶调散治疗头痛

患者：王某　性别：男　年龄：37岁

主诉：头痛4年。

初诊：

2018年8月2日

现病史：患者4年前出现头痛，以左侧为甚，呈阵发性跳痛，多因情绪波动及劳累、失眠而加重。曾服用正天丸、西比林胶囊等，疗效不佳。患者近半月以来症状加重，并伴恶心欲呕。

既往史：无。

诊查：体温36.5℃，脉博60次/分，血压120/80mmHg。舌质淡红，苔薄白稍腻，脉弦滑。

理化检测：多普勒超声检查示左侧脑血管痉挛。

中医诊断：头痛。

西医诊断：头痛。

治法：疏风止痛。

处方：

川　芎20g　荆芥穗20g　防　风15g　细　辛3g
白　芷15g　薄　荷15g　甘　草10g　羌　活20g
白僵蚕20g　菊　花20g　天　麻20g　藁　本20g
竹　茹20g　半　夏15g

5剂，水煎服。

二诊：

2018年8月9日

一周后复诊，症状减轻，见效不更方，原方5剂。

罗老说：《素问·太阴阳明论》所谓："伤于风者，上先受之"。若风邪稽留经脉，阻滞不通，则往往头痛剧烈，难以忍受，甚则其痛或偏或正，休作无时，迁延不愈而成"头风"。

罗老又说：川芎茶调散加菊花名为菊花茶调散，此方治疗头风头痛效果颇佳，此方为偏正头痛治疗的常用方剂。最主要是以茶叶为引。

按语

川芎茶调散为治疗头痛之名方，方中川芎走而不守，能上达巅顶，下至血海，行血中之气，长于止痛，为治头痛之要药。正如《病因赋》所说："头痛必须用川芎。"羌活善于治太阳经头痛；细辛善于治少阴经头痛；白芷善于治阳明经头痛，三药相伍，乃治头痛之良剂也。荆芥、防风疏散上部风邪；薄荷清利头目，疏风散热。服之则使风邪去而清阳升，经脉通而头痛止。

【病案13】

理气通窍法治疗耳聋

患者：刘某　性别：女　年龄：51岁

主诉：左耳听力下降1个月。

初诊：

2022年12月1日

现病史：1个月前因生气后觉咽部不适，左耳突然听力下降，于军区某医院诊断为“突发性神经性耳聋”，治疗效果不明显。现左耳胀闷，听力明显下降，口干咽燥，心烦急躁，失眠多梦，二便正常。停经1年。

既往史：健康。

诊查：体温36.2℃，脉搏68次/分，血压115/75mmHg。神清语明，舌质暗红，脉弦细涩。

理化检查：耳镜：未见异常。听力检测：传导性听力下降。

中医诊断：耳聋，肝胆郁热。

西医诊断：突发性耳聋。

治法：疏肝清热，理气通窍。

处方：

柴　胡15g　茯　苓20g　当　归20g　赤　芍20g
白　术20g　薄　荷15g　桃　仁15g　红　花20g
枳　壳20g　香　附25g　川　芎15g　黄　芩15g
龙胆草10g　炙水蛭10g　甘　草15g

5剂，水煎服，早晚分服。

二诊：

2022年12月7日

患者耳胀闷症状消失，睡眠改善，舌质红苔白，脉细。取原方6剂。

三诊：

2022年12月15日

患者不适症状明显好转，左耳听力明显改善。原方10剂。

半月后复诊，患者听力基本恢复，原方5剂，停药。

罗老说：耳是经脉聚会之处，通过经络的循行，构成了耳与五脏六腑全身各部的广泛联系。《灵枢·邪气脏腑病形》说："十二经脉，三百六十五络，其血气皆上于面而走空窍……其别气走于耳而为听。"肝性喜条达，恶抑郁，为藏血之脏，体阴而用阳。若情志不畅，肝木不能条达，则肝体失于柔和，以致肝郁血虚；足厥阴肝经"布胁肋，循喉咙之后，上入颃颡，连目系，上出额，与督脉会于巅"。郁而化火，故口干、耳聋。逍遥散出自《太平惠民和剂局方》，具有疏肝解郁，养血健脾之功效。通窍活血汤出自王清任的《医林改错》，具有活血化瘀，行气通窍之功效。两方合用，使肝气调达，经络通畅，则耳聋速愈。

按语

本证发病多因风热邪毒由口鼻而入，侵袭胆经，阻滞经气，致耳窍闭塞不通而听力剧降；亦有因情志过极，肝失疏泄，郁而化火，循肝胆经脉上窜耳窍，发为耳聋。此病病机主要在于肝气郁滞导致气滞血瘀、肝胆火热、上犯耳窍，肝胆之气上通于耳，耳的正常生理功能，有赖于肝胆之气通达及肝血的奉养。

"五脏不合则七窍不通。"五官七窍通畅则身体健康，否则疾病丛生，本例方以逍遥散平肝养血，加龙胆草、山栀子清泄肝胆之郁热，又合《医林改错》之通窍活血汤标本兼治，方中应用好麝香效果最佳，但药价昂贵，为减轻患者负担，故以炙水蛭化瘀血、祛死血而达到通经活络之目的，朱丹溪认为它有"通阴阳气血"之功。该病例辨证及医理明确，用药恰当，故收良好之疗效。

【病案14】

散寒通脉法治疗寒滞肝脉

患者：李某某　性别：男　年龄：42岁

主诉：手足厥冷3年。

初诊：

2023年4月5日

现病史：患者常年于户外工作，近3年来手足冰冷，右手指尖麻木，颈部不适，右侧足跟麻，右胁下不适，少腹冷痛，连及两股，小便有泡沫，大便溏。自检空腹血糖6.2mmol/L。

既往史：颈椎病。

诊查：体温36.3℃，脉搏59次/分，血压139/85mmHg。神清语明，肩臂团缩，面白黯淡，舌质黯，苔白厚，脉弦细。

辨证：该患者为寒滞肝脉证。寒性收引，寒邪入侵肝经，阳气被遏，肢体失于温煦，故手足冰冷、少腹疼痛，肝经气血凝滞，运行不畅，筋脉失养，故肢体麻木。小便有泡沫，大便溏，舌质黯，苔白厚，脉弦细，均为寒象。

中医诊断：寒滞肝脉。

西医诊断：待查。

治法：散寒通脉。

处方：舒肝解郁汤（逍遥散加味）加：

桂　枝15g　细　辛3g　通　草10g　吴茱萸10g
川　芎15g　香　附15g　枳　壳20g　陈　皮20g
天　麻20g　炙水蛭10g

5剂，水煎服，早晚分服，每剂药放生姜3片与药同煎。

二诊：

2023年4月12日

患者手足厥冷、手指足跟麻木明显减轻，腹痛消失，大便渐成形。舌红苔白，脉弦。原方不变。

后续调理约1个月，诸证减轻，仅右手指尖轻微发麻，未再复诊。

罗老说：手足厥寒，脉细欲绝者，当归四逆汤主之。若其人内有久寒者，宜当归四逆加吴茱萸生姜汤。

《医宗金鉴》注：此详申厥阴脏厥之轻证也。手足厥寒，脉细欲绝者，厥阴阴邪寒化之脉证也。然不通身肤冷，亦不躁无暂安时者，则非阳虚阴盛之比，故不用姜、附等辈，而用当归四逆汤，和厥阴以散寒邪，调营卫以通阳气也。若其人内有久寒者，宜当归四逆汤，加吴茱芋、生姜，以直走厥阴，温而散之也。

当归四逆汤方：

当归三两，桂枝三两，芍药三两，细辛三两，通草二两，甘草（炙）二两，大枣（擘）25枚。

当归四逆加吴茱萸生姜汤方：

于前方内加吴茱萸半升、生姜三两。

凡厥阴病，必脉细而厥。以厥阴为三阴之尽，阴尽阳生，若受邪则阴阳之气不相顺接，故脉细而厥也。然相火寄居于厥阴之脏，经虽寒而脏不寒，故先厥者后必发热也。故伤寒初起，见手足厥冷，脉细欲绝者，皆不得遽认为虚寒而用姜、附也。此方取桂枝汤君以当归者，厥阴主肝为血室也；佐细辛，味极辛，能达三阴，外温经而内温脏；通草性极通，能利关节，内通窍而外通营；倍加大枣，即建中加饴用甘之法；减去生姜，恐辛过甚而迅散也。肝之志苦急，肝之神欲散，甘辛并举，则志遂而神悦。未有厥阴神志遂悦，而脉细不出，手足不温者也。不须参、苓之补，不用姜、附之峻者，厥阴厥逆与太阴、少阴不同治也。若其人内有久寒，非辛温甘缓之品所能兼治，则加吴茱萸、生姜之辛热，更用酒煎，佐细辛直通厥阴之脏，迅散内外之寒，是又救厥阴内外两伤于寒之法也。

按语

寒滞肝脉一证，出自《景岳全书》，用暖肝煎主治，此方温经散寒，补肝行气。本病案中患者手足厥寒，选用舒肝解郁汤，平肝养血，合当归四逆汤，温经散寒。以天麻、水蛭配伍，散风活血通络。又因该患者常年受凉，积寒已深，应加吴茱萸与生姜。肝主身之筋膜，筋脉遇寒则收引，遇热则松弛；肝为藏血之脏，血遇寒则凝涩，遇热则沸溢。该患者因寒伤厥阴，血脉受病，血因寒而凝涩，凝涩则血运不利；脉因寒而收引，收引则隧道紧缩，进一步妨碍气血运行。血以载气，血不至则气无由达，阳气不达四肢，则肢冷脉弱。全方平肝养血，温经散寒，对症起效。

【病案 15】

清燥救肺汤加减治疗痿证

患者：李某某　性别：女　年龄：64岁

主诉：四肢无力伴麻木2个月。

初诊：

2018年8月7日

现病史：2个月前感冒发热后四肢软弱无力逐渐加重，于三甲医院诊断为“格林巴利综合征”。现四肢软弱无力伴麻木，头晕，皮肤枯燥，心烦口渴，咽干不利，小便黄少，大便干燥。

既往史：高血压。

诊查：体温36.8℃，血压155/85mmHg，脉搏80次/分，四肢肌腱反射减低。神清语明，舌质红，苔黄，脉弦细数。

理化检查：头部CT：未见异常。电生理检查：提示远端运动神经传导延长，传导速度减慢。

辨证（病机）：本病病机因病后余热燔灼伤津耗气，“肺热叶焦”，不能布送津液以润泽五脏，致使四肢筋脉失养，痿弱不用。湿热之邪犯肺，肺脏气阴受伤，津液不足以敷布全身。致使经脉皮肤失养，而肢体痿软伴麻木，皮肤干燥。肺阴受伤，肝火上炎，故头晕。热邪伤津，故心烦口渴，咽干不利，小便黄少，大便干燥。

中医诊断：痿证。

西医诊断：格林巴利综合征。

治法：清热润燥，养肺生津。

处方：

沙　参15g	麦　冬20g	石　膏30g	桑　叶20g
杏　仁20g	麻　仁10g	知　母15g	金银花20g
连　翘15g	花　粉20g	玉　竹20g	百　合20g
芦　根20g	葛　根20g	天　麻20g	甘　草15g

5剂，水煎服，早晚分服。

二诊：

2018年8月14日

患者症状明显好转，原方不变。

罗老说：《医宗金鉴·痿病总括》“五痿皆因肺热生，阳明无病不能成，肺热叶焦皮毛瘁，发为痿躄不能行，心热脉痿胫节纵，肾骨腰脊不能兴，肝筋拘挛失所养，脾肉不仁燥渴频。”五痿，心、肝、脾、肺、肾之痿也。痿属燥病，故皆因肺热而生也，阳明者，五脏六腑之海，主润宗筋。阳明无病，则宗筋润、能束骨而利机关，虽有肺热不能成痿也。

肺热叶焦，阳明虚弱，津液不化，筋骨失养，皮毛瘁痿，发为痿不能行也，因而心气热为脉痿，则胫节纵而不任地，肺兼心病也。因而肾气热为骨痿，则腰脊不能兴举，肺兼肾病也。肝气热为筋痿，则筋失所养，拘挛不伸，肺兼肝病也。脾气热为肉痿，则胃干而渴，肌肉不仁，肺兼脾病也。痿证的病机总属标实本虚，因实致虚，本病患者急性期多属实。肺热津伤、筋脉失养证，治宜清热润燥、养肺生津，方用清燥救肺汤加减。清燥救肺汤，出自《医门法律》，具有清燥润肺，养阴益气之功效。主治温燥伤肺，气阴两伤证。

罗老又说：《素问痿论》曰：“治痿者独取阳明何也？岐伯曰，阳明者五脏六腑之海，主润宗筋，宗筋主束骨而利机关也。”《医宗金鉴》痿痹辨似：“痿病足兮痹病身，仍在不疼痛里分，但观治痿无风药，始晓虚实别有因。”本病例从病因辨证是因感冒发热引起，病后温热之邪伤阴，而至温邪上受，首先犯肺，而治此病，故以清燥救肺汤加减治疗痿证之初期，日久湿热内生而以燥湿清热治疗，护卫阴液，以润宗筋。

按语

本病为外感化热，热邪伤津灼营，故治应清热救津，甘寒清上，使肺金清肃而火自降。方中沙参、麦冬养肺生津；石膏、桑叶、杏仁、麻仁，清热润燥；知母、金银花、连翘清热祛邪；花粉、玉竹、百合、芦根滋阴清润；葛根、天麻生津潜阳；甘草调和诸药。

【病案16】

独活寄生汤治疗腰椎间盘突出症

患者：曲某　性别：女　年龄：60岁

主诉：腰酸伴左腿沉重疼痛加重半年。

初诊：

2018年12月14日

现病史：腰部冷痛重着，转侧不利，近半年来逐渐加重，遇寒凉或劳累后则痛甚，现左侧臀部酸痛，左腿外侧疼痛沉重，左足麻木。

既往史：无。

诊查：体温36.1℃，血压130/80㎜Hg，脉搏72次/分。神清语明，弯腰扶墙，坐立不定，舌质红苔白，脉沉无力。

理化检查：腰椎CT示：腰椎L3/4、L4/5椎间盘向后突出，腰椎退行性变。

辨证（病机）：本案为肝肾不足，气血两虚，风寒湿邪乘虚侵犯经络、肌肉筋骨而致。肝主筋，肾主骨，肝肾不足，气血两虚，风寒湿邪侵犯肌肉、筋骨、关节，故见腰腿疼痛，肢体麻木；寒凝筋脉，经络不通，肝肾不足不能温养经脉，故遇寒凉或劳累后症状加重。

中医诊断：虚寒腰痛。

西医诊断：腰椎间盘突出症。

治法：祛风湿，补肝肾，行气血，止痹痛。

处方：

独　活20g　桑寄生20g　杜　仲20g　牛　膝15g

细　辛5g　秦　艽15g　茯　苓20g　肉　桂10g

防 风20g 川 芎15g 党 参15g 甘 草15g

当 归20g 芍 药20g 干地黄15g 补骨脂20g

菟丝子20g

5剂，水煎服，早晚分服。

二诊：

2018年12月21日

患者症状明显好转，原方不变5剂。

三诊：

2018年12月28日

患者行走自如，腰痛腿沉改善，取原方5剂，巩固治疗。

罗老说：腰椎间盘突出症在中医中归属为“腰痛”，《医宗金鉴》腰痛总括：“腰痛肾虚风寒湿，痰饮气滞与血瘀，湿热闪挫凡九种，面忽红黑定难医。”此阐述了九种腰痛。此病例为肾虚和风湿腰痛，故治疗以独活寄生汤祛风除湿、散寒止痛，此方以通治虚痹。

独活寄生汤，出自药王孙思邈《备急千金要方》，主治肝肾两亏，气血不足，风寒湿邪外侵，以致腰酸冷痛，酸重无力，屈伸不利，日久不愈。方中独活、秦艽、防风、细辛祛风湿，止痹痛；肉桂散寒止痛，温通血脉，起宣痹止痛之功，意在祛邪。牛膝、杜仲、桑寄生、补骨脂、菟丝子，补肝肾，强筋骨，壮腰膝，祛风湿；党参、茯苓、甘草、当归、川芎、芍药、干地黄，有补益气血的作用，意在扶正。

按语

《素问·痹论》所言：“痹在于骨则重，在于脉则不仁。”肾主骨，肝主筋，外邪侵犯筋骨，日久必损伤肝肾，耗伤气血。风寒湿邪侵犯肢体关节，气血运行不畅，故见腰膝酸痛，久则肢体屈伸不利，麻木不仁。腰为肾之府，膝为筋之府，肝肾不足，则见腰膝酸软，气血耗伤，不能通达肢体末梢，故足部麻木。本证因肝肾不足，又感风寒湿邪，日久不愈，耗伤气血所致，治疗当祛邪与扶正并用，标本兼治。

【病案 17】

祛风止痛法治疗鹤膝风

患者：王某　性别：女　年龄：65岁

主诉：右膝关节疼痛2年。

初诊：

2022年5月8日

现病史：患者于3年前行右侧骨盆手术，术后至今常感乏力。近2年出现右膝关节肿痛，屈伸不利，影响活动，受寒或劳累加重。

既往史：高血压、糖尿病。右侧骨盆手术后3年，甲亢2年。

诊查：体温36.5℃，脉搏69次/分，血压145/95㎜Hg。神清语明，拄拐杖步入诊室，右膝关节肿大，关节弹响，按压痛。舌红苔白，脉沉。

理化检查：超声：右膝关节积液，部分滑膜增厚，股骨内外髁、胫骨内髁骨赘形成。

中医诊断：鹤膝风，肾虚风寒湿痹。

西医诊断：膝关节炎。

治法：强筋壮骨，散寒除湿，祛风止痛。

处方：

防　风20g　附　子20g　牛　膝20g　生杜仲20g
甘　草15g　党　参20g　白　术20g　黄　芪20g
桂　枝5g　当　归20g　川　芎15g　熟　地20g
羌　活15g　白　芍20g　天　麻20g　川乌头10g

5剂，水煎服，早晚分服。

二诊：

2022年5月15日

患者膝关节疼痛减轻，继服5剂。

三诊：

2022年5月22日

自觉有劲儿了，膝关节疼痛明显减轻，关节肿渐消，原方5剂。

三诊后，患者又取药数次，膝痛基本痊愈。

罗老说：这个患者可以参照小儿鹤膝风治疗。小儿禀赋不充盈，肌肉削瘦少峥嵘，膝骨外露如鹤膝，必缘肾弱髓难生。血脉不荣筋挛缩，膝贮风涎时作疼，大防风汤宜先服，地黄继进莫从容。

罗老又说：两膝肿大而疼痛，髀胫枯细鹤膝风，大防风附羌牛杜，十全大补减茯苓。

《医宗金鉴》中有小儿鹤膝风的注释：多因禀赋不足，血气不荣，肌肉削瘦，遂致骨节外露，筋脉挛缩，股渐细小，而膝盖愈大，腰皆肾虚不能生精髓之故也。须先服大防风汤，继以补肾地黄丸治之，庶气血充而证自愈矣。

两膝肿大疼痛，膝上至髀，膝下胫足枯细，但存皮骨，两膝状若鹤膝，故名鹤膝风也。宜大防风汤，即防风，附子，羌活，牛膝，杜仲，人参，白术，炙草，当归，川芎，白芍，熟地，炙耆，肉桂也。此病若得之于痢疾病后者，名曰痢风，亦用此方。

按语

该患者行髋关节手术后，肝肾亏虚，气血不足，血脉不荣不畅，同侧膝关节受累，故时常肿痛，痛苦不堪。患者又患甲亢，本虚标实，治当祛邪与扶正兼顾。方中防风辛温轻散，可祛风胜湿，与羌活相伍，长于祛风湿，通经络，止痹痛；配以附子补火助阳，温经散寒，祛湿止痛。更以熟地、杜仲、牛膝温补肝肾。当归、白芍、川芎合熟地，组成四物汤，补血以行血。加川乌头祛风止痛，甘草调和诸药。全方补肝肾，益气血，祛风湿，止痹痛。

【病案18】

四妙勇安汤加减治疗静脉炎

患者：张某某　性别：女　年龄：47岁

主诉：左腿疼痛3个月。

初诊：

2023年5月18日

现病史：3个月前左下肢疼胀痛，西医诊为左下肢静脉炎，现左下肢胀痛，沉重，灼热感，行走费力，纳寐可，二便调。

既往史：健康。

诊查：双下肢水肿，左腿明显，大腿后侧、小腿内侧青筋迂曲。舌色紫暗，苔白，脉弦。

中医诊断：痹症，湿热血瘀。

西医诊断：静脉炎。

治法：清热利湿，活血化瘀。

处方：

金银花40g　连　翘20g　公　英25g　地　丁25g

荆　芥20g　防　风20g　皂角刺25g　花　粉20g

白　芷20g　当　归15g　陈　皮20g　甘　草15g

全　虫15g　乳　香5g　没　药5g　川　军5g

黄　柏15g　牛　膝25g

5剂，水煎服，每剂自加生姜3片，每剂服3次，日服2次。

二诊：

2023年6月13日

述服药后左腿胀痛减，灼热感消失。近日因久站症有反复，取上方10剂继服。

罗老说：本病例实为脉痹，湿热之邪侵袭脉络，郁阻化热而致，故以此方清热燥湿，活血通脉解毒。本方重用全蝎祛风解毒，搜刮脉络郁阻之毒，而加强疗效。

按语

静脉炎，主要病因病机为寒湿之邪客于经脉，邪气郁久化热，湿热蕴结，脉络不畅，经脉瘀阻，失于濡养。治以清热利湿、活血化瘀之法，应用四妙勇安汤加减，使湿热得除，气血通畅，四末得养，而使痛愈。

四妙勇安汤，最早见于华佗《神医秘传》曰："此疾发于手指或足趾之端，先[illegible]而后痛，甲现黑色，久则溃败，节节脱落。"清末鲍相璈将其收载于《验方新编·卷二》，命名"四妙勇安汤"，药物组成金银花三两（90g）、玄参三两（90g）、当归二两（60g）、甘草一两（30g），此方取名"四妙"者，言本方虽然药味仅有四味，但是剂量大、用力专，服后效果勇猛，迅速使邪去病除，堪称功效绝妙，故称"四妙勇安汤"。

四妙勇安汤具有清热解毒，活血止痛之功效。银花甘寒入心，善于清热解毒，故重用为主药；当归活血散瘀，玄参泻火解毒，甘草清解百毒，配银花以加强清热解毒之力，用量亦不轻，共为辅佐。四药合用，既能清热解毒，又能活血散瘀。

四妙勇安汤要点是局部或全身具有红、肿、热、痛或溃烂、腐臭的特点。临床可加减使用，如湿热重者，加黄柏、苍术、萆薢、泽泻；血瘀明显者，加桃仁、红花、丹参；气血两虚者，加党参、炙黄芪、生地、白术、鸡血藤。亦可合方使用，如合四妙丸、桃红四物汤、当归四逆汤等。关于用量，罗老认为应灵活变化，应视病情、年龄、胖瘦、体质强弱而量之。罗老常规用量金银花、元参30g，当归10～15g，甘草10～20g。热毒较重者银花、元参可适当加大量，但他很少用50g以上，罗老认为量大效果不一定就会大，反而伤人正气，且不经济，对于脾胃虚弱者要顾护胃气。

第七章

气血津液疾病

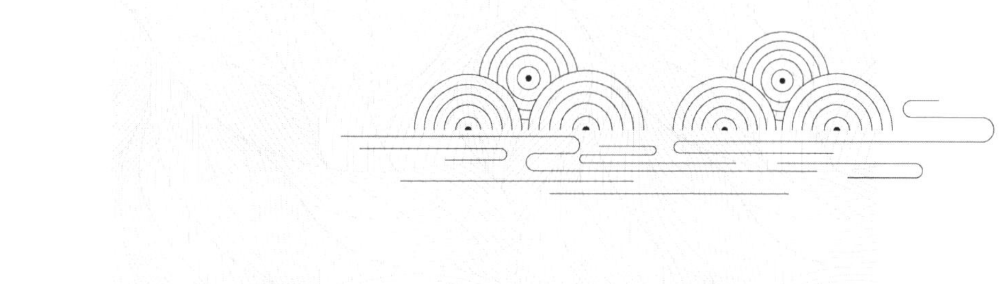

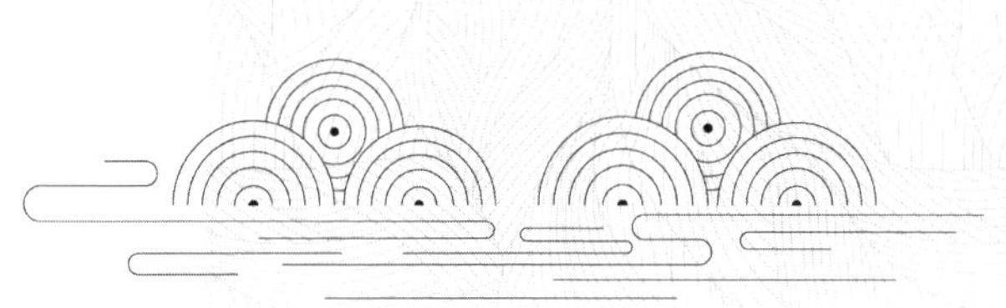

【病案1】

燥湿行气法治疗痰浊头痛

患者：向某　性别：男　年龄：52岁

主诉：头痛半年。

初诊：

2023年4月10日

现病史：近半年经常出现头痛，发作频繁。头痛发作时昏昏沉沉，头重如裹。平素脘腹胀满，时常嗳气，短气不能续息，胸闷。日常服降压药。近期体检发现鞍区囊性占位。

既往史：高血压、冠心病、颈椎病。

诊查：体温36.7℃，脉搏56次/分，血压149/95mmHg。神清语明，步入诊室。舌质红苔白，脉滑。

中医诊断：痰浊头痛。

西医诊断：头痛待查。

治法：燥湿化痰，行气止痛。

处方：

升　麻15g　苍　术25g　荷　叶20g　胆南星19g

木　香15g　天　麻15g　丹　参20g　檀　香15g

砂　仁20g　郁　金20g　葛　根25g　白　芷20g

5剂，水煎服，早晚分服。

二诊：

2023年4月17日

患者头痛减少，头昏沉感消失。舌红苔薄白，脉滑。守原方5剂。

1个月后患者来诊，诉服药后头痛一直未发作，近2日家中有事操劳，又感头胀发昏，舌质黯苔白厚，脉滑。取原方5剂。

罗老说：风热便利茶调散，雷头荷叶苍与升，痰热滚痰芎作引，虚寒真痛附参芎。

《医宗金鉴》注：雷头风痛，头面疙瘩，耳闻雷声，宜清震汤，即荷叶、苍术、升麻也。人参芎附汤，即人参、川芎、川附也。

按语

本病案患者为典型的痰浊头痛，痰浊头痛由饮食不节，嗜酒肥甘，脾失健运，痰湿内生，上蒙清空，阻遏清阳而致头痛。而该患者有鞍区囊性占位，脑为髓之海，主要依赖肝肾精血濡养及脾胃运化水谷精微，输布气血上充于脑，其发病可能也与此占位有关。罗老选取清震汤治疗。

清震汤（原名升麻汤），出自刘完素的《素问病机气宜保命集》。以升麻、苍术、荷叶研末水煎服，治雷头风。近代沪上名医范文虎先生认为“苍术健脾燥湿，升麻升阳辟邪，荷叶清香解热消暑”。治湿阻脾阳，用升麻三钱，生茅术一两，荷叶一张同煮，效如桴鼓。

此方中的升麻意在升阳举陷，清热解毒。其在《神农本草经》的记载为：“味甘、平。解百毒，杀百精老物殃鬼，辟温疫、瘴气、邪气、蛊毒。”在《名医别录》中的记载为：“味苦，微寒，无毒。主解毒入口皆吐出，中恶腹痛，时气毒疠，头痛寒热，风肿诸毒，喉痛口疮。而葛根不仅同样有升阳的作用，还有解肌、起阴气、养筋的作用。苍术辛温味苦，能焕湿健脾化痰浊，发汗解肌，辛温升散的药物上行而发散，并保护胃气，使邪气不传里而病退人安。

【病案2】

逍遥汤加减治疗血虚头痛

患者： 徐某　性别：女　年龄：41岁

主诉： 头痛反复发作3年，发作不缓解1周。

初诊：

2019年9月3日

现病史： 患者近3年头胀痛反复发作，多于工作繁忙或在月经前后，眠不好时发作。1周前头痛发作，持续不缓解，伴心烦易怒，头晕乏力，服止痛药不能减轻，工作忙，操劳。

既往史： 健康。

诊查： 血压110/70mmHg。神情痛苦，神疲体瘦，面色萎黄少华。舌淡红，有齿印，苔薄白，脉弦细。

理化检查： 头颅CT：未见异常。

辨证： 血虚气滞。

中医诊断： 内伤头痛。

西医诊断： 血管神经性头痛。

治法： 疏肝健脾，养血止痛。

处方： 逍遥散加减：

柴　胡20g　白　芍30g　当　归30g　白　术20g
茯　苓30g　炙甘草10g　薄　荷10g　酸枣仁30g
夜交藤30g

大枣3枚，生姜5片，10剂，水煎服。

二诊：

2019年9月17日

服药6剂后头痛减轻，服完后4剂后头痛消失。患者月经即将来潮，予上方6剂巩固。

罗老说：患者以头痛为主诉，与肝脾两脏的功能有密切关系。逍遥散为治肝郁血虚之主方，肝藏血，其性喜柔润、疏泄条达，肝血虚则不能柔肝养肝，肝失濡养则头痛目眩，肝郁气滞亦致脾失健运，不能化生营血以养肝，以致肝血更虚，加上女性经血来潮，血下行胞宫，头部血虚更甚而致头痛加重。

按语

头痛分为一风热头痛，二风湿头痛，三气滞血瘀头痛，四气虚头痛，五血虚头痛。此病为血虚头痛，故以养血补益脑髓之法治之，血虚缓解，其病自止，乃虚则补之的治法。盖头为诸阳之会，清阳之府之说，又为髓海所在。凡五脏精华之血，六腑清阳之气皆上注于头，若素来体弱，气血不足，髓海空虚，脑失所养，则可发生头痛。诚如《普济方·头痛附论》：若人气血俱虚，风邪伤于阳经，入于脑中，则令人头痛。

【病案3】

逍遥汤加减治疗肝郁血虚头痛

患者：白某　性别：男　年龄：39岁

主诉：头痛胀闷1周。

初诊：

2020年5月23日

现病史：头痛胀闷1周，经治疗不效来诊。现头痛胀闷，尤以右太阳穴附近胀甚，有跳痛感，能触到血管跳动。伴见视物不清，心烦易怒，口苦，右胁隐隐不适，胃脘痞闷，纳差，乏力，恶心欲吐，小便黄。

既往史：健康。

诊查：血压120/80mmHg。神清语明，活动自如，面红目赤，语速快，舌暗边青，苔薄黄，脉弦。

辨证：肝郁化火，上犯清窍。

中医诊断：头痛。

西医诊断：血管性头痛。

治法：疏肝清热，通窍止痛。

处方：逍遥散加减：

柴　胡20g　黄　芩20g　川楝子20g　当　归20g

丹　皮15g　栀　子15g　白　芍30g　龙胆草10g

生龙骨25g　甘　草10g　薄　荷10g

大枣3枚，生姜5片6剂，水煎服。

服上药后，症状明显减轻，续服6剂而愈。

罗老说：本案系肝郁化火，失其条达，阳气怫郁，循经上扰清窍而致。故以柴胡、薄荷辛凉以顺肝之性且开窍；当归、白芍养血柔肝；黄芩、栀子、龙胆草苦寒泻肝火；川楝子、丹皮行气凉血止痛；茯苓健脾固本；甘草清热解毒兼缓急止痛。

按语

《黄帝内经》云：诸风掉眩，皆属于肝。《证治准绳·头痛》云：郁而成热则满，满则痛。逍遥汤疏肝理气，行气止痛。《医宗金鉴》头痛眩晕总括为："头痛痰热风湿气，或兼气血虚而疼，在右属气多痰热，左属血少更属风，因风眩晕头风痛，热晕烦渴火上攻，气郁不伸痰呕吐，湿则重痛虚动增。"细分了各种头痛的特点。此病例乃肝郁化火、上扰清窍而致头痛，故以丹栀逍遥散加减，疏肝泻热，乃热则寒之治法。

【病案4】

益气聪明汤加减治疗耳鸣

患者：周某某　性别：女　年龄：50岁

主诉：双耳耳鸣半年，加重3个月。

初诊：

2019年7月2日

现病史：半年前自觉双耳耳鸣，声音尖细。近3个月耳鸣加重伴疲乏无力，食少纳呆，腰膝酸软，头晕目眩，视物模糊，失眠。

既往史：无。

诊查：体温36.2℃，脉博75次/分，血压100/70mmHg。神清语明，面白少华，舌淡苔薄白，脉沉细。

理化检查：双耳听力检测：未见异常。

辨证（病机）：本病主要病机在于脾气虚弱，清阳不升，髓海不足则官窍失养。

中医诊断：耳鸣。

西医诊断：神经性耳鸣。

治法：健脾益气，升阳止鸣。

处方：

蔓荆子20g　黄　芪20g　党　参20g　升　麻20g
葛　根20g　白　芍20g　桑　叶15g　蝉　蜕20g
陈　皮20g　柴　胡20g　当　归20g　炙甘草20g
女贞子20g　墨旱莲20g

水煎服，5剂。

二诊：

2019年7月10日

一周后复诊，患者症状明显改善，遂原方不变予以巩固。

罗老说：益气聪明汤适合于“气机未达头目之处”而出现的头晕目眩，眼目干涩，眼部疲劳不适等问题。正如李东垣所说：“五脏皆禀气于脾胃，以达于九窍。烦劳伤中，使清阳之气不能上升，故耳鸣耳聋、内障目昏也。”

益气聪明汤首载于《东垣试效方·卷五·眼门》：“益气聪明汤治饮食不节，劳役形体，脾胃不足，得内障，耳鸣或多年目昏暗，视物不能，此药能令目广大，久服无内外障、耳鸣耳聋之患。又令精神过倍，元气日益，身轻体健，耳目聪明。”

所以，此方顾名思义，“益气”即补益中气，通过强健脾胃，饮食倍香，以求气机充盛；“聪明”则为“耳聪目明”之意，让源源不断的气机能够升举到眼目之所，让人眼不花、耳不乱，耳目清明。

罗老又说：益气聪明汤，顾名思义，此方治疗因中气不足而致之耳聋目障。内经《灵枢·脉度》篇曰：“五脏不和则七窍不通，六腑不和则留为痈。”此为中气不足，不能上充于七窍而形成耳聋鸣目障之证。故以此方补中益气，使得清阳上升，浊阴下降。所强调的是诸子皆降，蔓荆独升。蔓荆子引药上行，达到其升清降浊之目的，诸药协同而使耳聪目明。

按语

能够引起耳鸣的病因，不仅有肝经实火，现如今更多的情况则为“髓海不足，则脑转耳鸣”。此种耳鸣多发生于体质虚弱之人，表现为响声低微，易乏力，食欲差，易腹泻，舌体胖大，舌淡有齿痕，脉细，脾气急躁往往是耳鸣出现后才出现的继发症状。《灵枢·口问》言：“耳者，宗脉之所聚也，故胃中空则宗脉虚，虚则下溜，脉有所竭者，故耳鸣。”方中黄芪、人参、升麻、炙甘草四味药物，以黄芪、人参补中益气，固表温中；升麻、炙甘草轻清升散，提升下陷之气，升麻与葛根相合又可使上行头目，通经活络；《名医别录》谓蔓荆子治脑鸣。蔓荆子色青入目，形似眼球，故能清利头目，善治头目诸疾；白芍养血平肝敛阴；黄柏清热泻火、除骨蒸，配黄芪可使“膝中气力如涌出，痿即去矣”。诸药相合，能补中气，升清阳，益肝肾，调脾胃，可治中气不足，清阳不升，目内生障，视物昏花，耳鸣耳聋等症。

【病案5】

玉屏风散加减治疗自汗

患者：陈某　性别：男　年龄：49岁

主诉：多汗近2年，加重1个月。

初诊：

2018年12月3日

现病史：白天容易汗出，动则尤甚，周身乏力，易疲劳。纳呆，夜寐欠佳，口苦口干。

既往史：无。

诊查：体温36.5℃，脉博60次/分，血压120/80mmHg。舌淡红，苔薄白，脉弦。

理化检查：无。

中医诊断：自汗。

西医诊断：多汗症。

治法：补气固表止汗。

处方：

党　参15g	黄　芪25g	白　术10g	茯　苓15g
防　风15g	桂　枝5g	白　芍15g	麻黄根15g
浮小麦15g	煅龙骨20g	煅牡蛎20g	墨旱莲15g
茯　神15g	酸枣仁15g	陈　皮10g	炙甘草10g

5剂，水煎服。

二诊：

2018年12月10日

患者症状改善，效不更方，原方10剂。

三诊：

2018年12月26日

所有症状明显改善，效不更方，原方不变开药10剂予以巩固。

罗老说：患者素体阳气虚弱，肺气不足，而肺与皮毛相表里，肺气亏虚，肌表疏松，卫表不固，腠理开泄而汗出异常，夹湿则遏伏于里，阳气不达于外，亦可致汗出，发为本病。治以益气固表，化湿和营，给予桂枝加黄芪汤合玉屏风散加减。

罗老又说：自汗表阳虚恶冷，阳实蒸热汗津津，盗汗阴虚分心肾，心虚不固火伤阴。此为表虚不固的自汗证，故以玉屏风散合桂枝汤补气固表，调和营卫，而达到治疗目的。

按语

方中黄芪益气固表，桂枝、白芍温阳益阴、活络缓急，甘草和中，生姜、大枣调和营卫。自汗重者，加浮小麦、煅牡蛎、煅龙骨、麻黄根以固表止汗。《医方考》："卫气一亏，则不足以固津液，而自渗泄矣，此自汗之由也。白术、黄芪所以益气，然甘者性缓，不能速达于表，故佐之以防风。东垣有言，黄芪得防风而功愈大，乃相畏相使者也。是自汗也，与伤风自汗不同，伤风自汗责之邪气实；杂证自汗责之正气虚，虚实不同，攻补亦异。

【病案6】

固表止汗法治疗自汗

患者：郭某某　性别：男　年龄：49岁

主诉：多汗2年。

初诊：

2023年5月29日

现病史：患者2年前开始前胸汗出严重，动则汗甚。平素气短，干活上不来气。睡眠不实，早泄。

既往史：无。

诊查：体温36.5℃，脉搏18次/分，血压130/80mmHg。神清语明，步入诊室。舌质红苔白，脉沉。

理化检查：无。

中医诊断：自汗，气虚证。

西医诊断：多汗症。

治法：补肾益气，固表止汗。

处方：

党　参25g　生黄芪25g　防　风20g　白　术20g
甘　草20g　天　麻20g　薏苡仁20g　生龙骨25g
生牡蛎25g　锁　阳20g　故　子20g

5剂，水煎服，早晚分服。

二诊：

2023年6月5日

患者汗出缓解，自觉体力充沛。原方5剂巩固。

三诊：

2023年6月12日

患者自汗大大缓解，早泄有所缓解。原方10剂巩固治疗。

罗老说：自汗表阳虚恶冷，阳实蒸热汗津津，盗汗阴虚分心肾，心虚不固火伤阴。

《医宗金鉴》注：无因汗出，谓之自汗。自汗谓表阳虚，汗出则恶寒冷，宜用后方。若蒸蒸发热，汗出不恶寒，则为里阳实，宜以调胃承气汤下之。睡则汗出，觉则汗止，谓之盗汗。盗汗为阴虚，当分心虚不固、心火伤阴也。

自汗表虚黄芪草，玉屏风散术芪防，气虚加参阳虚附，血虚黄芪建中汤。

按语

汗证是指因阴阳失调、营卫不和、腠理开阖不利而引起汗液外泄的病证。根据中医临床表现分为自汗、盗汗、脱汗、战汗、黄汗等。清醒状态时时汗出，动则益甚者，为自汗；睡中汗出，醒来即止者，为盗汗；大汗不止或汗出如油，以及急性热病中恶寒战栗而后汗出，为战汗；汗色发黄而染衣者。本病案患者为典型自汗。患者白天出汗，干活后加重，应与气虚有一定的关系。气虚不能固摄津液，可以引起津液外泄，导致汗出。罗老根据《医宗金鉴》所载，选用气虚自汗代表方玉屏风散，气虚者加人参，罗老以党参替换人参，以免上火。又因患者有早泄情况，佐以生龙骨、生牡蛎、锁阳、故子等补肾气、收敛固涩之品，亦加强敛汗之功效。

【病案7】

益气养阴法治干燥症

患者：张某某 性别：女 年龄：52岁

主诉：口干舌燥1年。

初诊：

2022年5月30日

现病史：1年来，夜间口干舌燥，舌麻，唾液少，饮水不缓解，双手晨僵，畏寒，夜间尿频，食少大便滞下。西医确诊为干燥综合征。

诊查：神清语明，体瘦，舌质红苔白厚，脉沉弦。

中医诊断：燥痹。

西医诊断：干燥综合征。

治法：养血滋阴，益气通经。

处方：

黄 芪25g 白 术20g 当 归20g 川 芎15g

补骨脂20g 续 断25g 寄 生20g 砂 仁20g

覆盆子20g 茯 苓25g 泽 泻15g 白 芍20g

桂 枝20g 知 母20g 川乌头10g

5剂水煎服，自备生姜3片。

二诊：

2022年6月6日

服药后症状缓解，继服上方5剂。

三诊：

2022年6月13日

舌头干燥麻木好转，足冷，咳嗽，胸痛。上方加紫苏20g、麻黄10g，5剂。

四诊：

2022年6月22日

诸证减轻，上方续服巩固。

罗老说：干燥综合征，中医没有此病名，此病应为虚痹，痹久阴血津液亏虚，不能濡养脏腑所致，需与温病秋燥相鉴别。秋燥为温病复感秋燥之气伤阴而成，初起病位在于太阴肺经，故方法以沙参麦冬汤治疗，而以“干燥综合征”之虚痹除以补气养血之品外，佐以通经络之桂枝、川乌之类标本兼治。

按语

干燥综合征是因人体津液亏损，造成局部或全身出现以干燥为主要特征的病证。病情由表及里、由浅入深，可致多脏器受损。其临床辨证，首当辨其虚实表里。大抵感受外邪（燥热之邪）致病者，多属表属实，起病急，病程短。而先天禀赋不足，年老体弱，失治误治，久病及里者，耗伤肺、肾、肝、脾、胃之阴液，致阴虚津亏者，属里属虚，起病缓慢，病程较长。里虚证再复感外邪者，多属虚中夹实之证。临床详辨主次，分别论治。

《素问·至真要大论篇》曰：“燥者濡之。”《临证指南医案·燥》提出治燥“其法以纯阴静药、柔养肝肾为宜”。干燥综合征以津亏液耗为主要矛盾。故本病治疗应以滋阴润燥为主治方向，同时需辨明病患是因何导致津液不足为治本。

本患者年52岁，正值绝经期前后，天癸竭，肝肾阴亏，而有便滞下，脉沉，属气阴不足证之象；尿频数，手晨僵而畏寒，为阳气虚，阳不化阴而尿频，阳气不能通行经络而晨僵。证属于肝肾阴血不足，肾阳虚衰为本，湿寒阻滞津液上承，阻滞经络为标，治以补肾阴肾阳、养肝血、温通经脉、祛湿除痹。

方以黄芪补气；当归、川芎、白芍养血；补骨脂、续断、寄生、覆盆子滋补肝肾；砂仁、茯苓、泽泻、白术健脾利湿，合以桂枝芍药知母汤通脉除痹。

【病案8】

真武汤合五苓散治疗水肿

患者：王某　性别：男　年龄：60岁

主诉：反复眼睑、小腿水肿半年。

初诊：

2019年7月2日

现病史：近半年反复眼睑、双下肢水肿，伴心悸，气短，乏力，手足不温，腰酸，小便频数，大便黏腻。

既往史：无。

诊查：体温36.5℃，脉博90次/分，血压100/80mmHg。面白虚浮，眼睑水肿，双下肢轻度水肿，舌淡苔白舌体齿痕，脉象沉滑。

理化检查：肝肾功能、甲功、心肌酶、心电图等无明显异常。尿常规正常。

中医诊断：水肿，阳虚水泛。

西医诊断：水肿待查。

治法：温阳，利水，消肿。

处方：

附　子20g　干　姜20g　炙甘草20g　白　术20g
茯　苓20g　桂　枝20g　猪　苓15g　泽　泻20g
白　术20g　砂　仁20g　五味子20g　木　香15g
陈　皮20g　紫　苏20g　槟　榔20g　薏苡仁20g

5剂，水煎服。

二诊：

2019年7月10日

一周后复诊，患者症状明显改善，遂原方不变予以巩固。5剂。

罗老说：真武汤在临床中应用广泛，为少阴水气而设，临床可见症如心下悸、身颤动、头眩、肢重、水肿、腹痛、下利、困倦等证，因水饮形成后随气机升降流行，故症状不尽相同，然其病机相同，运用时应掌握其肾阳不足、水气泛滥的病机，从病机的根本论治。另有心下悸、眩晕等相似证，应细细辨证，诸如饮停心下，水气凌心，另有气上冲胸之势，为苓桂术甘汤之证，因其为中焦脾虚，水停于内，治则当温化水饮，健运中土，非真武汤所宜。

罗老又说：此为标本兼治，水肿为水液代谢失常。一般上肿为风，下肿为湿。五苓散为《伤寒论》治疗太阳经病，水蓄膀胱之证。真武汤为《伤寒论》少阴经之水气凌心之证。此水肿患者既有膀胱气化失司，水蓄膀胱，又有肾阳不足，水气泛滥，水气凌心。故以五苓散利水以治其标，以真武汤温阳利水而治其本。标本兼治，其病自愈。

按语

本证为肾阳不足引起的水肿疾患，五脏中肾脾为先后天之本，共同促进水液代谢。因其肾阳气不足，温煦无力，元阳不足则脾阳亦不足，兼有水湿泛滥，则见眼睑、下肢水肿。水气上泛凌心则见心悸气短，湿困脾阳，阳气不得外达则手足不温、易乏力。方用真武汤温脾肾之阳，合五苓散以去水湿。

【病案9】

温胆汤加减治疗不寐

患者：陈某　性别：女　年龄：68岁

主诉：入睡难，失眠3年。

初诊：

2019年10月9日

现病史：患者近3年时间失眠、入睡困难，每晚仅睡2～3小时，经常梦魇，惊悸心烦，焦虑不安，言语杂乱，胸脘痞闷，恶心，口干苦，夜尿2次。

既往史：无。

诊查：体温36.5℃，脉博60次/分，血压120/80mmHg。体瘦，唇红目赤，坐立不宁，舌红，苔黄，脉缓。

理化检查：无。

中医诊断：不寐，痰火扰神

西医诊断：失眠。

治法：清热化痰，安神除烦。

处方：温胆汤加减。

酸枣仁30g　知　母15g　川　芎10g　茯　神20g
胆　星10g　川　连10g　生龙骨15g　清　夏20g
陈　皮15g　竹　茹15g　丹　参20g　枳　壳15g
远　志20g　夜交藤20g　合欢花20g　甘　草10g

5剂，水煎服。

二诊：

2019年10月16日

一周后复诊，患者睡眠改善，胸脘痞闷，恶心，口干苦等症状均减轻。原方加栀子10g，水煎服，5剂。

三诊：

2019年10月23日

患者一周后复诊，所有症状明显改善，效不更方，遂按原方不变，开药5剂予以巩固。

罗老说：从病机来说，本患是胆郁痰扰证。“胆者，中正之官，决断出焉”，肝胆互为表里，因此胆和情志也有一定关系。情志不遂引起肝气不舒、胆气怫郁，气郁生痰，阻滞中焦，胆胃不和，痰气郁滞化热，痰热扰乱心神，则心烦不得眠。

罗老又说：心主神明，阳入阴则寐。阴入阳则寤。心肾相交，水火既济而能寤寐。本病例痰热上扰心神，心火亢于上，导致心肾不交，故不能寐。以温胆汤清热涤痰之法治之，痰热清，心肾相交则能寐。

按语

《三因极一病证方论》曰：“心胆虚怯，触事易惊，或梦寐不祥，或异象惑，遂致心惊胆慑，气郁生涎，涎与气搏，变生诸证，或短气悸乏，或复自汗，四肢水肿，饮食无味，心虚烦闷，坐卧不安。”不寐伴胸闷心烦、口苦，多为胆胃不和、痰火上扰。用温胆汤合酸枣仁汤，功在清热化痰，除烦安神。加胆星、黄连增清热化痰之力；夜交藤、合欢花合用交通心肾，解郁安神；远志宁心安神，祛痰开窍；丹参凉血除虚烦；再加生龙骨滋阴潜阳、镇心安神，更增助眠之效。

【病案10】

逍遥散合半夏厚朴汤加减治疗梅核气

患者：周某　性别：女　年龄：43岁

主诉：喉中有异物感2个月。

初诊：

2018年8月2日

现病史：自觉喉中有物黏附已有2个月，每因情绪不畅而加剧，咽中如梅核堵塞，吞之不下，吐之不出，胸闷不舒，胁肋胀痛，嗳气时作，善太息，不思饮食。曾服多种咽炎药，效果不明显。

既往史：无。

诊查：体温36.5℃，脉博60次/分，血压110/70mmHg。嗝声短频，咽色黯红，舌淡红白，脉弦滑。

理化检查：喉镜咽部黏膜充血，表面轻微水肿，可见淋巴滤泡增生。

中医诊断：梅核气，气郁痰凝。

西医诊断：慢性咽炎。

治法：行气解郁，化痰。

处方：

当　归20g　白　芍20g　柴　胡25g　茯　苓20g
薄　荷15g　木　香25g　郁　金25g　青　皮15g
陈　皮20g　半　夏20g　厚　朴20g　香　附20g
桔　梗20g　甘　草15g　竹　茹20g　苏　梗25g

生姜3片为引，5剂，水煎服。

二诊：

2018年8月9日

咽异物感大轻，效不更方，原方5剂。

再诊咽异物感消失，嘱患者调畅情志防复发，原方5剂巩固。

罗老说：“梅核气”一病，属《金匮》妇人杂病之一，为临床上较为常见的疾病，属中医学“郁证”的范畴。病机特点是气滞痰凝血瘀，辨证以气滞、痰凝为主，但久病必瘀，故血瘀亦不能忽视。《金匮》半夏厚朴汤为治梅核气的主方，尤宜于痰湿偏盛者，以咽中如有物阻、舌苔白腻、脉弦滑为辨证要点。

《医宗金鉴》妇科心法曰：“妇人咽中如炙脔，或如梅核结咽间。半夏厚朴汤最效，半朴苏苓姜引煎。”在治疗上以半夏厚朴汤为主方，此病多为痰气凝结而成。本病例处方为多方化裁：逍遥散去白术、半夏厚朴汤、颠倒木金散、二陈汤、温胆汤去枳实，诸方合用，共奏疏肝解郁、行气豁痰之功效，气顺痰消，其病自痊。

按语

半夏厚朴汤中半夏化痰开结、和胃降逆，厚朴行气开郁、下气除满，同为主药；紫苏梗助半夏、厚朴宽胸畅中、宣通郁气；茯苓助半夏化痰，生姜助半夏和中止呕，同为辅佐药。诸药合用，辛以散结，苦以降逆，则痰气郁结之证自可解除。梅核气多因情志郁结所致，气机郁滞甚者，可酌加疏肝理气药物，如柴胡、香附、郁金、青皮等，或配合逍遥散加减应用；如咽喉不利者，可加射干、威灵仙、马勃、山豆根等清热利咽；如胃脘痛者，可加木香、佛手等理气止痛药。本方药多苦温、辛燥，仅适宜于气郁痰结者，如属阴亏津少或阴虚火盛、阳偏亢或气郁化火之证，则不宜用。

【病案11】

柴胡疏肝汤治疗胸痛

患者：韩某　性别：女　年龄：48岁

主诉：反复胸痛数月。

初诊：

2019年7月2日

现病史：反复发作胸痛数月，胸骨后及左胁部疼痛，以胀痛为主，呈阵发性，时间长短不一，几分钟至几小时不等，伴口干口苦，情绪不宁，烦躁时则疼痛加重并伴胃脘不适。

既往史：无。

诊查：体温36.5℃，脉博90次/分，血压120/80mmHg。神清语明，声快有力，舌红苔薄白，脉弦劲有力。

理化检查：胸部CT、心电图、肌钙蛋白、心肌酶谱、凝血功能等，均未见异常。

中医诊断：胸痛，肝气郁滞。

西医诊断：胸痛待查。

治法：疏肝理气，通络止痛。

处方：

柴　胡20g　枳　壳15g　白　芍20g　炙甘草10g
陈　皮20g　香　附30g　川　芎15g　延胡索20g
薤　白15g　瓜　蒌15g　丹　参20g　木　香15g
郁　金20g

5剂，水煎服。

二诊：

2019年7月10日

患者胸痛，胁痛明显减轻，情绪稳定，但仍觉口干苦，原方加栀子10g。水煎服，5剂。

三诊：

2019年7月17日

胸痛消失，无明显不适，效不更方，原方5剂予以巩固。

罗老说：肝经气滞，疏泄失职，经络不通，肝气不舒而致胁痛，甚者胸痛。柴胡疏肝汤为临床中常用方剂，此例处方为多方组成，由四逆散、柴胡疏肝汤、瓜蒌薤白汤、颠倒木金散加减组成，此为疏肝理气，通络止痛，标本兼治。

按语

肝经布于两胁，此处疼痛，多与肝经有关，本患口干口苦，情绪烦躁时则症状加重，肝胆郁滞化火，郁热循经上扰，则口干且苦；气滞不舒，阻于经络，不通则痛，故见胸胁胀痛；肝火犯胃，情绪烦躁时，胃脘不适。柴胡疏肝汤前四味药为经方“四逆散”，长于疏肝行气解郁，另加陈皮、香附以增行气之力。川芎，世称“血中之气药”，不仅擅长活血化瘀止痛，亦有行气之功。“一味丹参饮，功同四物汤”，加丹参能养血活血、化瘀止痛；瓜蒌、薤白为治胸痹胸痛之要药，能通胸中之阳，通则不痛；延胡索、木香、郁金行气活血止痛。诸药合用，胸痛自除。

【病案12】

健脾补气凉血法治疗血小板减少症

患者：宋某某　性别：男　年龄：13岁

主诉：患血小板减少症1个月。

初诊：

2022年7月1日

现病史：1个月前出现下肢皮肤出血点，当地医院诊断为血小板减少症，2022年6月27日血常规报告，血小板数目39（100～300）×10^9/L。现下肢后背少量出血点，不痛不痒，五心烦热，平素易腹泻。

诊查：形瘦，双下肢、后背皮肤散发紫斑，细小，压之不褪色。舌质红，苔白略厚，脉浮弦。

中医诊断：紫癜，脾虚湿热。

西医诊断：血小板减少。

治法：健脾补气，凉血消斑。

处方：

党　参15g	白　术15g	茯　苓15g	甘　草15g
栀　子5g	黄　芩10g	枣　仁10g	柏子仁10g
丹　皮10g	紫　草10g	二　丑10g	焦三仙30g
金银花20g	连　翘20g	水牛角10g	山　药10g

5剂，水煎服，每剂服3次，每日早晚饭后服用。

二诊：

两周后复诊，于2022年7月7日营口当地做血常规，报告如下：中性粒细胞

1.2（2.00～7.00）、中性粒细胞百分比33.7%（50%～70%）、淋巴细胞百分比56.64%（20%～40%）、血小板35（100～300）×10^9/L，舌脉同上。

处方：

水牛角粉10g	生　地20g	白　芍10g	丹　皮10g
柴　胡10g	黄　芩10g	紫　草10g	玄　参10g
麦　冬10g	金银花15g	连　翘15g	仙鹤草20g
茯　神20g	远　志10g	枣　仁20g	牛蒡子10g
三七粉7.5g			

10剂，水煎服，每剂服3次，每日早晚饭后服用。

三诊：

2022年7月30日

于当地测血常规血小板47（100～300）×10^9/L，患儿未到，家属代诉症状缓解，继服上方10剂。

四诊：

2022年8月15日

近日腹泻，皮下新增出血点，血小板35（100～300）×10^9/L，前几日鼻衄，食少纳呆。

处方：

苍　术15g	厚　朴20g	陈　皮15g	甘　草10g
川　连5g	木　香10g	麦　冬15g	生　地20g
焦三仙30g	板蓝根20g	茅　根20g	三七粉7.5g

10剂，水煎服，每剂服3次，每日早晚饭后服用。

半月后复诊，皮下出血点稀少，部分已吸收。排便正常。

二诊方10剂。

后续加减治疗约半年，紫癜不再出现，血小板维持在（65～75）×10^9/L之间。

罗老说：血小板减少症，以下肢和其他皮肤、皮下有散在出血点，化验指标血小板计数低下，中医称之为肌衄。《医宗金鉴》杂病心法，失血总括曰：肤云肌衄，齿牙宣，又曰，热犯阳络上吐衄，热侵阴络下失红。此病例为内有积热，迫血妄行而成。肌衄之证，治以凉血清热止血，犀角地黄汤加减；初诊以健脾清热法，四君子汤加清热凉血之药。阴脾统血，肝藏血，心生血，但疗效缓慢，以后又病现鼻衄，故以犀角地黄汤为方，加清热凉血止血之药治疗，此病治疗缓慢，需耐心治疗。千万不能轻易行脾切除术，这样伤害大又不可恢复。

按语

血小板减少，西医治疗措施主要以糖皮质激素、大剂量静脉丙种球蛋白冲击治疗、其他免疫抑制剂治疗，以及输注血小板、止血治疗等。该病近期治疗效果较好，但易复发，尤其是成人免疫性血小板减少症持久缓解率较低，易于反复发作，进展为慢性或难治性免疫血小板减少。对于慢性免疫性血小板减少，尤其是难治性免疫性血小板减少症，现代医学治疗手段有限，部分难治患者甚至需要进行脾切除。

中医认为本病多是外邪诱发血溢于脉外肌肤间形成的斑疹，是多种因素下造成的营血不调、血溢脉外的结果，对于衄血的病因，《黄帝内经》提及可由“火热”之邪或外伤而诱发，又《灵枢·百病始生》“起居不节，用力过度，则络脉伤，阳络伤则血外溢，血外溢则衄血”指出虚亦可致出血。

该病在急性期以出血为主要表现，以“火盛”为特点，在慢性期除血小板减少外，可无明显症状和体征，以“气伤”为特点，气虚血瘀是紫癜病的基础症候要素，主要病机是以脾气虚弱为本，以血溢脉外、瘀阻络脉为标。血小板属于中医学“营血”范畴，血小板的减少及功能障碍，临床表现为出血性疾患，这正与脾统血的功能正好吻合。

【病案13】

养血通络法治疗产后乳汁不足

患者：于某某　性别：女　年龄：29岁

主诉：产后41天，乳汁不足。

初诊：

2023年3月2日

现病史：患者41天前剖腹产，足月，乳汁不足，伴周身乏力，困倦，夜晚失眠，大便干结。又因婴儿肠胀气哭闹不止，患者心情焦虑不安。

孕产史：孕2，产1。

既往史：无。

诊查：体温36.1℃，脉搏67次/分，血压120/70mmHg。患者乳房外观符合哺乳期改变。触诊示双乳腺外上象限均有囊性结节。舌质红，苔白，脉弦。

中医诊断：缺乳；肝郁气滞，气血两虚。

西医诊断：乳汁不足。

治法：疏肝益气，养血通乳。

处方：

当　归20g　川　芎15g　熟　地20g　柴　胡20g

王不留行20g　漏　芦20g　六　通20g　花　粉15g

麦　冬25g　桃　仁20g　炮　姜5g　赤　芍25g

香　附20g　红　花20g

5剂，水煎服，早晚分服。

二诊：

2023年3月10日

睡眠改善，大便正常，乳汁增多。原方不变。继服1周。

三诊：

2023年3月17日

诸证减轻，乳汁渐足。原方不变。继服半月。

三诊后，患者乳汁已足。取药数次巩固。

罗老说：产后血虚乳汁少，四物花粉不留行，木通猪蹄汤熬服，葱白煎汤乳房淋。

《医宗金鉴》注：产后乳汁不行，因去血过多，血少不行者，宜四物汤加花粉、王不留行、木通，猪蹄熬汤煎药，配外用惠白照汤，时时淋洗乳房，以通其气。

按语

罗老以四物汤打底，路路通代木通，白芍换成赤芍以增加活血通络之功效，加花粉、王不留行、路路通组成加味四物汤，即《医宗金鉴》中提到的此方。又加柴胡、香附组成柴胡舒肝汤，以疏肝行气。又加桃仁、炮姜以组成生化汤治疗产后气血不足。全方以补为主，以通为辅。以行气为法，以补气血为本。上下互通，理法精妙，堪为吾辈行医用药之范本。

【病案14】

补气养血法治疗乳汁过多

患者：孙某某　性别：女　年龄：32岁
主诉：乳汁过多伴头晕1个月。

初诊：

2023年5月5日

现病史：患者于2个月前顺产1子，产后乏力，自觉心慌气短，食欲不振，头痛头晕。1个月前头晕加重，偶尔一过性昏蒙，而乳汁却暴涌如注。意欲回乳，又不想放弃母乳。故来求诊。

孕产史：孕1产1。

既往史：无。

诊查：体温36.3℃，脉搏67次/分，血压115/75mmHg。神清语明，步入诊室。舌淡苔薄白，脉沉。

辨证：产后气血不足，失于荣养与固摄，气血外脱。

中医诊断：乳汁过多。

处方：

红　花20g　当　归20g　牛　膝20g　赤　芍20g
甘　草15g　生晒参20g　白　术20g　黄　芪25g
茯　苓15g　甘　草20g　川　芎15g　熟　地20g

5剂，水煎服，早晚分服。

二诊：

2023年5月12日

患者略有回乳，对现状满意，减红花、牛膝，加三仙。继服5剂。

三诊：

2023年5月19日

患者头晕缓解，乳汁供需平衡，对现状满意。原方5剂巩固。

罗老说：产后乳汁暴涌出，十全大补倍参芪。食少乳多欲回乳，免怀红花归芍膝。无儿食乳乳欲断，炒麦芽汤频服宜。

《医宗金鉴》注：产后乳汁暴涌不止者，乃气血大虚，宜十全大补汤，倍用人参、黄芪。若食少乳多，欲回其乳者，宜免怀散，即红花、归尾、赤芍、牛膝也；若无儿食乳，欲断乳者，用麦芽炒熟，熬汤作茶饮之。

按语

该患者因生产导致伤气伤血，因产后哺乳导致气血恢复不好，气血不足，中气不足，气不摄血。同时乳汁过多，甚至暴涌，导致气血更不易恢复。患者几欲断乳，却担心孩子营养不好，迟迟未下定决心，反复思虑，恐伤心脾。罗老根据《医宗金鉴》，减其母乳，又补其气血，令吾辈叹其妙手。患者服后乳汁量匀，不再暴涌，连连感谢罗老保其母乳。

【病案15】

仙方活命饮加减治疗扁桃体炎

患者：张某 **性别：**女 **年龄：**44岁

主诉：咽喉肿痛1周。

初诊：

2018年7月2日

现病史：近1周咽喉肿痛，口腔溃疡，耳根痛，口干口苦，心烦易怒，心慌失眠，大便燥结。自服祛火药，无效果。

既往史：慢性食管炎，乳腺结节。

诊查：体温36.5℃，脉博60次/分，血压120/80mmHg。面赤唇红，口唇疱疹结痂，咽肿红赤，扁桃体二度肿大，充血，可见脓点，舌红，苔黄腻，脉弦数。

理化检查：未做。

中医诊断：喉痈，热毒壅滞。

西医诊断：急性化脓性扁桃体炎。

治法：清热解毒，消痈排脓。

处方：

金银花20g 连翘20g 蒲公英15g 紫花地丁20g
防风15g 白芷15g 陈皮20g 当归20g
甘草10g 赤芍15g 天花粉15g 浙贝母20g
乳香5g 没药5g 皂角刺10g 黄芩10g

5剂，水煎服，生姜3片为引。

二诊：

2018年7月10日

患者咽痛，口腔溃疡明显改善，大便仍干，查：咽赤，扁桃体一度肿，色红，脓点已消，原方加大黄5g，5剂。

一周后再诊，患者咽痛消失，口腔溃疡已愈，稍感咽部不爽，查：咽色淡红，扁桃体一度肿，淡红。予一诊方5剂。

罗老说：该患咽喉肿痛、口舌生疮、大便燥结，属热毒壅盛，选方仙方活命饮无疑。《灵枢痈疡篇》说：营卫稽留于经脉之中，则血泣而不行，不行则卫气从之而不通，壅遏不得行，故热。大热不止，热胜则肉腐，肉腐则为脓，故命曰痈。热毒壅聚，营气郁滞，气滞血瘀，聚而成形，故见局部红肿热痛；邪正交争于表，故身热凛寒；正俱盛，相搏于经，则脉数有力。痈疮初起，治宜清热解毒为主，配合理气活血、消肿散结为法。

罗老又说：仙方活命饮为外科之圣方，清热解毒，化腐生肌，然用于内科亦效。

按语

方中金银花性味甘寒，最善清热解毒疗疮，前人称之为疮疡圣药，故重用为君。然单用清热解毒，则气滞血瘀难消，肿结不散，又以当归尾、赤芍、乳香、没药、陈皮行气活血通络，消肿止痛，共为臣药。疮疡初起，其邪多羁留于肌肤腠理之间，更用辛散的白芷、防风相配，通滞而散其结，配合黄芩、连翘增强清热解毒之功效，使热毒从外透解；气机阻滞每可导致液聚成痰，故配用贝母、花粉清热化痰散结，可使其未成即消；皂角刺通行经络，透脓溃坚，可使脓成肌溃，均为佐药。甘草清热解毒，并调和诸药。

【病案16】

润肠通腑法治疗中风后顽固性便秘

患者：刘某　性别：男　年龄：57岁

主诉：脑梗死后10年，严重便秘。

初诊：

2023年3月7日

现病史：10年前患脑梗死后出现严重便秘，约10天大便1次，腹胀、大便干硬、排便费力，常服通便药、用开塞露等，效果不佳。右半身不遂，行动不便，需人搀扶。血压高，未按时服用降压药，平时感头晕时服降压药。

既往史：高血压，脑梗死。

诊查：体温36.7℃，脉搏66次/分，面红，血压138/81㎜Hg（服药后）。神清，扶入病室，行动不遂，腹胖，舌质红苔白脉弦。

中医诊断：便秘，风燥；中风后遗症。

西医诊断：中枢性便秘，脑梗后遗症。

治法：益气养血，润肠通腑。

处方：

川　军10g　杏　仁20g　火麻仁20g　山　药20g

防　风15g　羌　活25g　车前子20g　槟　榔20g

枳　壳20g　菟丝子20g　牛　膝20g　山萸肉20g

熟　地40g　生黄芪40g　地　龙15g　白　芷20g

天　麻20g

5剂，水煎服，早晚分服。

二诊：

2023年3月14日

患者大便2日1次，便软。舌淡苔薄白，脉弦。取原方5剂。

三诊时去川军，稍作加减又调理一个月左右，患者基本恢复自主排便。

罗老说：三化气实风中腑，昏冒闭满小承羌。形气俱虚及风燥，搜风顺气自然康。

《医宗金鉴》注：气实风中腑，谓风邪中腑之人，形气实也。昏冒，谓神昏不知人也。闭满，谓二便阻隔腹满胀也。小承羌，谓小承气汤，厚朴、枳实、大黄，加羌活，即三化汤也。若其人形气俱虚，则当以搜风顺气丸缓缓治之，自然康也。久病风之人，大便多结燥，谓之风燥。或用续命汤汗过，三化汤下过，津液枯干，以致结燥。凡病不论中经络脏腑，但有二便阻隔，形气不足，难堪攻下者，均宜此法，以搜六腑之风，通肠胃中之气，便自利矣。

按语

急则治其标，缓则治其本，本病案患者因脑梗后大便10日一行，应先通腑气。患者面红，血压高，罗老方用搜风顺气丸，组成是大黄、槟榔、枳壳、车前子、牛膝、火麻仁、郁李仁、独活、防风、菟丝子、山药、山茱萸。腑气通，便自通。

第八章

妇科疾病

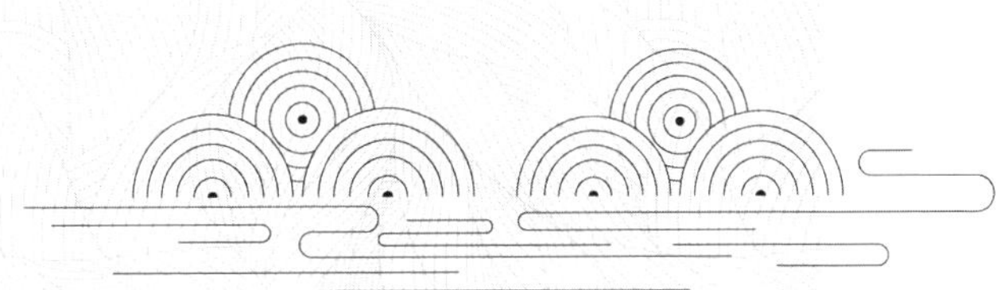

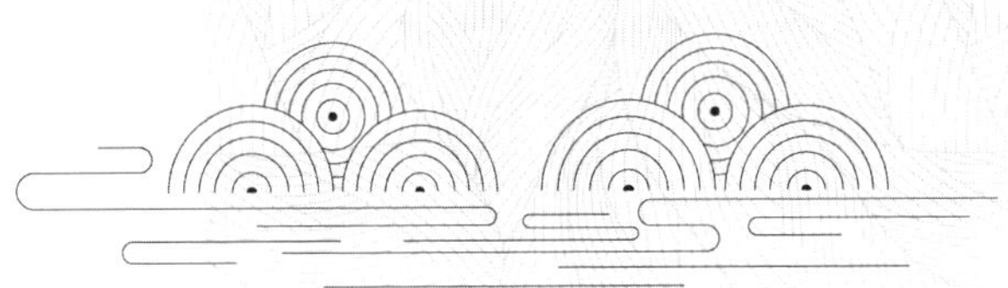

【病案1】

散寒化瘀、补肾养血治疗痛经

患者：于某　性别：女　年龄：28岁　已婚未孕

主诉：经行腹痛10余年。

初诊：

2020年10月28日

现病史：平素月经周期规律，30天一潮，每于月经前2天开始小腹下坠不适。月经量少，色暗，经期腹痛加剧，血下痛减，着凉加重，伴恶心呕吐及大便溏稀。经前乳房胀痛，胸闷，易怒，烦躁。反复发作，依靠口服止痛药，方能缓解。末次月经：9月30日。

诊查：发育正常，形瘦，面色黯淡，舌紫黯，脉弦滑。

理化检查：超声：子宫、双附件未见明显异常。

中医诊断：痛经，寒凝气滞血瘀。

西医诊断：原发性痛经。

治法：散寒化瘀，行气止痛。

方药：调经汤加：

吴茱萸15g　五灵脂15g　元　胡20g　乌　药20g

半　夏15g　陈　皮15g　夏枯草15g

7剂，水煎服。

二诊：

2020年11月10日

服用上方10日后，月经于11月1日来潮，腹痛稍缓解，月经量较前次增多，夹血块，块下痛减，大便溏稀改善，现血停3天，月经后无明显心烦气躁症状。但腰酸，乏力，肢冷畏寒，面色恍白，舌淡，脉细。

治法：益气养血，补肾调经。

方药：八珍汤加：

黄　芪25g　菟丝子20g　杜　仲20g　寄　生20g

血　藤15g　巴　戟20g

7剂，水煎服。

三诊：

2020年11月22日

患者服药后腰酸好转，精力充沛，叮嘱按以上周期交替服用3个月经周期巩固疗效。

罗老说：经行腹痛出现在经期之后，大多数是气血虚弱；出现在经期之前，大多数是气血凝滞。气血凝滞中，由于气滞引起血滞的，腹部胀满重于疼痛；由于血滞引起气滞的，腹部疼痛重于胀满。气血凝滞的经行腹痛，还须辨别是夹虚还是纯实，是属寒属热。

《医宗金鉴》注：腹痛经后气血虚，痛在经前气血凝，气滞腹胀血滞痛，更审虚实寒热情。

按语

凡在经期或月经前后，出现周期性小腹疼痛，痛引腰骶，甚则剧痛昏厥的，称为“痛经”。中医学认为，女子以血为本，月经以血为用。《素问·调经论篇》云：“血气者，喜温而恶寒”“寒则泣不能流，温则消而去之”，由此可见气血之特性为：喜温恶寒，得热则行，遇寒则凝。临床辨证主要辨其虚实，经前经期温经散寒，祛瘀止痛，经后及经间期辅以八珍汤调气血，补肾充血脉，开蕴滞，以候经期。

一诊，经期将至，重在调血止痛以治标，及时缓解疼痛。调经汤中，活血化瘀加吴茱萸、桂枝，温经散寒暖宫，兼通血脉以止痛；当归、川芎养血活血以调经；丹皮化瘀行血；党参益气；白芍、甘草缓急止痛。合方共达温通化瘀、行气活血之效。

二诊：“经水出诸肾”不荣则痛，气血不足，冲任亦虚，经行之后，血海更虚，子宫、冲任失于濡养，故经期或经后小腹隐隐作痛，喜按，气虚下陷则空坠不适；气血两虚血海未满而溢，故经量少，色淡，质清稀；面色无华、神疲乏力、头晕心悸、舌淡、脉细无力皆为气血不足之象。八珍汤方中加黄芪补脾益气，养血和血。气充血沛，子宫、冲任复其濡养，自无疼痛之患。可酌加鸡血藤、香附、艾叶、养血缓痛。伴腰酸不适，加菟丝子、杜仲等补肾壮腰止痛。肾气实，筋骨坚，阴血充沛，子宫冲任得以温濡，则疼痛自止。《格致余论》曰：“将行而痛者，气之滞也；来后作痛者，气血俱虚也。”痛经的辨证主要辨其虚实，即“不通则痛”和“不荣则痛”。治疗以通调气血为主，或补肾填精以养血，或补气养血，或行气活血，或温经散寒，临床中应根据不同情况细加辨之。

【病案2】

补血行气法治疗痛经

患者：李某某 性别：女 年龄：33岁 已婚

主诉：经行腹痛3年。

初诊：

2023年4月18日

现病史：月经规律，近3年经行腹痛，月经量多夹大血块，右下腹包块，平素偶有腹痛，腹痛后排白带，色白质清。自觉大便不净，偶有耳鸣，鸣声持续1分钟左右。末次月经4月9日—4月16日。

孕产史：无。

既往史：子宫内膜异位症。

诊查：体温36.2℃，脉搏65次/分，血压108/72mmHg。体态微胖，面黄白，舌淡苔白，脉沉。

理化检查：超声：子宫内膜增厚，腺肌瘤，右卵巢巧囊。

辨证及治法：患者为气血亏虚体质，因血气凝滞导致痛经。耳鸣说明患者血虚肾虚。痛后排白带则有气滞。综上，患者为气滞血虚，治疗应补血行气。

中医诊断：痛经。

西医诊断：继发性痛经。

处方：

当 归20g 柴 胡20g 茯 苓20g 白 术20g

甘 草15g 黄 芪20g 赤 芍20g 肉 桂10g

炮 姜5g 川 芎20g 川 军5g 三 棱20g

莪　术15g　三　仙45g　鸡血藤10g

5剂水煎服早晚分服。

二诊：

2023年4月25日

月经未到来潮时间，服药后心情舒畅，遇事不生气。

继服7剂。

三诊：

2023年5月5日

5月3日月经来潮，痛经好转，月经量稍减，带下时不腹痛，耳鸣减少。

原方10剂巩固。

三诊后，患者又取药数次，痛经明显减轻。

罗老说：腹痛经后气血弱，痛在经前气血凝。气滞腹胀血滞痛，更审虚实寒热情。

《医宗金鉴》注：凡经来腹痛，在经后痛，则为气血虚弱；经前痛，则为气血凝滞。若因气滞血者，则多胀满。因血滞气者，则多痛。更当审其凝滞作胀痛之故，或因虚、因实、因寒、因热而分治之也。

经后腹痛当归建，经前胀痛气为殃。加味乌药汤乌缩，延草木香香附榔。血凝碍气疼过胀，本事琥珀散最良。棱莪丹桂延乌药，寄奴当归芍地黄。

《医宗金鉴》注：经后腹痛或去血过多，乃血虚也，宜用当归建中汤补之，其方即小建中汤加当归也。经前腹胀痛，乃血气凝滞。若胀过于痛，是气滞其血也，宜用加味乌药汤开之，其方即乌药、缩砂、延胡索、甘草、木香、香附、槟榔也。若痛过于胀，是血凝碍气也，宜用琥珀散破之，其方即三棱、莪术、丹皮、官桂、延胡索、乌药、刘寄奴、当归、赤芍、生地黄也。

按语

罗老选用当归建中汤加柴胡舒肝散作为底方，因此病案患者为气滞血虚型痛经，并伴有痛后带下，带下色清质清，故有寒气为滞，所以选用当归建中汤。其中炮姜可散寒行气，加三棱、莪术以行气活血，加三仙以调理脾胃，为更好地补血行气做基础。

【病案3】

舒肝解郁汤加味治痛经

患者：张某　性别：女　年龄：26岁　已婚

主诉：经期腹痛复发2个月。

初诊：

2022年6月6日

现病史：行经期腹痛数年，1年前曾在此服药调理，效佳，近2个月月经期时有腹痛，小腹胀，月经量色质正常，排卵期出血，有时腹泻，乏力。末次月经5月12日—17日。

既往史：健康。

诊查：发育正常，面色红润，舌质红，苔白，脉弦。

理化检查：超声：子宫、双附件未见异常。

中医诊断：痛经，肝郁气滞。

西医诊断：原发性痛经。

治法：疏肝活血，行气止痛。

处方：舒肝解郁汤加：

丹　参20g　益母草20g　香　附40g　乌　药10g

炮　姜5g　三　棱20g　莪　术20g　鸡血藤20g

小茴香10g　川　芎15g　三　仙45g　元　胡20g

5剂，水煎服，每剂服3次，每日早晚饭后口服。

二诊：

2022年6月13日

末次月经6月12日至今，腹痛不明显，手足厥冷。罗老以上方加土鳖虫10g。5剂，水煎服。

按语

本病为临床常见痛经，脉弦、舌红、经期痛，辨为肝郁化火、气滞血瘀。腹泻，为脾阳虚、肝木乘脾土。患者乏力，并非气虚血虚导致，实为肝气郁滞、气滞血瘀、气有余便是火、肝火煎熬气血所致。气为血帅，气郁久则必血瘀，故用活血药，活血行气。肝气升发，是阳气畅达的表现，若下寒，也会导致肝气不畅，而肝郁，故在舒畅肝气的同时，以温下寒，助木气升。瘀血已成，必须化瘀生新，所谓“瘀血不去，新血不生”。

舒肝解郁汤是罗老常用方，本方组成白术、当归、白芍、柴胡、薄荷、甘草、青皮、郁金、茯苓。是逍遥散的变方，在逍遥散基础上加青皮、郁金，加大行气药力。另加益母草、香附、丹参、三棱、莪术、鸡血藤、川芎、元胡活血化瘀、通经止痛；乌药、炮姜、小茴香散寒行气止痛。

逍遥散出自宋代《太平惠民和剂局方》。逍遥散方名中的“逍遥”，取自《庄子·逍遥游》。清代医家王子接对“逍遥”文理的阐释后说：“譬之于医，消散其气郁，摇动其血郁，皆无伤乎正气也。”逍遥散即通过疏肝解郁的方药，使郁滞的肝脏气血通畅，血虚的肝体贮满气血，从而顺应其条达舒畅、藏血之脏的生理特性和功能。宋代医家将该方命名为“逍遥散”，即借用庄子“逍遥”顺其自然的意境，喻指逍遥散有使肝脏恢复其生理特性、使人从抑郁中解脱、恢复逍遥自在的功能。

它其实是从两个方剂变通化解而来的，那就是《伤寒论》里的四逆散和当归芍药散。我们可以先看看这两首经方的组成情况：四逆散：柴胡、枳实、白芍、甘草组成，是《伤寒论·少阴病篇》里的一个方剂，主阳郁厥逆，可以说是疏肝理气的祖方；当归芍药散：源自《金匮要略·妇人妊娠病篇》，由白芍、当归、川芎、白术、茯苓、泽泻组成，主妇人腹中痛，可以说是调理肝脾的祖方。

逍遥散正是在这两首经方的基础上结合而成。对比来看，在疏肝理气方面，逍遥散不及四逆散；而在化湿健脾上，逍遥散又不及当归芍药散。

但是综合看来，逍遥散正是“提取”了二方的配伍之长，合理搭配而成。而其组方配伍构思之巧妙，被后世医家广泛应用于女性养生、调理气血、畅达情志等方面。

【病案4】

少腹逐瘀汤治疗痛经

患者：董某 性别：女 年龄：27岁 未婚

主诉：经行腹痛4年，加重半年。

初诊：

2018年8月2日

现病史：经行腹痛4年余，加重半年。周期规律，月经量少，有血块，得温痛减，经前伴有乳房胀痛，腰酸肢冷等症状。末次月经7月5日。

既往史：无

诊查：体温36.5℃，脉博60次/分，血压120/80mmHg。体瘦面白，舌质黯，苔薄白，脉弦细。

理化检查：超声：子宫肌瘤，盆腔积液。

中医诊断：痛经，寒凝血瘀。

西医诊断：原发性痛经。

治法：温经散寒，行气止痛。

处方：

小茴香10g 延胡索20g 肉 桂10g 川 芎15g

当 归15g 白 芍15g 生蒲黄10g 五灵脂10g

乳 香10g 没 药10g 丹 参20g 益母草20g

香 附20g 乌 药15g 炮 姜5g 水 蛭5g

5剂，水煎服。

二诊：

2018年8月9日

一周后复诊，患者8月5日月经来潮，经行第一天量多，腹痛较以往减轻，血块减少，原方5剂。

三诊：

2018年8月17日

患者一周后复诊，月经回潮5天，腰酸畏寒症状明显改善，无明显其他不适，上方减炙水蛭，10剂。

半月后再诊，小腹微胀，乳房发胀，一诊方加柴胡15g，5剂。

一周后复诊，月经来潮3天，无腹痛及其他不适，上方续服5剂。

痛经是指妇女正值经期或经行前后，出现周期性小腹疼痛，或痛引腰骶，甚至剧痛晕厥，亦称“经行腹痛”。临床上分为原发性和继发性两大类。原发性痛经是指生殖器官无器质性病变者，又称为功能性痛经，多见于青少年。继发性痛经是由于盆腔器质性病变，如子宫内膜异位症、子宫腺肌病等引发的痛经，常见于育龄期妇女。

罗老说：痛经一证，亦需辨证，分为经前腹痛和经后腹痛。经前腹痛多为寒凝气滞血瘀、胞脉不通，经后腹痛多为血虚胞宫失养。此证为经前腹痛，寒凝气滞，不通则痛，故以少腹逐瘀汤温经散寒、化瘀止痛之法治之。

按语

少腹逐瘀汤出自《医林改错》卷下。具有活血祛瘀，温经止痛的功效。主治少腹寒凝血瘀证，少腹瘀血积块，或经期腰酸，小腹胀，或月经一月见三五次，接连不断，断而又来，其色或紫或黑，或有瘀块，或崩漏兼少腹疼痛，或粉红兼白带者，或瘀血阻滞，久不受孕等证。根据患者经行腹痛、得温痛减、夹血块、肢冷等症，可辨为寒凝血瘀证，方用少腹逐瘀汤加减，小茴香、肉桂、延胡索、五灵脂、生蒲黄、没药、当归均为少腹逐瘀汤中的药物，小茴香、肉桂均是温里药，散寒止痛助阳；延胡索、五灵脂、没药均是活血止痛药，延胡索善“行血中气滞，气中血滞，专治一身上下诸痛”；香附行气解郁，气为血之帅、血为气之母，故行气以活血，香附更是“气中血药”；水蛭为虫类药，具有明显的破血通经作用；全方配伍以温经散寒、活血止痛为主，针对“不通”二字，旨在调畅气血，正所谓“不通则痛，通则不痛”。

【病案5】

桃红四物汤加减治疗痛经

患者：王某　性别：女　年龄：23岁　未婚

主诉：经行腹痛2年。

初诊：

2018年8月2日

现病史：经行腹痛2年余，平素月经周期规律，经期小腹疼痛难忍，拒按，经色暗红，量小，有血块，经前乳房、胸胁胀痛。末次月经：7月15日。

既往史：无。

诊查：体温36.5℃，脉博60次/分，血压110/70mmHg。舌质暗红苔白，脉弦涩。

理化检查：彩超及妇科常规检查无异常。

中医诊断：痛经，气滞血瘀。

西医诊断：原发性痛经。

治法：活血化瘀，行气止痛。

处方：

桃　仁20g　红　花20g　当　归25g　川　芎10g

赤　芍15g　熟　地25g　枳　壳15g　柴　胡15g

延胡索20g　川楝子20g　五灵脂10g　丹　参20g

益母草20g　香　附25g　乌　药20g　鸡血藤25g

水煎服，5剂。

二诊：

2018年8月9日

一周后复诊，服药无明显不适，原方5剂。

三诊：

2018年8月17日

月经来潮3天，痛经明显减轻，经量较之前增多，原方10剂。

再诊无不适，原方服至下次月经结束，随访3个月，痛经无复发。

罗老说：痛经的病位主要在肝，但与脾肾也有一定关系。正如叶天士《临证指南医案》所云："女子以肝为先天。"肝为藏血之脏，肝与冲任两脉有内在联系，主宰血海的满盈与泻溢，肝主疏泄，可直接影响经血的运行。若思虑劳倦过度，阴血暗耗，加之肾气未充，肝木滋养不足，冲任胞脉失于濡养，不荣而痛；情志抑郁，肝气失于调达，血行不畅，气滞血瘀，冲任经脉不利，胞脉瘀阻，不通则痛。

《医宗金鉴》妇科心法："经行腹痛，腹痛经后气血弱，痛在经前气血凝，气滞腹胀血滞痛，更审虚实寒热情。"经后腹痛当归建，经前胀痛气为殃，加味乌药汤乌缩，延草木香香附榔。血凝碍气疼过胀，本事琥珀散最良，棱莪丹桂延乌药，寄奴当归芍地黄。本病例血虚有瘀，血凝碍气，经络不通，不通则痛，以桃红四物汤加味，养血活血，去瘀生新，经络通畅，其病自愈。

按语

痛经临床总以精血不足为本，气滞、血瘀、寒凝、湿滞为标。桃红四物汤方中当归补血、活血；熟地补血、滋肾；白芍敛阴养血，与甘草配伍有养血柔肝、缓急止痛之功。桃仁、红花、川芎、延胡索调气活血，祛瘀止痛。川楝子、香附行气解郁止痛，其中川楝子性寒，又有疏泻肝火的作用。全方养血活血，化瘀通经，行气止痛，疗效颇佳。

【病案6】

少腹逐瘀汤加味治子宫腺肌症

患者：孙某某　性别：女　年龄：31岁　已婚

主诉：经行腹痛数年。

初诊：

2023年2月21日

现病史：患者长年腹痛，经前经期腹痛加重，发作时服用止痛药，行经量少，经前期乳腺胀痛。已婚3年，未避孕而不孕，西医诊为子宫腺肌症，附件炎，子宫肌瘤。末次月经1月20日—1月28日。

诊查：患者神清语明，舌质红，脉沉无力。

理化检查：市医院彩超报告显示：①子宫腺肌瘤；②右侧附件囊肿；③宫颈囊肿；④盆腔积液。

中医诊断：痛经，瘀阻胞宫。

西医诊断：继发性痛经，子宫腺肌症。

治法：活血化瘀，行气止痛。

处方：舒肝解郁汤加：

小茴香10g　炮　姜10g　元　胡25g　五灵脂10g

没　药10g　川　芎15g　生蒲黄10g　肉　桂10g

赤　芍25g　王不留行25g　漏　芦25g　三　仙45g

附　子10g

5剂，每剂服用3次，每日早晚饭后服用。并嘱服药期间避孕。

二诊：

2023年2月27日

末次月经2月22日，腹痛减轻，大便稠黏。上方加益母草20g、三棱20g、莪术20g。10剂，服用方法同上。

三诊：

2023年3月16日

末次月经2月22日—28日，恶寒减轻，但腹痛仍有，左侧乳腺痛，失眠，痔疮，脉沉。外院彩超报告双侧乳腺增生样改变，左乳低回声，右乳腺结节，双乳腺增生样结节。

处方：舒肝解郁汤加：

赤　芍20g	桃　仁20g	熟　地25g	红　花20g
枳　壳20g	川　芎15g	枣　仁30g	柏　仁20g
远　志15g	王不留行25g	漏　芦25g	灵　脂10g
土　虫10g	槐　角20g	生地榆20g	炙水蛭5g

10剂，服法同上。

四诊：

2023年3月30日

末次月经3月23日—25日，经行腹痛减轻，经后即止，痔疮同前。上方减炙水蛭，加全虫10g，枣仁改40g。10剂。

五诊：

2023年4月18日

仍偶有腹痛，明显缓解，3月16日方减炙水蛭，加全虫15g、白芷20g、黄芩15g、栀子10g，10剂。

罗老说：“子宫腺肌症”乃西医妇科病名词，中医妇科对本病诊为痛经，本患经行腹痛，寒凝气滞造成胞宫瘀阻，不通而痛，故用《医林改错》书中的少腹逐瘀汤，以温经散寒，逐瘀止痛，以治其本；加舒肝解郁汤（逍遥散加青皮、郁金），平肝养血以固本；加之病患又生痔疮，乃直肠郁热重甚，“魄门亦为五脏使，水谷不得久藏”，故加以清泻直肠郁热、通便解毒之药。

按语

患者长期腹痛，西医诊断为子宫腺肌病。子宫腺肌病是具有生长功能的子宫内膜组织出现和生长在子宫肌壁层的良性病变，这些异位的子宫内膜受卵巢激素的影响，每到经期发生出血，因而引起痛经和周围组织的纤维化，临床主要表现为继发痛经伴进行性加重，经期延长，月经量多。

中医认为本病属于“痛经”，其成因为冲任胞脉瘀阻，聚而成积，积而成症，内膜蔓生，瘀血留结于子宫肌层而成该病。患者病程延久，舌质红脉沉无力，久病成瘀，瘀血阻碍气血生化，则久病必虚，故一诊时治法以疏肝健脾养血，化瘀止痛生新。方用舒肝解郁汤加少腹逐瘀汤加味。舒肝解郁汤：疏肝解郁，健脾和胃。开气机，化水谷，养气血。少腹逐瘀汤，取《金匮要略》温经汤之意，合失笑散化裁而成。方中灵脂、蒲黄活血祛瘀，散结止痛；川芎、当归乃阴中之阳药、血中之气药，配合赤芍补血行气活血，散滞调经；元胡、没药利气散瘀，消肿定痛；小茴香、炮姜、官桂温经散寒，通达下焦。全方有活血祛瘀、温经散寒、散结止痛之功效。加王不留行、漏芦，消肿散结，加强通利作用。所以服药后患者改善明显。三诊时，见寒症已驱，而大肠郁热有痔疮，在疏肝健脾、养血化瘀基础上加清大肠积热药，方用舒肝解郁汤和桃红四物汤加味。后沿用此方，根据症状酌情加减，以巩固疗效。罗老认为，该病虽有寒、热、虚、实之不同，但瘀血阻滞胞宫为其基本病理变化，经过长期治疗终会取得满意疗效。

【病案7】

疏肝理气补气摄血治疗崩漏

患者：于某　性别：女　年龄：44岁　已婚

主诉：阴道不规则出血1个月。

初诊：

2021年1月16日

现病史：患者平素月经紊乱，2～3个月一潮，伴有经期延长10～14天方净，末次月经2020年12月初，淋漓至今，时多时少，现量少淋漓，色淡质稀，腰酸背痛，神疲纳差，气短心悸，失眠多梦。

诊查：形虚体胖，面色黄白，舌淡苔薄白，脉沉缓无力。

理化检查：超声：子宫内膜回声不均。

中医诊断：崩漏；中气不足，脾不摄血。

西医诊断：功能失调性子宫出血。

治法：补益摄血，固冲止崩。

处方：

太子参20g　白　术25g　黄　芪25g　当　归20g

甘　草15g　茯　神20g　远　志15g　枣　仁20g

木　香15g　炮　姜5g　地榆炭40g　血余炭20g

艾　叶20g　栀　子10g　三七粉10g　海　蛸20g

5剂，水煎服，随诊。

二诊：

2021年1月26日

血尚未止，量少淋漓，少腹坠痛，睡眠好转，舌暗淡，脉沉。

上方减枣仁，加升麻15g、柴胡15g、陈皮15g、黄芪25g、熟地20g。5剂水煎服，随诊。

三诊：

2021年2月3日

神疲乏力好转，血止2天。现心烦易怒，胸胁满闷胀痛，脘腹胀满，便秘，口干苦，舌体肥大苔腻，脉弦数。

治法：疏肝理气，补肾固冲。

拟方：舒肝解郁汤加：

太子参25g　黄　芪40g　远　志20g　木　香15g

枸杞子20g　丹　参20g　坤　草25g　菟丝子25g

海　蛸20g

5剂，水煎服，随诊。

四诊：

2021年3月15日

胁痛缓解，大便正常，月经尚未来潮，上方基础上加桃仁20g、红花15g、泽兰15g、牛膝20g。6剂，水煎服，随诊。

随访：4月初月经来潮后，经血自止。上方巩固治疗1个月后复诊。

罗老说：经血非时而下，阴道突然大量出血，或淋漓下血不断者，称为“崩漏”，前者称为“崩中”，后者称为“漏下”。崩漏的治疗主要是辨其寒、热、虚、实，治疗上采用“急则治其标，缓则治其本”的原则，灵活运用塞流、澄源、复旧三法，罗老在治疗此病方面，有独特的见解，对于脾气不足、中气下陷的崩漏，应以健脾摄血，升举阳气为主，升提中气，标本兼治以扶正。

崩漏发生的时候，如见到经血紫黑，夹有血块，腹胁胀痛的，多属于血热有瘀；若出血日久不愈，血中无块，腹胁不痛的，多属于任脉和冲脉受到损伤。

按语

崩漏辨证审因须细辨，虚补瘀消热用清。崩漏的原因还有忧思过度，伤及脾胃，使脾虚而不能统摄血液的；更有大怒伤肝，肝伤不能藏血而血妄行于血脉之外的。总之，临证的时候，必须详尽地询问病因，仔细进行辨别，然后采取相应的治疗方法：虚的要补，瘀的要消，热的要清。还需注意：血能载气，若崩漏日久，则气随血脱，也能导致脾胃之气不足，脾气虚弱，升举无力，不能统摄血液，反过来又会加重病情，从而成为崩漏新的主要致病原因。这种崩漏的临床表现为：经血暴注下迫或血流如涌，或漏血渗血日久不净，血色淡或红而不鲜，质稀面色萎黄，肢倦乏力，不思饮食，便溏，舌淡苔薄白，脉缓弱。本病相当于西医的无排卵性功能失调性子宫出血，生殖器炎症和某些生殖器良性肿瘤引起的不规则阴道出血亦可参照本病辨证治疗。

本案的辨证分型为脾气不足，中气下陷，冲任失调，经血失于固摄，故经乱无期，淋漓不断，治疗以归脾汤为基础，健脾益气，升阳举陷，健脾摄血。妙用：三七10g，气虚运血无力易于停留成瘀，益气化瘀止血是崩漏出血期的重要治法。二诊加以升麻，柴胡助上药升举下陷之阳气，陈皮理气和胃，更加黄芪25g，有“当归补血汤”之意，功能补血，加熟地15g，配当归，一阴一阳补血和血，气血两补，气壮固本以摄血，血生沛气能涵阳，气充而血沛，阳生而阴长，冲脉得固，血崩自止。三诊经血止，胁痛，口干苦等症为肝郁化火，疏肝理气为治疗大法，加以枸杞子、菟丝子补肾润肠通便。月经的产生是肾阴阳转化、气血盈虚变化的结果，冲任血海空虚，多从止血后开始滋肾填精，养血调经，先补2～3周，第4周开始在子宫蓄经渐盈的基础上用活血化瘀通经，达到调整周期的目的。补肾，扶脾，疏肝，三经同调，各有偏重。四诊，疏肝理气、活血化瘀，使经血按时而下。

【病案8】

归脾汤治疗崩漏

患者：董某　性别：女　年龄：48岁

主诉：月经期长半年，淋漓不净3个月。

初诊：

2018年7月9日

现病史：患者近半年每次行经长达半月有余，近3个月月经淋漓不净。末次月经6月25日至今，经血量少淋漓不净，色淡质稀。伴腹痛，头晕眼花，神疲乏力，便溏。

既往史：无。

诊查：体温36.4℃，脉博80次/分，血压120/80mmHg。面色苍白，舌淡苔薄白，脉沉细无力。

理化检查：B超显示子宫稍大，子宫内膜增厚。

中医诊断：崩漏，脾不统血。

西医诊断：功能失调性子宫出血。

治法：益气健脾，摄血。

处方：

党　参20g	白　术20g	生黄芪20g	当　归20g
甘　草10g	茯　神20g	远　志15g	酸枣仁20g
木　香15g	龙眼肉25g	炮　姜10g	血余炭20g
艾　碳20g	地榆炭20g	杜仲炭20g	三七粉15g

5剂，水煎服。

二诊：

2018年7月17日

点滴出血时有时无，腹痛消失，其他不适症状明显改善，原方5剂。

三诊：

2018年7月25日

止血5天，诸症消失，原方减炮姜、血余炭、艾碳、地榆炭、杜仲炭、三七粉。10剂。

半月后复诊，服药无不适，上方加坤草20g，10剂。嘱经期正常服药。

半月后复诊，月经于8月17日来潮，量中等，无腹痛，现经血已净3天。予三诊方10剂巩固。

罗老说：《医宗金鉴》妇科心法："淋沥不断名为漏，忽然大下谓之崩。紫黑块痛多属热，日久行多损任冲。脾虚不摄中气陷，暴怒伤肝血妄行。临证察因须细辨，虚补瘀消热用清。"按此条文崩漏的治则非常清楚，本患脾虚不能统血，以归脾汤为主，摄血归脾之法治疗。

按语

崩漏是指不在行经期而发生阴道流血，一般来势很急、出血量多而不止者叫"崩"，来势较缓、出血量少而淋漓不断者为"漏"。二者在发病过程中可互相转化，久崩不止可以成漏，久漏不止也能成崩，故统称为崩漏。中医认为本病的发生可由血热、血瘀或脾虚、肾虚等损伤冲任，不能固摄经血所致。前人提出了塞流（止血）、澄源（求因）、复旧（固本）的治崩三法，首见于明代方约之所著《丹溪心法附余》一书。方约之主张治疗崩漏："初用止血以塞其流，中用清热凉血以澄其源，末用补血以还其旧。"罗老本着急则治其标，缓则治其本的原则，慎守病机，结合临床具体见症，灵活变通。在临证中所治病例以脾虚（气不摄血）或脾肾两虚型为多见，运用归脾汤加减治疗本病，都能取得很好的疗效。

【病案9】

补气养血止血法治疗经漏

患者：于某某　性别：女　年龄：35岁

主诉：月经淋漓不断20天。

初诊：

2023年4月6日

现病史：本次月经自来潮已20天，淋漓不断，有血块，血色淡红。平素月经规律，量少有血块。自生育二胎后，自觉气血不足，面色不佳，时感乏力。日常操劳，睡眠晚，常感身心俱疲。因家人不予帮助，经常郁闷，生气。自述血压高，外院检测空腹血糖7.8mmol/L。

孕产史：孕3，产2。

既往史：高血压，糖尿病。

诊查：体温36.2℃，脉搏66次/分，血压138/82mmHg。神清语明，颜面虚浮。舌质淡苔白，脉沉。

理化检查：超声：子宫附件未见异常。

辨证：平素操劳、睡眠不足，情绪不畅、忧思过度，孕产耗伤气血，乃思虑伤脾、气血不足型经漏。

中医诊断：经漏。

西医诊断：月经不调。

治法：补气养血止血。

处方：

党　参20g　黄　芪20g　茯　神20g　远　志15g

枣　仁20g　木　香20g　龙眼肉20g　炮　姜20g

血余炭20g　艾　炭20g　三七粉15g

5剂，水煎服，早晚分服。

二诊：

2023年4月14日

月经漏下已止，无其他异常。

原方减血余炭、艾炭、三七粉。继服5剂巩固。

三诊：

2023年4月21日

上方5剂。

罗老说：淋沥不断名为漏，忽然大下谓之崩。紫黑块痛多属热，日久行多损任冲，脾虚不摄中气陷，暴怒伤肝血妄行。临证审因须细辨，虚补瘀消热用清。崩漏血多物胶艾，热多知柏少芩荆，漏涩香附桃红破，崩初胀痛琥珀攻。日久气血冲任损，八珍大补养荣宁。思虑伤脾归脾治，伤肝逍遥香附青。

《医宗金鉴》注：妇人经行之后，淋沥不止，名曰经漏。经血忽然大下不止，名为经崩。若其色紫黑成块，腹胁胀痛者，属热瘀；若日久不止，及去血过多而无块痛者，多系损伤任、冲二经所致。更有忧思伤脾，脾虚不能摄血者；有中气下陷，不能固血者；有暴怒伤肝，肝不藏血而血妄行者。临证之时，须详审其因，而细细辨之。虚者补之，瘀者消之，热者清之。治之得法，自无不愈。

崩血、漏血、去血过多者，宜用胶艾四物汤补之。如属热多者，宜用知柏四物汤清之；热少者，宜用荆芩四物汤和之。

若漏血涩少，此属血滞，宜用四物汤加香附、桃仁、红花破之。若崩血初起胀痛，此属瘀凝，宜用琥珀散攻之。崩漏日久，气血已亏，冲任伤损者，宜用八珍汤、十全大补汤、人参养荣汤，量补其损伤。若因思虑伤脾者，宜用归脾汤补之；恚怒伤肝者，宜用逍遥散加炒香附、青皮平之。

归脾汤：人参，黄芪（炙），白术（土炒），茯神，当归，龙眼肉，远志（去心），枣仁（炒），木香，甘草（炙）。

按语

本病案患者因生育二胎，本身已经伤气伤血。又因家人不予帮助而忧思过重，进而伤脾。为思虑伤脾型经漏。罗老选用归脾汤补气养血，加血余炭、艾炭、三七粉以止血。标本兼治，疗效甚佳。

【病案10】

活血逐瘀止血法治经漏

患者：徐某某　性别：女　年龄：46岁　已婚

主诉：阴道不规则出血4个月。

初诊：

2022年5月31日

现病史：月经于1月份来潮后，淋漓不净至今，血量少，色鲜红。外阴部发疖肿。

既往史：健康。

诊查：神清语明，面色正常，舌质红赤边瘀点，苔少，脉弦。

理化检查：外院彩超报告子宫肌瘤，子宫内膜厚约10mm，宫内节育环。

中医诊断：经漏，血热证。

治法：清热泻火，凉血止血。

处方：

金银花40g　连　翘20g　蒲公英20g　地　丁20g

炮　姜10g　丹　参20g　血余炭20g　艾　炭20g

地榆炭20g　栀　子10g　黄　芩15g　丹　皮20g

女贞子20g　旱莲草20g　仙鹤草25g　三七粉15g

5剂，每剂3服，日2次早晚口服。

二诊：

2022年6月6日

阴道流血未止，血量减少，色黯。舌质略红，边有瘀点，苔白，脉弦。

治法： 行气活血，逐瘀止血。

处方： 舒肝解郁汤加：

丹　参20g　甘　草20g　香　附40g　乌　药10g
川　芎15g　鸡血藤20g　三　棱20g　莪　术20g
木　香15g　陈　皮20g　泽　兰20g　土鳖虫10g
桃　仁20g　红　花20g

5剂，每剂3服，日2次，早晚口服。

三诊：

2022年6月13日

6月10日阴道流血量稍增，下大量血块，现血量已减少，淋漓未尽。

上方加三七粉15g（单包、兑服），5剂，每剂3服，日2次，早晚口服。

数月后患者因其他病来诊，诉服药后月经已正常。

罗老说：《医宗金鉴》妇科心法曰："淋漓不断名曰漏，忽然大下谓之崩。"此证为经漏证，治疗经漏大法，塞流、澄源、复旧。该患初诊月经淋漓不断，伴有外阴疖肿，证属肝胆郁热下注，迫血妄行。经血并非大下，治以澄源，兼以塞流，凉血清热止血。二诊热象已轻，血瘀证突出，故以活血逐瘀通经法，而达到止血调经复旧的目的。

按语

初诊时，本患者月经不净，外阴部起疖肿，舌质红赤边瘀点，苔少，脉弦。

辨为经漏血热证。现代人生活压力大，熬夜睡眠不足，易导致阴血不足、阳热亢盛，或因情志不遂，肝郁化火，或感受热邪，或过食辛辣助阳之品，火热内盛，热伤冲任，迫血妄行，非时而下，遂致崩漏。当务之急应止血，治以清热解毒、凉血止血。方中金银花、连翘、公英、地丁、丹参清热凉血，泻火解毒；血余炭、艾炭、地榆炭、仙鹤草同用以止血；丹皮、黄芩、栀子清心肝之火；女贞子、旱莲草滋补肾阴；炮姜少量，反佐药性，防诸多苦寒药伤胃气；加入三七粉，活血止血，止血不留瘀。

二诊时，淋漓之血渐少，可知血热渐清。所以治疗原则调整为疏肝健脾养血，通经化瘀止血。方以舒肝解郁汤加味，舒肝解郁汤即逍遥丸加青皮、郁金。疏肝健脾，气血调畅；脾气健运，气血生化有源，血足则润养带脉，气畅血润，则瘀血不生。加以香附、乌药、木香、陈皮行气散寒；川芎、鸡血藤、三棱、莪术、桃仁、红花、丹参、土鳖虫、泽兰，大量行血破血药，攻已成之瘀血；甘草调和诸药，兼以止痛。

三诊时，二诊方加三七粉，活血化瘀止血。

罗老常常对患者说“月经该走不走伤好血”。其深意为，血溢于脉外则成瘀血，瘀血不除则影响新血的化生。正如唐容川《血证论》曾云：“吐衄便漏，其血无不离经……此血在身，不能加于好血，而反阻新血之化机。故凡血证，总以祛瘀为要。”治疗时，须要灵活辨证，分清患者是因虚证引起，还是内有血瘀阻滞，血不归经淋漓而出。

治疗时，出血期以止血为主，加以活血止血药，寓在止血不留瘀。血止后，内仍有瘀血者，则以疏肝健脾养血、活血化瘀为主，以消体内未化之瘀血。至于血瘀形成的原因，因肝气郁滞，气滞血瘀；或因肝郁化火，火热伤血脉，血虚不行成瘀；或因受寒凝经脉，气血不通而瘀；或因气血亏虚，推而不行成瘀；或因流产、多产伤肾气而瘀。种种原因，临床当细心分辨，治疗上针对病因，辨证施药。

【病案 11】

健脾养心法治疗漏下贫血

患者：刘某　性别：女　年龄：36岁　婚否：已婚

主诉：月经时间长，半年余。

初诊：

2023年2月7日

现病史：患者近半年每次月经量少，淋漓不尽，经期长达10余天，经净后3～5天再淋漓出血，直至月经来潮。外院检查结果提示贫血。双下肢乏力，气短，头晕目眩，胸部满闷。末次月经1月19日至28日。

既往史：无。

诊查：体温36.7℃，脉搏66次/分，血压138/81mmHg。面白，唇舌爪甲色淡。舌淡，苔白，脉沉。

理化检查：外院血常规：Hgb92g/L；超声：子宫附件未见异常。

中医诊断：漏下，气血两虚型。

西医诊断：月经失调继发贫血。

治法：健脾养心，补气养血。

处方：

生　芪15g　白　术20g　人　参10g　当　归15g
甘　草15g　茯　神25g　远　志15g　木　香15g
龙眼肉20g　山萸肉20g

5剂，水煎服，早晚分服。

二诊：

2023年2月14日

患者头晕改善，现无出血。舌淡苔薄白，脉弦。原方10剂续服。

半月后复诊：

末次月经2月16日至2月24日，体力增加，口干，睡眠不实，原方加栀子10g、酸枣仁20g，10剂。

再诊：

2023年4月30日

近2个月经期缩至6～7天，血量较前稍增，非经期点滴出血已愈，体力明显改善，10天前复查血红蛋白107g/L。取前方10剂巩固。

罗老说：淋沥不断名为漏，忽然大下谓之崩。紫黑块痛多属热，日久行多损任冲，脾虚不摄中气陷，暴怒伤肝血妄行。临证审因须细辨，虚补瘀消热用清。

《诸病源候论》卷三十八："漏下者，由劳伤血气，冲任之脉虚损故也。冲脉任脉为十二经脉之海，皆起于胞内，而手太阳小肠之经也，手少阴心之经也，此二经主上为乳汁，下为月水，妇人经脉调适，则月下以时；若劳伤者，以冲任之气虚损，不能制其脉经，故血非时而下，淋沥不断，谓之漏下也。"

按语

罗老常说：诸血皆生于心，中焦受气取汁，奉心化赤是谓血，血之源头在于肾，精气充足，百脉和畅。由此可见，血的生成来源于水谷之精，人摄取水谷营养物质，由中焦（脾胃）吸收了饮食的精微，通过气化作用，变成营气。脾得心火宣降之助，水谷精微转化为精、津液，精的一部分贮于肾中，以待生化之用，另部分得心火之助转化为血，以荣养五脏六腑。

治疗漏下，罗老灵活掌握塞流、澄源、复旧三法。塞流，即止血。暴崩之际，急当止血防脱，一般多采用补气摄血或回阳救逆，也有滋阴固气止血法，常用独参汤、参附汤或生脉散，以塞流止崩，严重者须输血急救。澄源，用于出血减缓后，即正本清源，辨月经周期论治，是治崩漏的重要阶段。复旧，用于止血后调经治本。本病案患者就诊时未来月经，已无经血，化验结果提示贫血，治疗上无须塞流，需补气血，培本固元，罗老采用归脾汤，益气补血，健脾养心。此方心脾同治，重点在脾，使脾旺则气血生化有源，气血并补，但重在补气，意即气为血之帅，气旺血自生，血足则心有所养。归脾汤用参、芪、术、草以益气补脾，心脾双补，复二脏生血、统血之职。用在此处，为罗老经验之选。

【病案12】

补肾调经治疗经间期出血

患者：王某　性别：女　年龄：26岁

主诉：不规则阴道出血伴腰酸，1年余。

初诊：

2021年9月18日

现病史：患者平素月经规律，近1年每于月经净后1周出现少许血性分泌物，伴腰酸小腹坠闷不适。末次月经为8月27日。于9月10日开始有血性分泌物，持续4天左右。月经色红质稠，量中，头晕耳鸣，五心烦热，腰膝酸软。西医妇科相关检查无异常。

诊查：形瘦，唇红，舌淡红，苔薄白，脉细数。

中医诊断：经间期出血，肾阴虚证。

西医诊断：排卵期出血。

治法：滋肾益阴，固冲止血。

处方：

黄　芪20g　党　参15g　升　麻15g　山芋肉25g

杜　仲20g　枸杞子25g　生　地15g　薏苡仁15g

女贞子15g　麦　冬15g　白　芍15g　旱莲草15g

黄　芩15g　夏枯草15g　金银花10g　地　榆20g

枳　实15g　甘　草10g

5剂，水煎服，早晚饭后服用。

二诊：

2021年9月27日

自述末次月经9月25日来潮至今。月经量少、色淡、质稀，腰酸乏力，口渴，夜寐欠安。脉沉细数。

治法：补肾益精，养血调经。

处方：

黄　芪20g	仙　茅15g	山茱萸15g	狗　脊20g
覆盆子20g	巴戟天15g	杜　仲20g	淫羊藿15g
鹿角霜20g	茯　苓20g	山　药20g	枸杞子25g
桃　仁20g	红　花20g	益智仁15g	鳖　甲15g
夏枯草15g			

6剂，水煎服，早晚饭后服用。

上二方按月经周期交替使用，调理约3个月，症愈。

罗老根据多年临床经验认为肾阴不足是导致经间期出血的主因，为疾病之本。《黄帝内经》曰："女子二七天癸至，任脉通，太冲脉藏月事以时下，阴阳合故能有子。"说明月经来潮与冲任二脉关系密切，月经失调则冲任二脉固摄失衡而至。故以调补冲任、固摄止血之法而治之。故在治疗过程中往往以滋补肾阴为治疗大法，使得血止经调。本病若阳气不能恢复，则出血可延续到经前期；反复出血，病情缠绵者，治疗不及时可引起月经周期紊乱，月经淋沥不尽，甚或崩漏不孕等。

按语

经间期出血是指月经周期基本正常，在两次月经之间，氤氲之时，发生周期性出血者。相当于西医学的排卵期出血以及盆腔炎性疾病导致的不规则出血。本病多由于肾阴不足，阴不制阳，阳气内动，虚火和阳气搏结或脾气不足或兼夹湿热内蕴或瘀血内留等因素动血。治疗上采取调摄冲任，平衡阴阳为治疗大法。随证选用滋肾阴、补脾气、利湿热或消瘀血的方药治之。“经水出诸肾”，肾是月经形成的关键，故无论何种原因导致的出血，最终都要酌加补肾之药，通过补肾使“天癸至”能达到一定水平。女子以血为主，天癸阴精亦与血有关。另外还要跟赤带相鉴别，是否有接触性出血史，宫颈筛查结果尤为重要。妇科检查是否宫颈糜烂、赘生物或子宫、附件区压痛明显，临床中都要加以鉴别。

此例经间期出血，由于阴精不足，难以达到充盛，氤氲之时，重阴转阳，转化不顺利，影响子宫、冲任固藏，故出现经间期出血，治宜温肾助阳，固摄止血。黄芪、党参补气为君，山芋肉、杜仲、枸杞子，滋肝肾，益精血。此患者先天肾阴不足，热伏冲任，阳气内动，迫血妄行，血失封藏；经血失于温煦，色淡质稀；舌淡红少苔脉沉细也为肾阴虚之征。复诊，正值经期，稍加活血化瘀的红花、桃仁使瘀血去，不留瘀滞。

【病案13】

补肾祛瘀法治疗不孕

患者：回某　性别：女　年龄：29岁　已婚

主诉：求嗣5年未果。

初诊：

2001年6月5日

现病史：已婚5年未孕，夫妻同居未避孕，爱人检查正常，月经规律，量少，色黯夹血块，痛经严重。平素畏寒肢冷，腰痠小腹冷痛，大便不实，带下白质黏。

孕产史：孕0产0。

既往史：无。

诊查：发育正常，面色黯，左附件区压痛。舌质淡黯尖有瘀点，舌苔白厚，脉沉。

理化检查：妇科超声提示盆腔积液，子宫附件未见明显异常。输卵管造影：左侧输卵管积水，右侧输卵管迂回上举。

中医诊断：不孕。

西医诊断：不孕症。

辨证：肾阳不足，寒湿瘀阻。

治法：补肾温阳，散寒祛瘀。

处方：

熟　地15g　山　药15g　山芋肉10g　白　术15g

茯　苓15g　泽　泻15g　附　子5g　肉　桂10g

仙灵脾15g　巴戟天15g　补骨脂15g　王不留行15g

炮山甲10g　五灵脂10g　延胡索10g

服至月经来潮。

二诊：

2001年6月20日

月经来潮1天，腹痛减轻，血色转红，夹血块，小腹坠胀、腰痛。

处方：

丹　参15g　益母草15g　香　附15g　乌　药15g

小茴香10g　赤　芍15g　女贞子20g　旱莲草20g

菟丝子20g　枸杞子15g　生杜仲10g　白　术15g

生黄芪20g

服至月经结束。

三诊：

2001年6月27日

月经已回潮。乏力倦怠，左侧少腹痛，腹胀，排气不畅。

处方：初诊方减熟地，加香附25g、柴胡15g。

两方交替应用，随证加减，治疗2个月，复查超声盆腔积液消失。续服4个月，月经规律，无腹痛，停药，怀孕。

按语

该患为原发性不孕，《医宗金鉴·妇科心法》曰：“不子之故伤充任，不调带下经漏崩，或因积血胞寒热，痰饮脂膜病子宫。”对证分析，此例系属肾阳不足，胞宫寒冷，水湿不化，寒湿瘀血阻滞经络，胞脉不通之不孕。故以桂附八味丸为主方，加仙灵脾、巴戟天等药温补肾阳为基础，次以小茴香等药散寒暖宫止痛，王不留行、炮山甲等药疏通经络，使肾阳充实，水湿得化，瘀血尽去，胞脉通畅而达到生育之目的。

不孕之证往往是多种病因所致。《医宗金鉴·妇科心法要诀》曰："女子不孕之故，由伤其冲任也。经曰：女子二七而天癸至，任脉通，太冲脉盛，月事以时下，故能有子。若为三因之邪伤其冲任之脉，则有月经不调、赤白带下、经漏、经崩等病生焉。或因宿血积于胞中，新血不能成孕，或因胞寒胞热，不能摄精成孕，或因体盛痰多，脂膜壅塞胞中而不孕。"可见不孕病因系多种，涉及肝郁气滞、脾虚痰湿、寒凝热蕴等等，但最终往往导致冲任虚损（肾虚）或冲任不通（血瘀），治疗应以补肾祛瘀为重中之重，同时随证配合疏肝理气、健脾利湿、温经散寒等法，"皆当细审其因，按证调治，自能有子也。"

【病案14】

补肾祛瘀法治疗不孕

患者：焦某某　性别：女　年龄：29岁　已婚

主诉：流产后不孕3年。

初诊：

2002年12月7日

现病史：5年前行人工流产1次，3年前妊娠4个月自然流产，休养后至今未避孕，但始终未受孕。月经规律，量偏少，色黯，有小块。经前急躁易怒，乳房胀痛，胸闷，腰酸。

孕产史：孕2产0人流1自然流产1，末次月经2002年11月25日。

既往史：健康。

诊查：舌质红，苔微黄，脉沉弦。

理化检查：妇科超声显示：子宫内膜0.6cm，子宫附件未见明显异常。不孕系列检查指标基本正常。排卵监测提示排卵障碍。

中医诊断：不孕。

西医诊断：继发性不孕症。

辨证：肝郁肾虚，冲任瘀阻。

治法：疏肝理气，补肾祛瘀。

处方：逍遥散加：

丹　参20g　熟　地20g　王不留行25g　漏　芦25g

香　附25g　炮　甲15g　川　芎15g　羊火叶15g

山芋肉15g　枸杞子20g

服至月经前1周。

二诊：

2002年12月16日

服药排气增多，腰痠，乳房胀痛。舌质红，舌苔黄，脉弦细。

处方：上方加黄芩15g、川断20g、寄生20g、砂仁15g，服至月经来潮。

三诊：

2022年12月24日

月经来潮，量少，夹血块。舌质红，薄白苔，脉细。

处方：

丹　参20g　坤　草20g　香　附20g　乌　药20g

当　归20g　川　芎15g　赤　芍20g　元　胡20g

木　香15g　桃　仁15g　红　花15g　三　棱20g

莪　术15g

三方按月经周期交替使用，随证加减，治疗约3个月后，月经回潮后未避孕，改方为：四物汤加

白　术20g　黄　芩15g　菟丝子20g　枸杞子20g

黄　芪25g　麦　冬15g　山芋肉20g　川　断20g

寄　生20g

2003年3月来诊，月经过期2天未来潮，尿HCG阳性，因患者有反复流产史，故续服上方加杜仲炭15g，5剂，后患者出现乏力，又加党参15g，又服药10剂停药。

患者于2003年12月剖腹产健康双胞胎女婴。

按语

此例为反复流产后继发性不孕。反复流产导致肾气损伤，冲任瘀阻，加之多次流产对患者造成心理和情绪上的不良刺激，导致肝郁气

滞，综合作用可引起排卵障碍或影响孕卵运输及着床，故而不孕。罗老以补肾祛瘀为主，佐以疏肝理气，同时随证加减，使肾气充盛、冲任胞脉通畅、肝气条达、疏泄正常，故能受孕。

《圣济总录》云："妇人所以无子者，冲任不足，肾气虚寒也。"指出冲任虚损、肾气虚寒可致不孕。《妇人大全良方》云：妇人挟疾无子，皆由劳伤血气生病，或月经闭涩，或崩漏带下，致阴阳之气不和，经血之行乖候，故无子也。"指出劳伤气血致虚致瘀，可致不孕。《济阴纲目》记述："每见妇人无子者，其经必或前或后，或多或少，或将行作痛，或行后作痛，或紫或黑，或凝而不调，不调则血气乖争，不能成孕矣。"不孕病因虽系多种，但都与肾虚冲任虚损和血瘀冲任不通密切相关。"肾藏精"，藏先天之精，促进人体的生长发育；藏生殖之精，肾之精气充盛，阴阳平衡，则生殖能力强健。反复流产损伤肾气，使冲任虚损，血海空虚，或气血凝滞，胞脉瘀阻，则难以成孕。另外，"妇人之病，多起于郁，诸郁不离于肝""女子以肝为先天"。情志不遂则肝失条达，肝经气血不能畅达则气血不和，冲任不能相资，故而不孕。故治疗不孕应适当佐以疏肝理气之品，以使。肝气条达，肾精充盛，冲任通畅，血气旺盛，胎孕乃成。

【病案 15】

四物汤加味治不孕

患者：张某　性别：女　年龄：38岁　已婚

主诉：婚后9年未孕。

初诊：

2022年6月13日

现病史：已婚9年，同居而不孕，月经量少，色淡，手足冷，寐差，入眠难，二便调。末次月经5月24日—27日。

孕产史：9年前有自然流产史。

诊查：神清语明，面色淡白，舌质红有小瘀点，苔白，脉沉。

中医诊断：不孕症；血虚血瘀，肾阳不足。

治法：养血散瘀，补肾助阳。

处方：

当　归20g	川　芎15g	白　芍20g	熟　地25g
王不留行20g	漏　芦20g	韭菜子20g	菟丝子20g
山茱萸20g	淫羊藿25g	巴戟天20g	枸杞子40g
枣　仁50g	远　志15g	柏　仁20g	补骨脂20g

5剂，水煎服，每剂服3次，每日早晚饭后服用。

二诊：

2022年6月21日

上方加减微调，无任何不适。

夫妻二人共治疗近2个月，后喜怀孕。

罗老说：治疗继发性不孕，《医宗金鉴》妇科心法曰："不子之故伤任冲，不调带下经漏崩，或因积血胞寒热，痰饮脂膜病子宫。"本病例旧有流产病史，伤其冲任二脉，冲为血海，任主胞胎，二经受损，造成不孕，治从调补冲任二脉，温肾壮阳，填精益髓，治法得当而受孕。我们一定要遵循仲景先师的教导，"勤求古训，博采众方"的良好习惯，才能成为一名真正的中医师，造福于百姓。

按语

肾藏精，主生殖，精化为气，即肾气，肾气之盛衰，主宰天癸之至与竭。肾气旺盛则有子；肾气虚衰则无子。无排卵不孕症的患者，临床上常见月经后期或闭经，月经量少，甚则稀发，经色淡红。其主要病机在于肾阴不足，癸水不充，自然不能滋养精卵，精卵不能发育成熟，则无排卵。正如《石室秘录》中所说："肾水亏者，子宫燥涸，禾苗无雨露之濡，亦成萎亏。"肝肾同源，肾阴不足同时必伴随着肝血不足，对于肝肾阴亏虚者，治以补肝肾养阴血，奠定物质基础，以促进卵泡发育成熟。在此基础上，常常伴有肝郁、痰湿、血瘀等，而以血瘀多见，所以常用活血化瘀之法，可以改善微循环和机体血液流变学的性质，选用对子宫有明显兴奋作用的活血化瘀药，可以有选择性地扩张子宫的血管，改善妇女生殖器官的血液供应，促进组织的修复、吸收和再生。

方中四物汤养肝血，加以韭菜子、菟丝子、山茱萸、枸杞子滋肾阴；淫羊藿、巴戟天、补骨脂温肾阳暖带脉，暖宫散寒；王不留行、漏芦通经化瘀，促进排卵；枣仁、柏子仁、远志养心安神。补中有通，温中有通，故效佳。

【病案 16】

滋阴补肾法治疗围绝经期综合征

患者：刘某某　性别：女　年龄：50岁　婚否：已婚

主诉：潮热汗出，伴腰酸腿软半年。

初诊：

2018年12月4日

现病史：患者近半年来频繁潮热汗出、盗汗，伴腰酸腿软，疲乏无力，头晕头迷，周身不适，小便淋漓，月经紊乱，量少，近来手足心热。末次月经3个月前。

孕产史：孕1产1。

既往史：无。

诊查：体温36℃，血压128/70mmHg，脉搏78次/分。神清语明，面色潮红，舌质红少苔，脉沉细无力。

理化检查：彩超示：多发性子宫肌瘤。

辨证（病机）：本证为肾阴虚、虚火上炎所致。肾为先天之本，肾主骨生髓，脑为髓之海，髓海不足，则头晕头迷，腰酸腿软；肾为阴阳并存之脏，阴损及阳，肾气不固，则小便淋漓；癸水藏于肾，天癸竭，冲任虚，足少阴下部之脉道不通，则月经不规律，月经量少；潮热盗汗、舌质红少苔为阴虚之症候。

中医诊断：绝经前后诸证。

西医诊断：围绝经期综合征。

治疗：滋阴补肾，行气化瘀。

处方：

熟地黄20g	山　药20g	山萸肉15g	丹　皮15g
茯　苓25g	泽　泻15g	补骨脂20g	菟丝子20g
老头草20g	石　苇20g	冬葵子20g	枸杞子20g
三　棱15g	莪　术15g	生黄芪25g	

5剂，水煎服，早晚分服。

二诊：

2018年12月11日

患者腰酸腿软、潮热盗汗症状减轻，舌质红苔白，脉细。取原方5剂巩固治疗。

三诊：

2018年12月18日

患者症状明显好转，原方不变。

罗老说：《黄帝内经》记载：女子一七，肾气盛，齿更发长；二七，天癸至，任脉通，太冲脉盛，月事以时下，故有子……七七，任脉虚，太冲脉衰少，天癸竭，地道不通，故形坏而无子也。本病症主要以肾阴虚为主，另此患者彩超示：多发性子宫肌瘤。结块发生部位是在胞中。“瘕聚”“肠覃”“石瘕”乃症瘕之早期记载，首见于《黄帝内经》。六味地黄丸为滋阴补肾之著名方剂，出自《小儿药证直诀》，诸证皆因肾阴亏损、虚火上炎所致。六味地黄益肾肝，山药丹泽萸苓掺，更有知柏与杞菊，麦味归芍各分途。

罗老又说：围绝经期综合征实为中医的肝肾阴虚证，故以六味地黄丸加味治疗，滋补肝肾，至于月经来潮与不来潮顺其自然，肝肾阴阳平衡其病自愈。

按语

罗老在以六味地黄丸为主的基础治疗上，配以温肾助阳之品补骨脂，配以老头草、石苇、冬葵子利尿通淋，菟丝子、枸杞子滋补肾阴，生黄芪补气虚，此患者患有子宫肌瘤，故以三棱、莪术，行气去瘀。

【病案17】

清热凉血法治经断复来

患者： 李某某　性别：女　年龄：75岁

初诊：

2023年5月22日

主诉及现病史： 停经20余年，新冠病毒感染后，近3个月每月阴道点滴出血，似月经来潮，持续5～7天，排便时则阴道出血明显，5月19日至今又点滴出血。近来心烦易怒，燥热多汗，口渴，便干。

诊查： 体温36.5℃，脉博72次/分，呼吸18次/分，血压130/70mmHg。神清语明，体态中等，面色红润，舌质红苔白干，脉沉弦。

理化检查： 超声：子宫附件符合老年改变。妇科常规检查未见异常。TCT正常、HPV阴性。

中医诊断： 经断复来，血热证。

西医诊断： 绝经后出血。

治法： 清热凉血止血。

处方：

金银花40g　连　翘20g　蒲公英25g　紫花地丁25g
王不留行20g　漏　芦20g　栀　子15g　黄　芩20g
炮　姜5g　土茯苓25g　白　芷20g　丹　参20g
地榆炭30g　血余炭20g　艾叶炭20g　仙鹤草25g
三七粉15g

5剂，水煎服。

二诊：

2023年5月30日

服药后血止，诸证消失，上方继服用5剂。

几个月后患者女儿因病就诊，述患者再未出现流血情况，一切正常。

罗老说：妇人七天癸竭，本无月经，今月经又来潮，乃血有余热，血热甚，迫血妄行，故以清热凉血为主，以治其血热妄行，方以五味消毒饮为基础加减，清热解毒，加凉血止血之药，乃标本兼治之法。

按语

清代《傅青主女科产后编》论老妇行经“责之肝不藏，脾不统，或精过汇而动命门之火，或气郁甚而发龙雷之火所致，二火交发，血乃奔也”。《医宗金鉴·妇科心法要诀》指出“经断复来审其故，邪病相干随证医”，主张对老年经断复行当辨证求因，审因论治，并附录血热者用芩心丸或益阴煎，肝不藏血或忧思伤脾、脾不摄血，宜逍遥归脾斟酌用之等方药供参考。

本患辨证为血热证，或是因外感病后余热而发，治以清热凉血止血之法。方中金银花、连翘、蒲公英、紫花地丁、栀子、黄芩，清热凉血；出血必留瘀血，以王不留行、漏芦、白芷、土茯苓、丹参、三七粉，通络化瘀，凉血止血；地榆炭、血余炭、艾叶炭、仙鹤草，收敛止血；少佐炮姜止血且防药过凉伤胃。诸药合用，使热清瘀去、气血安和而血自归经。

【病案18】

散结消肿法治疗乳癖

患者：李某　性别：女　年龄：29岁　已婚

主诉：经前乳房胀痛，左乳房肿物半年。

初诊：

2022年1月4日

现病史：经前乳房胀痛，半年前于外院检查彩超显示：双乳腺增生，左乳房肿块伴导管扩张，子宫内膜增厚伴高回声。平素大便干燥，小便短数，易怒，易上火。末次月经2021年12月7日—12月13日。

孕产史：无。

既往史：无。

诊查：体温36.4℃，脉搏65次/分，血压130/80㎜Hg。神清语明，舌质红苔薄白，脉弦数。

中医诊断：乳癖。

西医诊断：乳腺增生，乳腺炎。

辨证：此乃情志不畅，肝郁气滞，脾失健运，痰浊内生，气血瘀滞，痰凝瘀血阻于乳络所致乳癖。

治法：疏肝理气，散结消肿。

处方：舒肝解郁汤（逍遥散加青皮、郁金）加：

瓜　蒌20g　乳　香20g　没　药20g　皂角刺20g

川　军5g　王不留行20g　漏　芦20g　川贝母20g

三　棱15g　莪　术20g　炒麦芽40g　姜　虫15g

桃　仁20g　红　花15g

5剂，水煎服，早晚分服。

二诊：

2022年1月12日

大便通畅，日1次，乳房变软，近期未有胀痛。情绪良好。原方不变。

三诊：

2022年1月22日

大便黄软，乳房变软，肿块缩小。原方不变。

三诊后，患者乳房肿块持续缩小，取药数次巩固。

罗老说：吹乳结核栝蒌散，乳没归甘用酒熬，更加皂角刺名立效，已成脓溃未成消。外敷星夏蚕芷刺，草乌为末蜜葱调。

《医宗金鉴》注：吹乳结核不散者，当早消之，久则成痈。宜用栝蒌散，即栝蒌实、乳香、没药、当归、甘草，酒熬服也。若服后不散者，加皂角刺，名立效散，脓成者溃，未成者消。外用南星、半夏、僵蚕、白芷、皂角刺、草乌为末，用葱汁合蜜调敷。

按语

本病案患者为肝郁痰凝型乳癖，本病好发于青壮年女性，情绪波动大，易怒人群最为明显。病因一般为情志不遂，痰气凝结。罗老以瓜蒌散打底散结消肿，舒肝解郁汤（逍遥散加青皮、郁金）以疏肝气，另加大黄以通便泄热。本方疏肝理气，行气散结，疗效甚佳。

【病案 19】

柴胡疏肝散治疗乳癖

患者：韩某　性别：女　年龄：37岁　已婚

初诊：

2018年6月3日

主诉及病史：近3～4个月，经常感觉乳房胀痛，每于月经前加重，月经量少，色黑，夹血块。伴心烦易怒，胸胁胀痛，嗳气不舒，入睡困难。

既往史：无。

诊查：体温36.4℃，脉博80次/分，血压120/80mmHg。舌红，苔白，脉弦数。

理化检查：超声检查：双侧乳腺增生。

中医诊断：乳癖；气滞痰凝，瘀阻乳络。

西医诊断：乳腺增生。

治法：理气化痰，散结通络。

处方：

柴　胡20g　陈　皮20g　香　附20g　川　芎20g

枳　壳20g　赤　芍20g　甘　草20g　麦　芽20g

皂角刺25g　浙贝母25g　生牡蛎20g　延胡索15g

夏枯草30g　王不留行15g　漏　芦20g　陈　皮20g

5剂，水煎服。

二诊：

2018年6月10日

患者1周后复诊，胸闷乳房胀痛减轻，原方10剂。

半月后复诊，乳房胀痛消失，睡眠改善，余症均减。月经已结束3天，行经前亦无乳房疼痛。上方10剂巩固。

罗老说：乳癖多因肝郁气滞、痰气郁结瘀阻于乳络而形成。《医宗金鉴》以瓜蒌散和柴胡疏肝散治疗，疏肝行气，化痰散结。

按语

乳腺增生病是由于卵巢内分泌功能失调，雌激素水平过高，作用于乳腺组织致其增生或复旧不全，中医认为本病的发生多由思虑伤脾，郁怒伤肝，以致冲任不调，气滞、血瘀、痰凝而成。肝主疏泄，性喜条达，其经脉布胁肋循少腹。若情志不遂，木失条达，则致肝气郁结，经气不利，故见胁肋疼痛，胸闷，脘腹胀满；肝失疏泄，则情志抑郁易怒，善太息；脉弦为肝郁不舒之征。遵《黄帝内经》“木郁达之”之旨，治宜疏肝理气之法。方以柴胡疏肝散配合皂角刺、浙贝母、生牡蛎、夏枯草、王不留行、漏芦、麦芽等化痰通络散结之品，疗效更佳。

【病案 20】

逍遥散合神效瓜蒌散加减治疗乳癖

患者： 于某　性别：女　年龄：33岁　婚否：已婚

主诉： 双乳房胀痛反复发作2年，加重半年。

初诊：

2018年12月7日

现病史： 两年来双乳房胀痛反复发作，近半年来明显加重，经前乳房胀痛更甚，左侧乳房疼痛较重，伴月经先后不定期，烦躁易怒，大便秘结。末次月经半个月前。

既往史： 无。

诊查： 体温36.3℃，脉搏67次/分，血压130/80mmHg。神清语明，双乳触之有结块，压痛。舌质红苔白，脉弦滑。

理化检查： 乳腺彩超：双乳腺增生样改变，左乳腺结节（B1-RADS4a级）。

中医诊断： 乳癖。

西医诊断： 乳腺增生，乳腺结节。

辨证： 肝郁脾虚，痰瘀互结。

治法： 疏肝健脾，活血通络，化痰散结。

处方：

柴　胡15g　当　归20g　茯　苓25g　白芍药15g

白　术20g　薄　荷10g　郁　金10g　甘　草10g

贝　母15g　白　芷10g　香　附25g　瓜蒌仁20g

青　皮15g　乳　香5g　没　药5g　皂角刺15g
王不留行10g　漏　芦10g

5剂，水煎服，早晚分服。

二诊：

2018年12月14日

双乳房胀痛明显减轻，烦躁易怒改善，原方5剂巩固治疗。

三诊：

2018年12月21日

乳房无明显不适感，上方不变。嘱其可继续调理治疗结节，并定期复查结节。

罗老说：瓜蒌散为治疗乳癖之常用方剂，足厥阴肝经，循阴器，抵少腹。布胁肋，故乳腺为肝经循行之处。肝郁则经络郁阻不通而成乳癖。亦有名曰吹乳结核，以瓜蒌散治之，加皂角刺名立效散，为开郁散结之良药。

按语

乳癖多因情志不遂、忧思恼怒，肝气郁结，或横逆犯脾，导致气滞、血瘀、痰凝互结于乳房所致。《医宗金鉴》云：“乳中结核梅李形，按之不移色不红，时时隐痛劳岩渐，症由肝脾郁结成。”神效瓜蒌散出自《嵩崖尊生》卷十四。吹乳结核不散者，当早消之，久则成痈，宜用栝蒌散，即栝蒌实、乳香、没药、当归、甘草，酒熬服也。若服后不散者，加皂角刺，名立效散，脓成者溃，未成者消。本例逍遥散与瓜蒌散合用，再加青皮、郁金、白芷、王不留行、漏芦等行气活血通络药，共奏疏肝健脾、活血通络、化痰散结之功。

【病案21】

温阳化湿法治疗浊病

患者： 元某某　性别：女　年龄：32岁　已婚

主诉： 下出白物3个月。

初诊：

2023年5月11日

现病史： 患者3个月前开始腰部不适，阴中出白物，量多如米汤，无异味。腰部疼痛，遇凉加重，外阴湿冷。大便偶尔黏滞，小便清长。外院检查结果提示尿路感染，尿有潜血。末次月经4月17日—4月22日。

孕产史： 孕1产1。

既往史： 无。

诊查： 体温36.5℃，脉搏：68次/分，血压120/85mmHg。舌淡苔白脉沉。

理化检查： 外院尿常规检查结果：WBC：12.8（0.1–12），细菌：P244（0–111.4），潜血：++。妇科检查未见异常。白带常规正常。

中医诊断： 白浊，肾虚湿浊下注。

西医诊断： 慢性尿路感染。

治法： 温肾利湿，分清化浊。

处方：

萆　薢25g　石菖蒲20g　甘　草15g　乌　药15g
益智仁20g　茯　苓25g　杜仲炭25g　川　断20g
寄　生20g　仙鹤草20g　山萸肉15g　故　子20g
巴戟天20g

5剂，水煎服，早晚分服。

二诊：

2023年5月18日

患者下出白浊减少，腰部疼痛略有缓解，本月月经未潮。原方5剂。

三诊：

2023年5月25日

患者下出白浊明显减少，色清，畏寒、腰痛均消失，大便正常。末次月经5月19日至今。原方10剂巩固。

罗老说：浊病精窍溺自清，秽物如胶阴内疼。赤热精竭不及化，白寒湿热败精成。浊热清心莲子饮，寒草菖乌益草苓。湿热珍珠炒姜柏，滑黛神曲椿蛤同。

罗老认为，治疗浊病，需与妇科病带下相鉴别，带下者，由于劳伤冲任，风邪入于胞中，血受其邪，随人脏气湿热、湿寒所化。故色青者属肝，为风湿；色赤属心，为热湿；色黄属脾，为虚湿；色白属肺，为清湿；色黑属肾，为寒湿也。其从补、从泻、从燥、从涩、从寒、从温，则随证治之。更审其带，久淋沥之物，或臭或腥秽，乃败血所化，是胞中病也；若似疮脓，则非瘀血所化，是内痈脓也。若如米泔，兼尿窍不利，乃膀胱白浊病也；若尿窍通利，从精窍出，或如胶粘，乃胞中白淫病也。

注：萆薢分清饮，出自宋《杨氏家藏方》。本方原名“萆薢分清散”，首见于宋·《杨氏家藏方》，后至元代收录于《丹溪心法》并改名为“萆薢分清饮”。组成：川萆薢、益智仁、石菖蒲、乌药。用法：上药各等分，共研粗末，每取15g，加盐一捻，水煎，食前服。亦可用饮片水煎服，各药用量按常规剂量酌定。

按语

本病案患者是由阳虚湿浊下注所致白浊。肾与膀胱相表里，肾气虚弱，则不能固摄，膀胱开阖失司，湿浊下注，则分清泄浊功能失调，以致白浊。罗老选用萆薢分清饮，肾与膀胱相表里，肾气虚弱，则封藏失职，不能固摄，膀胱开阖失司，故本方治疗以温肾利湿、分清化浊为法。方用萆薢利湿以分清别浊，益智仁温阳以益肾缩尿；再辅以乌药、石菖蒲、食盐等，共奏温暖下元、分清化浊之功。本例再加川断、寄生、巴戟天、故子、山芋肉等补肾温阳固涩之品，综观全方，补泻同用，通涩并施，标本兼顾，利湿化浊以治其标，温暖下元以顾其本，标本兼治，立竿见影。

【病案22】

滋阴养血法治疗HPV感染

患者：李某 性别：女 年龄：43岁 已婚

主诉：HPV感染5年余。

初诊：

2023年3月17日

现病史：5年前患者体检发现HPV感染，高危低危多项阳性，反复西医治疗，持续不转阴。平素腰痛乏力，经期乳房胀，睡眠易醒，口干舌燥，大便难。末次月经2月28日—3月6日。

既往史：患者于2018年HPV感染伴宫颈不典型增生，行两次宫颈锥切术。曾在外院诊断为干燥综合征、甲状腺功能减退症，1年前人流1次。

诊查：神清语明，舌质红，苔白，脉弦细。

中医诊断：带下病，肝肾阴虚证。

西医诊断：HPV感染。

治法：滋阴养血，补益肝肾。

处方：

当　归20g 川　芎15g 白　芍20g 熟　地25g

柴　胡20g 女贞子20g 旱莲草20g 丹　参20g

益母草20g 香　附40g 乌　药10g 补骨脂20g

续　断25g 寄　生20g 玄　参25g 二　丑20g

5剂，水煎服，每剂药服用3次，每日服用2次。

二诊：

2023年3月24日

咽部堵闷不适。上方加厚朴40g、川贝母20g。10剂，服法同上。

三诊：

2023年4月10日

咽部觉痒咳嗽，末次月经4月6日至今，经期乳房胀消失。上方加沙参30g、麦冬25g。10剂。

四诊：

2023年5月4日。

睡眠、排便好转，前日生气后，症见手足厥冷，口干，末次月经5月3日至今，心慌、心气不足感，气短胸闷上不来气，晨起双眼眼眵多。

处方：舒肝解郁汤加：

丹　参20g　檀　香20g　砂　仁20g　木　香15g
郁　金25g　川　芎15g　枣　仁25g　柏　仁20g
益母草20g　香　附40g　乌　药20g　沙　参30g
川贝母20g　瓜　蒌25g　胆　草10g

自加生姜3片，10剂水煎服。

五诊：

2023年5月18日

于医院检查HPV高危亚型全部阴性，低危亚型HPV43阳性（+），其他型阴性。诉声音嘶哑，口干舌燥，心前区不适，脉沉细。上方加山茱萸20g，10剂。

罗老说：这是中医的治病特色，不以病名治疗，而辨证论治，正确运用治标治本的原则，这就叫传统中医。

按语

《黄帝内经》讲"邪之所凑，其气必虚""正气存内，邪不可干"。HPV感染人体，主要是因人的正气不足，体内环境适合了HPV的生存，如人体环境不适于其生存，HPV就会自动消失。这也是罗老在治疗此病时，不用一味专门抗病毒的药物，却能收到满意疗效的原因。不治病而治人，正气恢复，则正胜邪去，这正是中医治病的根本。

在初诊时，根据患者症状及舌脉，罗老辨证为肝肾不足。治疗以四物汤加味治疗，四物汤养阴补肝血，加入柴胡、香附、续断、益母草、乌药、丹参以通行气血；女贞子、旱莲草、补骨脂、寄生、玄参滋养阴血；二丑通腑气助排便。二诊时对症治疗咽部不适症状。三诊时加入沙参、麦冬滋阴润肺，清金化水。四诊时因动怒导致肝气郁滞，气滞胸中，治疗时改用舒肝解郁汤合丹参饮加减，并加入养血安神、滋养润肺等药对症治疗。经数月治疗后，正胜邪退，指标大为好转，患者大有信心而继续治疗。

患者在外院诊断为干燥综合征，中医看此证为阴液的弥散不足，或因津液不足，或肺脏的输布不足，或是脾气运化不足等原因。所以治疗中一直加以养阴润肺药，如沙参、麦冬等药，用滋肺阴药一能清肺润燥，解口舌之干；二肺金生则肾水有源，滋肺金以生肾水，肾阴足为治病之本。

中医看的是人，治的是生病的人，而不是病。罗老教导我们在临床治疗时，不要让西医检查的结果左右中医治疗思路，一定按患者叙述的症状和舌脉进行辨证处方。

【病案 23】

益气补中法治疗阴挺

患者：崔某某　性别：女　年龄：38岁　已婚

主诉：子宫脱垂半年。

初诊：

2022年6月18日

现病史：患者半年前顺产，产后一个月发现子宫脱出，平卧可自行还纳，未重视。产后三个月于外院就诊，确诊为子宫脱垂二度。曾理疗两个月，针灸一个月，均无明显好转。周身乏力，胃脘堵闷，时有腰痛，二便均可。

孕产史：孕1产1。

既往史：无。

诊查：体温36.2℃，脉搏65次/分，血压108/72mmHg。神清语明，面色白，声低懒言，舌质淡苔薄白，脉沉。

中医诊断：阴挺，中气不足。

西医诊断：子宫脱垂。

治法：益气补中。

处方：

黄　芪20g　陈　皮20g　升　麻20g　生晒参15g
丹　参20g　菟丝子20g　青　皮20g　枳　壳25g
三　仙45g　栀　子10g

5剂，水煎服，早晚分服。

二诊：

2022年6月28日

子宫脱垂明显好转，乏力减轻，二便佳。继服5剂巩固。

三诊：

2022年7月10日

子宫脱垂持续好转，腰痛乏力消失。原方5剂巩固。

三诊后，患者取药数次，调理约2个月，痊愈。

罗老说：阴挺下脱即癞疝，突物如蛇或如菌。湿热肿痛溺赤数，气虚重坠便长清。气虚补中青栀入，湿热龙胆泻肝寻。外熬蛇床乌梅洗，猪油藜芦敷自升。

《医宗金鉴》注：妇人阴挺，或因胞络伤损，或因分娩用力太过，或因气虚下陷，湿热下注，阴中突出一物如蛇，或如菌如鸡冠者，即古之癞疝类也。属热者，必肿痛小便赤数，宜龙胆泻肝汤；属虚者，必重坠小便清长，宜补中益气汤加青皮、栀子。外用蛇床子、乌梅熬水熏洗之，更以猪油调藜芦末敷之，无不愈者。

按语

本病案患者因生产导致阴挺。中医学认为，本病的发生多因素体虚弱，中气不足，脾气下陷，脾肾亏损，无力上举所致，或者产时用力太过，产后过早、过重体力劳动，产育过多，房劳伤肾，带脉失约，冲任不固，无力系胞而致阴挺，治疗上应健脾益肾，固摄胞宫。罗老选用经典方补中益气汤加青皮、栀子作为底方，加三仙以调理脾胃，为更好地升提中气做基础，疗效颇佳。

【病案24】

加味二陈汤治疗脾虚痰饮子嗽

患者：张某某　性别：女　年龄：28岁　已婚

主诉：妊娠6个月，咳嗽1个月余。

初诊：

2021年9月25日

现病史：患者现妊娠6个月余，1个月前感冒后出现咳嗽，经西药治疗效果不显著来诊。现咳嗽频作，痰多，伴胸闷恶心，咽痒，口干但不欲饮水，食欲不好，神疲纳呆，大便正常，小便微黄。孕检指标一切正常。

诊查：体温36.5℃，形体肥胖，舌淡苔薄白，边齿痕。

中医诊断：子嗽。

治法：健脾除湿，化痰止咳。

处方：二陈汤加：

紫苏叶10g　黄　芩10g　知　母10g　天门冬15g

百　合10g　淡竹茹3g　桔　梗15g

5剂，水煎服。

二诊：

2021年10月8日

服药后，咳嗽减轻，夜间偶有咳嗽，但不影响睡眠，咽仍痒，声嘶，面垢腻。上方加白薇10g，煎服法同上，连服3剂。

三诊：

2021年10月15日

咽痒轻，咳嗽愈，食纳仍呆滞，上腹痞满，大便不调，舌体胖大，苔白滑，上方加木香10g、厚朴10g，3剂，水煎服。

《医宗金鉴》注：子嗽证治："妊娠咳嗽名子嗽，阴虚痰饮感风寒。痰饮二陈加枳桔；风寒桔梗汤可安，紫苏桔梗桑麻杏，赤苓天冬合贝前。久嗽阴虚宜清润，麦味地黄汤自痊"妊娠期间，咳嗽不已，称"妊娠咳嗽"，亦称"子嗽"。本病的发生与发展与妊娠期特殊生理有关。不外乎阴虚火旺、痰饮内停、感受风寒三种。咳不离于肺，也不止于肺；肺不伤不咳，脾不伤不久咳。妊娠咳嗽，久咳不已，病变部位在肺，关系到脾，总与肺、脾有关。若咳嗽剧烈或久咳不愈，可损伤胎气，导致堕胎、小产。

按语

罗老说：子嗽的治疗需牢记妊娠禁忌，开郁散结、行气活血和汗下吐之药，一定要禁用，否则出现意外，纠缠不休。枳实破气最好不用。临床中，紫苏饮效果也很好，而且不具风险。麦味地黄汤也可，但此方有丹皮，亦需慎用。患者素体肥胖，脾胃虚弱，痰湿内生，孕后气以载胎，脾虚益甚，或暴饮暴食，或生冷伤脾，脾失运化，水湿内停，聚湿生痰，痰饮射肺，而发咳嗽。

子嗽一证，因孕而咳，病变部位主要在肺，但关系到脾。孕后阴血下聚养胎，阴虚肺燥，临床以虚证、热证居多。治疗以养阴清热、化痰止咳为主。但用药时尤应注意，久咳伤胎气，因而自始至终要顾护胎元，虽言肺喜润恶燥，且子嗽多由肺燥所致，但用药宜清润，不可滋腻太过，恐聚湿生痰，致久咳难愈。

【病案25】

理气安胎法治疗子悬

患者：林某　性别：女　年龄：32岁　已婚

主诉：妊娠6个月，胸膈胀满1个月。

初诊：

2023年4月4日

现病史：患者妊娠6个月，1个月前开始喘不上气，胸部胀闷，烦躁，时常嗳气。妊娠前经期腹痛腰痛。

孕产史：孕1。

既往史：无。

诊查：体温36.2℃，脉搏66次/分，血压120/80mmHg。神清语明，腹部形态符合妊娠期改变。舌红少苔，脉数。

辨证：患者妊娠6个月，一因患者孕后阴血聚下养胎，肝郁或脾虚使气血不和，气机升降失常；二因患者平素肾阴不足，肝失所养，孕后阴亏于下，气浮于上，冲逆心胸。

中医诊断：子悬。

西医诊断：胸闷待查。

治法：疏肝解郁，理气安胎。

处方：

紫苏梗20g　当　归20g　川　芎20g　白　芍20g
陈　皮20g　大腹皮20g　砂　仁20g　竹　茹20g
丹　参20g　白　术20g　柴　胡15g　茯　苓15g

半　夏15g

5剂，水煎服，早晚分服。

二诊：

2023年4月11日

胀闷缓解，情绪良好。原方不变。

三诊：

2023年4月18日

症状消失。原方5剂巩固。

罗老说：胸膈胀满子悬名，喘甚由胎上逼心，紫苏饮用归芎芍，陈腹苏甘虚入参。

《医宗金鉴》注：孕妇胸膈胀满，名曰子悬。更加喘甚者，名曰胎上逼心。俱宜紫苏饮，即当归、川芎、白芍、陈皮、大腹皮、紫苏梗、甘草，虚者加人参煎服。

罗老又说：子悬一证，中医治疗效果颇佳。但需注意妊娠禁忌药。做到既治疗和解除患者的疾苦，还需避免口舌之争。正确运用“有故无殒，亦无殒也”的治疗原则。

按语

本病案患者为肝郁脾虚型子悬。罗老以《医宗金鉴》紫苏饮打底，兼以砂仁、白术等安胎药以固胎气。半夏、竹茹除烦止呕以辅助降气。本方疏肝解郁，理气安胎，疗效甚佳。

【病案 26】

散风清热法治疗妒乳

患者：齐某某　性别：女　年龄：32岁　已婚

主诉：产后乳头破溃1个月。

初诊：

2023年6月8日

现病史：患者1个月前剖腹产，产后乳汁不足，乳头反复破溃红肿，轻微疼痛。大便困难，3～4日一次，时须开塞露辅助。曾以膏方外敷乳头，无明显效果。

孕产史：孕1产1。

既往史：无。

诊查：体温36.2℃，脉搏65次/分，血压120/80mmHg，神清，体态正常，面微红，舌红苔黄，脉数。

中医诊断：妒乳。

西医诊断：乳头炎。

辨证：患者乳头反复破溃，大便困难，面色红，均为内热之证，乃产后乳汁蓄结，体内郁热，与血气相搏所致。舌红苔黄，脉数均为热象。综上，患者为气郁热结之妒乳。

治法：散风清热。

处方：

防　风20g　升　麻20g　玄　参20g　白　芍20g

白　及20g　射　干20g　芒　硝20g　大　黄15g

甘 草25g 杏 仁20g 双 花40g 连 翘20g
当 归20g 川 芎15g 白 芍20g 熟 地25g

5剂，水煎服，早晚分服。

二诊：

2023年6月15日

大便通畅，日一次，乳头结痂，本周未再破溃，乳汁渐足。原方10剂。

三诊：

2023年6月29日

大便可，乳头结痂脱落，未再破溃。原方不变。

三诊后，患者已痊愈。

罗老说：妒乳甘草鹿角散，鸡子黄调炙敷之，连翘散防升元芍，敛射硝黄甘杏宜。瘀血上攻乳悬证，芎归汤饮更熏鼻；不应蓖麻贴顶上，乳收即去莫迟迟。

《医宗金鉴》注：乳头生疮，谓之妒乳，宜鹿角散敷之，即鹿角、甘草为末，鸡子黄调铜器内，炙敷之。内服连翘散，即防风、升麻、元参、白芍、白敛、射干、芒硝、大黄、甘草、杏仁也。若产后瘀血上攻，两乳细长下垂过腹者，谓之乳悬，宜浓煎芎归汤，不时饮之，以其余药熏鼻，则瘀散乳即上升。如不上者，更以蓖麻仁捣贴顶心，收即去之。

按语

罗老以连翘散打底，双花、连翘清热解毒，四物汤补血催乳。本方以散风清热为目的，补气养血辅助产妇恢复乳汁，从而通乳以达到辅助治疗妒乳的目的。

第九章 皮肤疾病

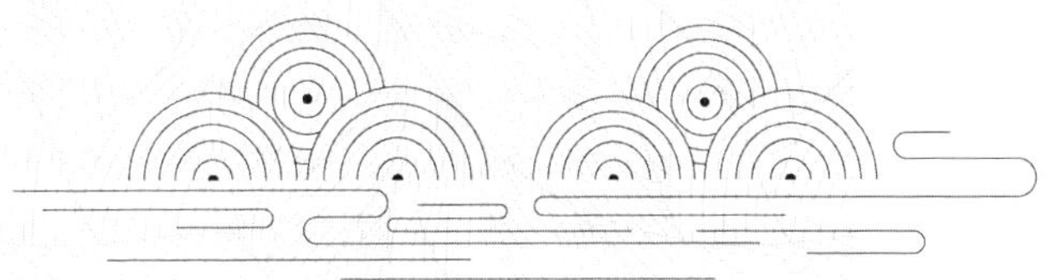

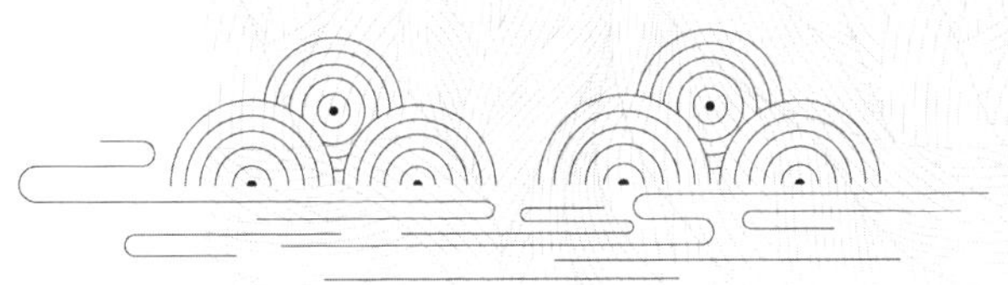

【病案1】

枇杷清肺饮加药治疗肺风粉刺

患者：李某某　性别：男　年龄：16岁

主诉：面部起疙瘩，偶痛1年。

初诊：

2022年8月5日

现病史：面部无诱因起丘疹，偶痛，部分出现脓头，自涂红霉素软膏见效，但仍有不断新发丘疹，经人介绍来诊。患者平素因学习熬夜，饮食可，便干。

诊查：体温36.5℃，脉搏70次/分，血压118/74mmHg。患者面部见散在红色丘疹脓头，可见白头粉刺，黑头粉刺，皮肤干燥，查舌瘦，尖红，苔薄黄，脉弦数。

辨证：肺热郁闭。

中医诊断：肺风粉刺。

西医诊断：痤疮。

处方：自拟枇杷清肺饮加味。

麻　黄7g　石　膏15g　荆　芥15g　薄　荷15g
枇杷叶15g　黄　连10g　黄　芩15g　菊　花15g
丹　皮15g　栀　子10g　麦　冬15g　甘　草15g
乳　香10g　没　药10g　白　芷15g　天花粉15g
枳　壳15g　香　附15g

5剂，水煎服，每剂3次，每日2次。

二诊：

2022年8月13日

患者面部丘疹明显减轻，脓头几乎无，仍有大量白头粉刺，调整处方，去白芷、天花粉，加茯苓15g、泽泻15g、浙贝15g、瓜蒌15g，5剂，水煎服。

三诊：

2022年8月22日

患者面部丘疹消退，白头粉刺减轻，继用上药5剂巩固。

患者未复诊，1个月后电话随访患者面部皮疹未复发，嘱患者忌口，必要时随诊。

按语

罗老说，《素问·生气通天论》曰："汗出见湿，乃生痤疿。膏粱之变，足生大丁，受如持虚。劳汗当风，寒薄为皶，郁乃痤。"此论为肺风粉刺为郁热毒邪阻塞肺气，肺失宣降阴、虚火旺而成皶和痤，俗称肺风粉刺。可见"肺风粉刺"为肺气郁闭，体内热难以排出，郁积于面部皮肤引起，热不循经称为风，故当以开肺窍，清郁热，排风为治法。

患者平素熬夜，阴虚火旺，如再加不节饮食、食火内盛、导致体内痰湿火热无法排出，产生郁火焚皮，出现丘疹脓头。

故以枇杷清肺饮清肺火、开肺窍，合越婢汤及清热凉血、滋阴降火之品以治之。

治疗以枇杷清肺饮开肺窍、清肺火；配合越婢汤加荆芥、薄荷、菊花辅助开肺窍、清肺火；丹皮、栀子清心火；乳香、没药、白芷、天花粉清理面部丘疹脓头；枳壳、香附调理气机；麦冬补心肺阴虚。后期患者丘疹脓头消退，但有白头粉刺。白头粉刺为肺气郁闭、体内痰湿郁积引起，故用茯苓、泽泻、浙贝、瓜蒌利湿化痰治疗。

【病案2】

四物汤加药治疗肺风粉刺

患者：张某　性别：男　年龄：23

主诉：面部起丘疹5年。

初诊：

2022年7月20日

现病史：面部起丘疹，伴硬结，反复发作5年，近1个月加重，来诊。平素熬夜，睡眠不足，偶尔头晕，近3年多次饱餐后出现休克，原因不明。

既往史：健康。

诊查：体温36.6℃，脉搏70次/分，血压110/70mmHg。患者四肢纤细，周身皮肤晃白，面部见散在红色绿豆至黄豆大小丘疹，部分硬结，查舌淡苔少，舌尖红色滤泡，脉浮细。

辨证：血虚内热。

中医诊断：肺风粉刺。

西医诊断：痤疮。

处方：

桂　枝15g　白　芍15g　当　归15g　熟　地25g
薄　荷15g　菊　花15g　蝉　蜕10g　五味子15g
白　术15g　黄　芪25g　丹　皮15g　栀　子10g
枳　壳15g　香　附15g　麦　冬15g　甘　草15g
乳　香10g　没　药10g

5剂，水煎服，每剂3次，每日2次。

二诊：

2022年7月29日

患者面部丘疹无新发，硬结略有软化，查舌仍淡苔少，舌尖红色滤泡较前减少，脉仍浮细，但较前改善。继用上药5剂。

三诊：

2022年8月7日

患者面部丘疹硬结消退，留红色印记，查舌淡红，薄白苔，舌尖无红色滤泡，脉细。调整处方，去乳香、没药，加丹参15g、红花15g，5剂，水煎服。

患者未再复诊，电话随访已经痊愈，嘱患者多休息，少熬夜。

按语

痤疮中医称为肺风粉刺，为体内热盛化风，郁于肺主的皮毛之中引起。血热灼伤皮肤，形成丘疹，严重出现脓疱，日久热退形成血瘀，出现硬结。

罗老说：《黄帝内经》曰“劳汗当风，寒薄为皶，郁乃痤”，又曰“营气不从，逆于肉理，发为痈疽”。此患者皮肤晃白，经常头晕，熬夜，加之舌脉判断为血虚体质，血虚患者血液不足，无法承受太多的外来营养，所以容易形成“食火”“痰火”等上浮于表面的火邪，灼伤皮肤后，因血虚血瘀，造成新陈代谢缓慢，所以形成硬结、痘印。故治疗当调和营卫，佐以养阴清热之品，标本兼治，具体以开肺气、补血、化瘀为要，后期嘱患者注意休息，养血养气。方用黄芪桂枝五味汤加味，予桂枝、白芍、当归、熟地补血；予薄荷、菊花、蝉蜕开肺窍；予白术、黄芪补气；予丹皮、栀子去心火；予枳壳、香附行气；予麦冬、五味子滋阴；予乳香、没药软坚散结，共奏补血活血、开肺降火之功。

【病案3】

开窍祛湿法治疗新冠引起的湿疮

患者：张某　性别：女　年龄：40岁

主诉：周身起疙瘩，痒2个月。

初诊：

2023年3月15日

现病史：患者年初感染新冠病毒后，周身起皮疹、渗出，诊断为“湿疹”，住院治疗后渗出缓解，但周身仍新发皮疹，来诊。患者平素身体沉重，食后腹胀，便稀。

既往史：健康。

诊查：体温36.7℃，脉搏65次/分，血压122/80mmHg。患者周身见暗红色斑片，轻度苔癣样变。查舌胖大，有齿痕，舌尖红，苔薄白；脉浮滑。

辨证：肺窍郁闭，脾虚湿盛。

中医诊断：湿疮。

西医诊断：湿疹。

治法：疏风开窍，健脾祛湿。

处方：

麻　黄10g	石　膏20g	薄　荷10g	荆　芥15g
茯　苓15g	泽　泻15g	车前子15g	薏苡仁20g
枳　壳15g	香　附15g	柴　胡15g	陈　皮15g
甘　草15g	金银花20g	公　英15g	丹　参15g
白　术15g	黄　芪20g	扁　豆20g	当　归15g

5剂，水煎服，每剂3次，每日2次。

复诊：

2023年3月22日

患者周身皮疹减少，斑片面积缩小，继用上药5剂。

三诊：

2023年3月29日

患者皮损无新发，原皮损基本消退，去金银花、公英，继用5剂巩固。

按语

湿疮的中医病理基础为湿邪，或与火勾连形成湿毒，或与湿热勾连形成湿胶，发于皮肤表面是因为肺窍郁闭，湿邪难以排出形成皮疹。

罗老说：新冠病毒感染后，肺窍郁闭，并素体湿盛，加瘟疫感染，伤其肺经，湿毒壅滞，黏着于血分。故新冠病毒引发的湿疮，以宣肺清热、燥湿解毒之法治疗。

本身患者就有脾虚湿盛，肺窍郁闭后湿邪更难排出，形成湿疮。住院点滴后，虽身体湿邪被排出大半，但因为其肺窍郁闭问题没有缓解，体内因脾虚仍在持续产生水湿、郁堵于肺，故皮损仍有新发。治疗分两方面，一是健脾利湿，二是开通肺窍。

予麻黄、石膏、薄荷、荆芥开肺窍；予茯苓、泽泻、车前子、薏苡仁利湿；予枳壳、香附、柴胡、陈皮行气，辅助利湿；予白术、黄芪、扁豆健脾，配合金银花、公英、丹参清热解毒，共奏开肺窍、健脾祛湿之功。

【病案4】

健脾活血法治疗手足角化型鹅掌风

患者：吴某　性别：男　年龄：48岁

主诉：双手双脚角化发硬，痒5年，加重1个月。

初诊：

2022年7月23日

现病史：患者5年前无诱因，双手双脚起水疱，后消退发硬，按“手足癣”抹药无效，按“角化型湿疹”治疗，涂药有效，停药复发。最近一个月，角化层下又见新发水疱，来诊。患者平素脾气一般，失眠，食后腹胀，便黏。

既往史：无。

诊查：体温36.6℃，脉搏70次/分，血压130/80mmHg。患者双手双脚见角化增生，皲裂，隐隐可见水疱。舌胖大，厚，色紫暗，舌尖乳头红，舌苔白，脉沉涩。

理化检查：真菌检查阴性（外院）。

辨证：心脾两虚，血瘀痰凝。

中医诊断：鹅掌风。

西医诊断：角化型湿疹。

治法：化痰活血，健脾养心。

处方：

麻　黄10g　石　膏15g　荆　芥15g　薄　荷10g

半　夏10g　白附子10g　茯　苓15g　泽　泻15g

白　术15g　黄　芪20g　扁　豆15g　白蔻仁10g

当　归15g　麦　冬15g　沙　参15g　炙甘草15g

苍　术15g　黄　柏10g　大　黄5g　萹　蓄10g

5剂，水煎服，每剂3次，每日2次

二诊：

2022年8月1日

患者手部角质层下水疱消失，调整处方，加桃仁15g、红花15g、三棱10g、莪术10g，5剂。

三诊：

2022年8月9日

患者手部角化变软，继用上药10剂巩固。

按语

手足部角化渗出性疾病中医称之为“鹅掌风”，常见的有三种疾病：手癣、角化型湿疹、掌跖脓疱病，都属于难治性皮肤病。罗老说：鹅掌风一证，见于《医宗金鉴》——外科心法·手部——鹅掌风条“鹅掌风生掌心间，皮肤皲裂紫白斑，杨梅余毒血燥热，兼受风毒凝滞源”。实则脾主四肢，此为脾胃湿毒内盛而致，日久耗阴伤血、经络阻滞、血运不畅而成，故在治疗上，仍以清理脾胃郁毒，兼以活血、养血通络，外敷内服相结合。此患皮肤角化属于血瘀，属于心肝失调。其患者脾虚生湿，日久化痰，心肝失调，血液流动缓慢生瘀，痰瘀互结阻于脾，为其病机，治疗以开肺窍，调理心肝脾，化痰活血化瘀为主。

此患者初期为发病期，仍有湿存于内，故当先祛湿为主，后期水疱消退，予活血为主。予麻黄10g、石膏15g、荆芥15g、薄荷10g开肺窍；予半夏10g、白附子10g、茯苓15g、泽泻15g化痰祛湿；予白术15g、黄芪20g、扁豆15g、白蔻仁10g健脾祛湿；予当归15g、麦冬15g、沙参15g、炙甘草15g补心养肝；予苍术15g、黄柏10g、大黄5g、萹蓄10g祛湿开利二便以便湿瘀外排；予桃仁15g、红花15g、三棱10g、莪术10g行血化瘀。

【病案5】

普济消毒饮治疗急性湿疮

患者： 李某某　性别：男　年龄：28岁

主诉： 周身起红斑丘疹3天。

初诊：

2022年7月15日

现病史： 3日前无明显诱因周身起红斑，上有水疱丘疹，来诊。患者平素身体强健，经常锻炼，饮食睡眠均可，偶尔便秘。

既往史： 无。

诊查： 体温36.8℃，脉搏75次/分，血压130/85mmHg。患者周身见大片红斑，上有丘疹及水疱，疱壁坚韧，未见破溃，刺破可见黄色渗出液，瘙痒剧烈。舌红苔黄，脉数。

辨证： 湿毒壅肺，热重于湿。

中医诊断： 湿疮。

西医诊断： 急性湿疹。

治法： 清热解毒，祛湿止痒。

处方：

黄　芩15g　黄　连15g　陈　皮10g　甘　草10g
玄　参15g　柴　胡10g　桔　梗10g　连　翘15g
板蓝根20g　马　勃10g　牛蒡子10g　薄　荷15g
升　麻5g　茯　苓15g　泽　泻15g　车前子15g
石　膏30g　知　母15g

5剂，水煎服，每剂3次，每日2次。

二诊：

2022年7月23日

患者周身红斑消退，皮疹几乎不见，出现退皮。舌淡胖，略有齿痕，脉弦。患者皮疹消退，不愿再口服中药，予参苓白术散口服。

按语

罗老说，急性湿疮为患者肺窍郁闭，后体内骤然出现火邪，与体内湿邪一起郁闭于皮肤。患者平素体健，故体内湿气少，出现症状为热重于湿型，症状为坚韧疱壁不破溃；若患者平素有饮酒等习惯，体内湿热重，多为湿热并重型，皮损表现为红斑水疱破溃型；若患者平素体弱，脾虚湿盛，多出现湿重于热型，皮损为淡红色斑片，破溃水疱，瘙痒不甚。此三种症状无交叉，转归亦不同，所以治疗侧重点不同。

本患为热重于湿型，故治疗当以清热解毒为主。罗老说：普济消毒饮本为治疗“大头天行”（俗称蛤蟆瘟）之药，即现代疾病中的头面部丹毒，为清热解毒之良剂，经曰“诸痛痒疮皆属于心”，该患心火旺盛，热入营血而致，故以普济消毒饮加味，清热凉血解毒而治之，同时以能够开肺窍、清湿热为首选，额外加入茯苓、泽泻、车前子淡渗利湿，加入石膏、知母清气分热，共奏清热解毒、祛湿止痒之功。

【病案6】

银翘散加减治湿疹

患者：张某某　性别：男　年龄：6岁

初诊：

2022年5月12日

主诉及现病史：双腿干痒2个月。省医院诊为湿疹，测过敏原对牛奶、大米、小麦过敏。寐佳，纳可，二便调。上周发热3日，其间出现惊厥。

既往史：有高热惊厥史。

诊查：神清语明，面黄唇赤，两小腿皮肤干燥粗糙、起皮屑，有抓痕。舌质红苔白，脉浮数。

中医诊断：湿疮，肺脾郁热证。

西医诊断：湿疹。

治法：清宣肺热，解毒化痰。

处方：

双　花10g　连　翘10g　薄　荷5g　栀　子5g
黄　芩5g　玄　参10g　麦　冬5g　知　母10g
紫　苏5g　前　胡10g　麻　黄5g　百　部5g
款冬花5g　紫　菀5g　瓜　蒌10g　全　虫2.5g
生石膏20g

生姜半片，5剂。

二诊：

2022年5月20日

患处瘙痒减轻，以上方继服10剂。

罗老说：此病例治疗宗旨是宣肺清热，凉血解毒。该患肺脾积热日久，热入血分，郁久发为皮疹，肺主皮毛，故以宣肺、凉血、清热解毒为治法。

按语

患儿腿起皮疹，质地干，且上周有发热惊厥病史，脉浮数。病机为素体热盛，又感外邪，邪气化热，热犯肺卫，肺热不宣，郁于皮肤而成疹。热邪犯心肝，则惊厥。现热盛虽祛，余热仍存，热已伤津液，且炼液成痰。

治法以清宣肺热，解毒化痰。

方以银翘散为主方，加以滋肺阴药、化痰药。方中双花、连翘、薄荷、生石膏、麻黄、紫苏，宣散肺卫气郁热，栀子、黄芩清肝热，以解木火刑金之气。玄参、麦冬、知母润肺滋阴，前胡、百部、款冬花、紫菀、瓜蒌，润肺化痰，全虫解毒止痉熄风。加生姜片和胃。

罗老说这样的小孩，素体肺胃热，俗话说火大，小儿生长旺盛，为纯阳之体，阳多阴少。若平时养护不当，多食零食、油炸之物，则碍脾积食化热。或多看手机电脑，导致伤肝阴血，肝火过旺。或学习压力大，活动少，精神紧张，气郁化热。以上原因均可加重素体阳热，导致肺窍开泄过度，易感风寒，进而化热，久久反复。体质阳盛，对异物则过于敏感，则过敏，及时用中药调治，平时注意饮食起居，养成良好的生活习惯，就可以痊愈。

罗老常说“欲得小儿安，常要三分饥与寒”。孩子是一家的希望，父母对孩子都保护过多，看护过甚，认为孩子穿得越厚越好，吃得越多越壮。殊不知，这样做对儿童的健康生长发育是不利的。小儿时期生长发育特别快，各组织器官比较娇嫩，如果让孩子穿得过多过厚，就会使胸部活动受限，肺的呼吸量减少，影响胸部正常发育。同时，小儿穿得过厚，也不利于身体锻炼。小儿的消化系统还不成熟，消化能力弱，吃得过饱，胃肠负担过重，容易引起胃肠疾患。现代医学认为，让少食成为终身习惯，对于健康是至关重要的。

【病案7】

祛风开窍法治疗瘾疹

患者：李某　性别：男　年龄：40岁

主诉：周身起疙瘩，痒2个月。

初诊：

2023年3月10日

现病史：患者年初感染新冠病毒后，周身时常瘙痒，运动后尤重，抓后起红色大片风团疹，诊断为“荨麻疹”，予多种西药治疗，仍反复发作，来诊，平素手足热，睡眠一般，大便干。

既往史：健康。

诊查：体温36.8℃，脉搏70次/分，血压122/80mmHg。患者体型高瘦，搔抓皮肤后见红色风团，皮肤干燥。舌瘦长，舌尖红，苔薄白，脉浮细。

辨证：肺窍郁闭，阴虚生热。

中医诊断：瘾疹。

西医诊断：荨麻疹。

治法：疏风开窍，滋阴清热。

处方：

麻　黄5g　石　膏15g　薄　荷10g　牛蒡子15g
蝉　蜕10g　防　风15g　知　母15g　黄　柏10g
麦　冬10g　沙　参10g　香　附15g　甘　草15g
金银花20g　公　英15g　白　术15g　黄　芪20g

5剂，水煎服，每剂3次，每日2次。

复诊：

2023年3月18日

患者周身皮疹复发率下降，继用上方5剂。

三诊：

2023年3月26日

患者皮损近几日未复发，予5剂巩固。

按语

荨麻疹因其时起时消，中医称其为瘾疹，寻常瘾疹为风邪袭表，入里化热，裹挟着体内湿气郁于半表半里少阳经。罗老说：新冠病毒感染为瘟疫，温邪上受首先犯肺，侵袭肺经，肺主皮毛，肺气不宣，热郁于里，故当以宣肺清热之法治之而痊愈。而此患者，无受风病史，舌脉也无湿象，为感染新冠病毒后，肺窍郁闭，其阴虚产生的内热之相无法及时散发，产生红斑风团。治疗当以开肺窍，将体内郁热释放，再治疗其阴虚及产生的内热。

予麻黄、石膏、薄荷、牛蒡子、蝉蜕、防风通肺经开肺窍；予金银花、公英清热解毒；予知母、黄柏清热；予麦冬、沙参滋阴；予白术、黄芪补气促邪外出。

【病案8】

麻黄汤加药治疗风寒类瘾疹

患者：张某某　性别：男　年龄：32岁

主诉：周身起扁疙瘩，瘙痒2天。

初诊：

2022年7月11日

现病史：2天前打篮球，后与同伴喝冷饮，出门遇雨，当时感觉全身冷战。第二日周身起白色扁疙瘩，瘙痒剧烈，自服“息斯敏”，当时缓解，但第三天复发，来诊。自觉周身肌肉紧张，背部尤甚，不出汗，皮肤干燥。患者平素身体好，无不适，热爱运动。

诊查：体温37.2℃，脉搏84次/分，血压138/88mmHg。患者周身无皮疹，搔抓试验后，出现白色风团疹，台型增高，查舌淡暗，苔干，脉弦紧。

理化检查：血常规无特异性异常。

辨证：风寒束表。

中医诊断：瘾疹。

西医诊断：荨麻疹。

治法：祛风解表散寒。

处方：

麻　黄10g　桂　枝15g　防　风10g　荆　芥20g

杏　仁15g　甘　草15g　葛　根15g　半　夏10g

枳　壳15g　香　附20g

5剂，水煎服，每剂3次早晚饭后。

二诊：

2022年7月19日

患者自诉周身皮疹，服药3天后即不再发病，自觉难以下咽，自行停药3天无复发。查舌淡红，薄白苔，脉微弦，已无风寒束表症状，无须用药。

按语

罗老说：经曰“皮毛者肺之合也”。肺主皮毛，风寒之邪首先侵入肌表，导致邪束肌表，肺气不宣，邪正相争而致皮疹。故治疗以麻黄汤，辛温解表、宣散风寒，疏通肺气，进而侵犯肌表之风寒自解。

瘾疹为多种原因导致毛窍郁闭，内里能量无法排出，能量与体内痰湿停留至半表半里膜原处，遇到活动或特定时间发作，后又隐藏回皮肤中，故称为瘾疹。此患者运动后需要通过呼吸与毛孔发散体内热量，但其先吃冷饮再淋雨，导致风寒之气束表，体内能量无法排出，导致皮疹。用麻黄汤加防风、荆芥开肺窍以排出体内能量；葛根解肌，缓解周身肌肉紧张；半夏化痰，配合枳壳、香附调节体内气机。患者肺窍通后，体内能量能够排出，主症俱除，但再服，因其肺窍已然恢复，多服导致肺窍通窍太过，导致不适感觉。

【病案9】

柴胡疏肝汤合桂枝汤治疗慢性瘾疹

患者：张某某　性别：男　年龄：35岁

主诉：周身起扁疙瘩，痒5个月，加重4天。

初诊：

2022年9月4日

现病史：5个月前无明显诱因周身起扁疙瘩，自服“扑尔敏”后消退，但第二天复发。就医诊为“急性荨麻疹”，口服多种脱敏药当时缓解，过后仍发作，近日加重，来诊。患者平素易困倦乏力，周身皮疹白天痒差，搔抓后出现，夜晚睡前周身瘙痒，皮损自行出现，越抓越多。

既往史：健康。

诊查：体温36.6℃，脉搏75次/分，血压130/84mmHg。患者身材微胖，周身搔抓后可见淡粉色风团，略微凸出于皮肤，外周无红晕，查舌淡红、苔白、舌尖红，脉弦浮。

辨证：气阴两虚。

中医诊断：瘾疹。

西医诊断：慢性荨麻疹。

治法：益气养阴，和解营卫，祛风止痒。

处方：

防　风15g　荆　芥20g　薄　荷10g　蝉　蜕10g
柴　胡15g　陈　皮15g　枳　壳15g　香　附15g
半　夏10g　白附子10g　浙　贝15g　瓜　蒌15g

桂　枝15g　白　芍15g　茯　苓15g　白　术15g
黄　芪20g　麦　冬15g　沙　参15g　知　母15g
黄　芩10g　丹　皮15g　甘　草15g

5剂，水煎服，每剂3次，每日2次，早晚饭后服用。

二诊：

2022年9月13日

患者周身皮疹发作频率下降，风团不凸起，斑片颜色减淡，周身乏力困倦感缓解，继用上方5剂。

三诊：

2022年9月21日

患者周身皮疹偶有发作，不再想服汤剂，予防风通圣丸加柴胡舒肝丸口服。

按语

中医因荨麻疹时起时消的特点称其为瘾疹。罗老认为，瘾疹时起时消是因为其病位处于半表半里的少阳经中，患者皮肤毛窍被风邪郁闭，肺郁火卷及体内痰湿郁于少阳经，所以治疗要和解少阳、开毛窍、释放痰湿，予小柴胡汤加祛风药可治疗。此患者发病4月余，本身就为气虚湿盛体质，不和谐的少阳郁火将体内阴液蒸发，导致阴虚、营卫失调，故加桂枝汤和解营卫，补气养阴调理脏腑。

罗老说：此患为慢性瘾疹，肺部郁火已经将身体气机搅乱，而非单纯半表半里少阳证，故应以小柴胡汤变形为柴胡疏肝汤治疗，辅以桂枝汤调和营卫，玉屏风散补气固表。“风痒湿坠热多疼”，患者痒甚，皮肤起风团块，可见其风气较甚，而热入营卫，故以此方调和营卫、散风止痒以治之。

予防风、荆芥、薄荷、蝉蜕开肺窍；予柴胡、陈皮、枳壳、香附、黄芩、茯苓、半夏、白附子、浙贝、瓜蒌和解少阳、化痰行气；予桂枝、白芍、白术、黄芪、麦冬、沙参和解营卫、补气养阴；予知母、丹皮清热；甘草调和诸药。

【病案 10】

健脾祛湿法治疗蛇串疮

患者： 李某　性别：女　年龄：65岁

主诉： 左侧胸部疼痛5日，痛处起水疱3天。

初诊：

2022年6月20日

现病史： 左侧胸部5日前无诱因开始疼痛，3日前起水疱，逐步增多，疼痛，来诊。患者平素头晕，睡眠可，饮食一般，大便溏泄，经常腿水肿。

诊查： 体温36.5℃，脉搏65次/分，血压130/80mmHg。患者左侧胸部见淡红色斑片，上有透明水疱，疱壁紧张，整体呈条状分布。查舌淡，边有齿痕，苔白厚，脉沉缓。

辨证： 脾虚湿蕴。

中医诊断： 蛇串疮。

西医诊断： 带状疱疹。

治法： 健脾祛湿。

处方：

白　术20g　山　药20g　扁　豆20g　茯　苓15g
柴　胡15g　知　母10g　丹　皮15g　玄　参10g
公　英15g　地　丁20g　黄　芩15g　龙　胆10g
泽　泻15g　车前子15g　大青叶20g　元　胡15g
川楝子10g　当　归15g　甘　草10g

6剂，水煎服，每剂3次，每日2次。

复诊：

2022年6月30日

患者皮疹发蔫，无新发，疼痛缓解，继用5剂巩固。

三诊：

2022年7月8日

患者皮疹消退，无疼痛感，无须服药。

按语

中医称带状疱疹为“蛇串疮”，根据个人体质有两种转归变化，平素身体强健的患者多为“肝胆湿热型”，特点是鲜红斑片大片水疱，疼痛剧烈；平素身体一般的患者为“脾虚湿蕴型”，淡粉色斑片，疼痛不剧烈。本患者即为此型，但是如果失治，因其平素脾虚，毒素排出缓慢，后期也许会留长久的“蛇串疮后遗痛”，所以需要早期排出“湿毒”，健脾，防止留有病根。

予白术20g、山药20g、扁豆20g，健脾；茯苓15g、龙胆10g、泽泻15g、车前子15g，祛湿；予知母10g、丹皮15g、玄参10g、公英15g、地丁20g、黄芩15g、大青叶20g，清热解毒；予柴胡15g、元胡15g、川楝子10g、当归15g，行气活血止痛。

【病案11】

桃红四物汤加减治疗蛇串疮后遗痛

患者：张某　性别：女　年龄：40岁

主诉：左胸部起水疱，消退后仍疼痛5个月。

初诊：

2022年9月14日

现病史：患者5个月前左胸起水疱，诊断为“带状疱疹”，采用西医治疗，配合中医针刺治疗后水疱痊愈，但仍感疼痛，久治不愈，来诊。患者平素身体虚弱，头常空痛，失眠，便3日1次。

既往史：健康。

诊体：体温36.4℃，脉搏68次/分，血压116/74mmHg。患者左侧胸背皮损处见褐色色素沉着，查舌胖大齿痕，淡暗，脉弱。

辨证：气血两虚，气滞血瘀。

中医诊断：蛇串疮后遗痛。

西医诊断：带状疱疹后遗神经痛。

治法：补气血，通经络。

处方：

桃　仁15g　红　花15g　三　棱5g　莪　术5g
当　归15g　熟　地25g　白　芍15g　龙　眼15g
白　术15g　黄　芪30g　党　参15g　甘　草15g
全　虫10g　蜈　蚣2条　枳　壳15g　香　附15g
远　志15g　柏　仁15g

5剂，水煎服，每剂3次，每日2次

复诊：

2022年9月23日

患者疼痛减轻，睡眠较前改善，继用上方5剂巩固。

按语

蛇串疮后遗痛即带状疱疹后遗神经痛，为带状疱疹痊愈后的后遗症，西医认为是水痘-带状疱疹病毒感染，其侵犯末梢神经外鞘导致无菌性的炎症，所以疼痛。

罗老认为治疗蛇串疮，急则治其标，缓则治其本。带状疱疹，中医称之为蛇串疮，急性期以清热解毒治疗为主，后期毒热渐微，但经络阻滞，气滞血瘀，导致不通则痛，故以活血化瘀、疏通经络而治之。而因个人体质不同，其血瘀消散速度也不同，故蛇串疮后遗痛治疗应活血化瘀，然后根据个人体质不同再调整补虚或泄实。

此患者平素身体虚弱，头常空痛，为气血两虚型体质。患带状疱疹后，虽然及时治疗，但因为其本身是气血虚弱的体质，导致其体内瘀血消散缓慢，故疼痛日久。用桃红四物汤来补血活血，加三棱、莪术加强其活血功效，利用全虫、蜈蚣的走窜特性搜风排瘀。患者气虚，推动体内血液缓慢，以白术、黄芪、党参补气，同时增强血液的生长功能，以枳壳、香附行气止痛。患者失眠，配合远志与柏仁安神。

【病案 12】

凉血祛风法治疗早发白疕

患者： 李某　性别：男　年龄：35岁

主诉： 周身起皮疹10天。

初诊：

2022年6月11日

现病史： 10天前感冒，咽痛，挂点滴后缓解，后周身出现米粒至黄豆大小丘疹，不痒，抓破出血，后出白屑，来诊。患者平素体质强健，肌肉精壮，饮食睡眠可。

既往史： 健康。

诊查： 体温36.8℃，脉搏75次/分，血压130/85mmHg。患者周身见散在米粒至黄豆大小丘疹，上有松散鳞屑，抓后出血，有蜡样薄膜。查舌红，苔干，舌尖满布红色乳头，脉弦数。

辨证： 血热燔营。

中医诊断： 白疕。

西医诊断： 银屑病。

治疗： 清热凉血。

处方：

石　膏30g　知　母20g　栀　子15g　双　花30g

公　英20g　地　丁20g　丹　皮20g　丹　参15g

黄　芩15g　苦　参15g　泽　泻20g　车前子20g

防　风15g　蝉　蜕10g　陈　皮15g　白　术20g

茯　苓15g　甘　草15g　大青叶25g　蒲　黄15g

茜　草15g　地　榆15g

5剂，水煎服，每剂3次，每日2次，饭后服。

复诊：

2022年6月18日

患者周身皮疹无新发，原皮疹颜色减淡，变薄，继续口服5剂。

患者未复诊，电话随访，口服5剂后周身皮疹已消退。

按语

银屑病中医称之为白疕，在急性期辨证为血热燔营，而此血热，罗老认为是肺气郁闭、内里火邪无处释放造成，患者同时有内火及灼伤肺皮。本患者感冒后采用西药治疗，虽然感冒症状有所缓解，但是其风邪入里化热，未用中药方式将其排出，故形成肺郁火，肺主皮毛，肺气失宣，热入营血，风血相搏，而毒邪不能外出，燔营焚皮产生白疕，首选白虎汤，清理阳明经之郁热，加凉血散风解毒之品，可谓标本兼治。

治疗以石膏、知母、栀子清气分热同时开肺窍；予丹皮、丹参、大青叶清血分热；予黄芩、苦参、双花、公英、地丁清热解毒；予泽泻、车前子、茯苓利水消除水肿；予防风、蝉蜕开肺窍排风邪；予蒲黄、茜草、地榆凉血止血防止同形反应。共筑凉血、排风、清郁热之功。

【病案13】

四物汤合三仁汤治疗白疕

患者：岳某　性别：男　年龄：35岁

主诉：周身起皮疹、白屑20余年，逐年加重。

初诊：

2022年4月17日

现病史：患者20年前感冒后，周身出现散在丘疹，诊断为“银屑病”，中西医多方求治，疗效一般，逐年加重，经人介绍来诊。患者平素无不良嗜好，饮食睡眠可，乏力，冬季下肢发凉且皮损复发增多。

诊查：体温36.8℃，脉搏65次/分，血压124/80mmHg。患者周身散在淡红色斑片，脱屑，下肢、背部尤重。皮损所见，上半身皮损隐隐若现水肿，外周红晕，上有黏着鳞屑；下肢皮损暗红坚硬，鳞屑较少，苔藓样变。周身皮肤干燥乏脂。查舌体宽大扁平，舌尖红，舌苔白腻，脉浮滑。

辨证：血虚风燥。

中医诊断：白疕。

西医诊断：银屑病。

治法：养血祛风。

处方：

麻　黄10g　石　膏20g　荆　芥20g　薄　荷15g
当　归15g　白　芍15g　熟　地20g　山茱萸20g
枸杞子15g　白　术15g　黄　芪20g　瓜　蒌15g
茯　苓15g　泽　泻15g　白蔻仁15g　薏苡仁20g

柴　胡15g　枳　壳15g　香　附20g　甘　草10g
丹　皮15g　栀　子10g　蝉　蜕10g

5剂，水煎服，每剂3次，早晚饭后口服。

二诊：

2022年4月25日

患者皮疹无新发，皮损水肿感减退，外周红晕消退，继服上方6剂巩固。

三诊：

2022年5月4日

患者皮疹无新发，下肢皮疹水肿感几无，出现鳞屑，调整处方，去茯苓、泽泻、白蔻仁、薏苡仁，加鸡血藤25g、川芎15g、郁金15g、牛膝15g，5剂水煎服。

四诊：

2022年5月12日

患者皮疹无新发，周身皮疹开始消退，继续口服上方10剂巩固。

患者未再复诊，电话随访，患者在当地药房按方继续口服1个月，周身皮疹已然消退，嘱患者入秋来诊服药调理巩固。

罗老说：白疕，中医称其为牛皮癣之类，属皮肤科疾病，其病因为肺脾积热，热在血分，风血相搏而成。肺主皮毛，且内经曰“诸痛痒疮，皆属于心”，心火焚血引起，血中毒热引起皮疹，治以宣降、清热解毒之法。

按语

罗老认为，所有白疕皆为肺气郁闭、火郁于皮引起，故治疗首先要开通肺气，故予越婢汤开肺气，辅以荆芥、薄荷一温一凉辅助疗效。患者冬季下肢发凉，皮疹复发，故患者靶经络为肾，肾虚引寒，同时下位易感，用山茱萸、枸杞子补肾。患者脉浮空，舌体扁嫩，舌尖红，故判断患者为血虚、心肺有热，予四物汤补血，辅以白术、黄芪补气以生血，以丹皮、栀子清心肺火。患者初诊时上半身皮损有水肿感觉，同时患者舌苔白腻，故患者目前体内存在“孤立水”。罗老认为，肺脾肾虚损引起的身体水液与肌肉等结合起来的水液为“结合水”，其表现为身体肥胖，舌体胖厚；患者虽然肺脾肾有虚损，但是其尚未肥胖，但是近日因饮食不节导致体内水液过多，为“孤立水”，表现为皮水肿，舌体不厚但舌苔表现为水滑或者腻苔。结合水治疗以化痰为主，孤立水治疗以渗利为主，故用茯苓、泽泻、白蔻仁、薏苡仁，辅以瓜蒌增强效果。因为体内水湿严重，故虽患者目前下肢明显有血瘀表现，但仍先以祛湿、清热为主，待湿与热清掉后再施以“消”法活血化瘀处理血瘀。予柴胡、枳壳、香附行气增强药性，配合蝉蜕引药入皮。患者水湿与热像消退后，适时加入郁金、川芎等温和活血药物以及牛膝主攻下肢血瘀。待皮损痊愈后，再长期口服小剂量补血、补肾开肺窍的药物防止复发。

【病案14】

清热开窍法治疗风热疮

患者：王某　性别：女　年龄：22岁

主诉：周身起红斑，微痒1周。

初诊：

2022年9月20日

现病史：1周前患者无诱因周身出现淡红色斑片，后全身发病，微微发痒，来诊。患者平素自觉腿沉，口气重。

既往史：无。

诊查：体温36.6℃，脉搏80次/分，血压110/75mmHg。患者周身见散在淡红色斑片，上有轻微鳞屑，查舌红，苔薄黄，脉滑数。

辨证：风热犯肺。

中医诊断：风热疮。

西医诊断：玫瑰糠疹。

治法：清热祛风。

处方：

麻　黄10g　石　膏20g　荆　芥15g　薄　荷10g
公　英15g　地　丁15g　黄　芩15g　玄　参15g
当　归15g　白　术15g　陈　皮15g　甘　草15g

5剂，水煎服，每剂3次，每日2次。

二诊：

2022年9月29日

患者躯干皮损消退，四肢仍有新发，继用上方5剂。

按语

罗老说：玫瑰糠疹中医称为“风热疮”，属于斑疹类，是为毒热之邪侵入营血，肺主皮毛营卫失和而致，现代医学认为其为素体免疫力出现失调，外感病毒所致，与中医论断类似。其为自限性疾病，但是病程多则几个月。口服中药开肺窍，泻郁热等清热凉血、散风解毒之法治之，效果确切。

予麻黄、石膏、荆芥、薄荷开肺窍；公英、地丁、黄芩、玄参清热解毒，配合补血健脾行气，将体内郁热排出，使皮疹消退。

【病案15】

清热化痰法治疗瓜藤缠

患者：张某　性别：女　年龄：35岁

主诉：下肢起红色硬结2个月。

初诊：

2022年9月5日

现病史：2个月前感冒发烧，后小腿出现红色硬结，按之疼痛，反复发作。外院诊断“结节性红斑”，口服抗生素等有效果，但仍持续新发，来诊。患者平素乏力体倦，睡眠尚可，食后腹胀，下肢略感沉重。

既往史：2个月前肺炎，住院治疗。

诊查：体温36.7℃，脉搏76次/分，血压120/80mmHg。患者双腿见散在红色斑片，按之有结节，疼痛感，略有热感。查舌淡胖，苔白腻，脉沉数。

理化检查：血常规未见特异性异常。

辨证：脾虚痰热互结。

中医诊断：瓜藤缠。

西医诊断：结节性红斑。

治法：清热、健脾、化痰。

处方：

白　术20g　山　药20g　扁　豆20g　黄　芪30g
丹　皮15g　赤　芍15g　公　英15g　地　丁20g
黄　芩15g　半　夏10g　白附子10g　茯　苓15g
桃　仁15g　川　芎20g　枳　壳15g　香　附15g

柴　胡15g　当　归15g　甘　草15g

5剂，水煎服，每剂3次，每日2次。

复诊：

2022年9月12日

患者腿部红斑减少，硬结减少变软，继用上方5剂巩固。

复诊：

2022年9月20日

患者腿部红斑结节消退，继用5剂巩固。

按语

结节性红斑为链球菌感染后形成的特异性反应，所以通常在感冒等疾病后诱发。中医认为，其人素体阳虚痰瘀，外感邪毒，阻滞气血运行，产生结节与红斑，类似一条瓜藤上结的瓜，所以叫作“瓜藤缠”。所以中医治疗瓜藤缠分初期清热解毒祛痰湿，中期健脾祛痰湿活血，后期温阳通经。

罗老说，瓜藤缠内科中按痹症治疗，属于湿热痹阻、气滞血瘀，病在血脉，予清热燥湿、活血化瘀之法治之。

此患者属于患病中期，所以要健脾补气，同时小加清热解毒，配合活血化痰，予白术20g、山药20g、扁豆20g、黄芪30g，健脾补气；予丹皮15g、赤芍15g、公英15g、地丁20g、黄芩15g，清热解毒；予半夏10g、白附子10g、茯苓15g、桃仁15g、川芎20g，化痰活血；予枳壳15g、香附15g、柴胡15g，行气止痛，共奏健脾化痰活血清热之功。

【病案 16】

滋阴开窍法治疗四窝风

患者： 王某　性别：女　年龄：30岁

主诉： 反复发作湿疹30年，加重10日。

初诊：

2022年6月14日

现病史： 自出生起周身起皮疹，诊断为“湿疹”“特应性皮炎”，反复发作，多方诊治，疗效一般，经人介绍，来诊。患者平素饮食一般，便秘，无失眠症状。

孕产史： 已婚，未育。

诊查： 体温36.7℃，脉搏72次/分，血压116/76mmHg。患者周身皮肤干燥，见散在皮损，查舌红，瘦长，脉弱。

辨证： 肺阴虚，肺窍郁闭。

中医诊断： 四窝风，湿疮。

西医诊断： 特应性皮炎，湿疹。

治法： 滋阴开窍。

处方：

麻　黄5g　石　膏15g　荆　芥15g　薄　荷10g
麦　冬15g　沙　参15g　石　斛15g　玉　竹15g
桂　枝15g　白　芍10g　白　术15g　黄　芪20g
内　金15g　三　仙45g　大　黄5g　芒　硝10g
枳　壳15g　香　附20g　甘　草15g

5剂，水煎服，每剂3次，每天2次。

二诊：

2022年6月23日

周身皮损减轻，无新发，便秘较前缓解，舌红减轻，继用上药5剂。

三诊：

2022年7月1日

周身已无皮损，部分苔藓样变皮损，嘱其外用药膏，调整处方，去大黄、芒硝，继用10剂巩固。

患者未再复诊，电话随访未复发，嘱患者保湿，定期随诊。

按语

特应性皮炎中医称为“四窝风”，发病以反复发作湿疹为主要症状，缠绵难愈。西医认为其为先天遗传性疾病，皮肤中缺乏特殊的黏合剂“神经酰胺”，导致皮肤先天干燥，容易反复受到外界刺激引发过敏，发病湿疹。中医认为，四窝风的患者先天肺阴虚，“阳化气，阴成形”，其成形功能弱，肺主皮毛，所以皮肤干燥。肺除了开窍于呼吸道，在皮肤中亦有“鬼门”之说，肺阴虚患者，肺窍郁堵，所以如果体内有火邪，会发于皮肤，产生皮肤疾病。治疗当进展期按湿疮治疗开肺气清利湿热，缓解期开肺窍同时补肺阴虚。

罗老说：久病湿疹的患者湿热内蕴，进而引起肺失宣降，风热与血相搏，玄府闭塞。宜以防风通圣散宣表通里，又宜用黄芪、桂枝温热之药助以排邪。本患者先天肺气郁闭，需将玄府打开，再加以助阳之药将内邪排出，然本病患者此时处于静止期，体内痰湿不重，故不加祛湿之药。

此患者平素饮食虽一般，但其经常便秘，产生郁热，郁热于皮，产生湿疹。治疗以麻黄桂枝各半汤加药开肺窍，配合麦冬、沙参、石斛、玉竹滋养肺阴。患者消化道功能一般，予白术、黄芪健脾，三仙、内金消除积食以免产生食火，同时予大黄、芒硝通便，配合枳壳、香附行气散瘀。治疗以开肺窍、滋肺阴为主，辅以治疗标症的药物。

【病案17】

凉血健脾法治疗紫斑

患者： 张某某　性别：女　年龄：65岁

主诉： 小腿起出血点，不痛不痒1年，加重半月。

初诊：

2022年6月25日

现病史： 1年前劳累后，小腿、脚背出现红色出血点，去医院诊断为“过敏性紫癜”，口服芦丁片、维生素C片消退，而后一年内发病2次。半月前，患者再次发病，自服芦丁片、维生素C无改善，来诊。患者平素饮食少，睡眠一般，手足热，皮肤干燥。

孕产史： 孕2产2。

既往史： 健康。

诊查： 体温36.6℃，脉搏70次/分，血压130/78mmHg。患者双侧小腿胫骨前、足背可见散在鲜红色1～3毫米出血点，无痛痒感，查舌体瘦，色淡，边有齿痕，舌尖红，舌苔薄，脉细数。

理化检查： 血常规，尿常规无特异性异常。

辨证： 阴虚火旺，脾虚，血不循经。

中医诊断： 紫斑。

西医诊断： 过敏性紫癜。

治法： 凉血清热，健脾固经。

处方：

小　蓟15g　藕　节15g　蒲　黄15g　生　地25g

滑　石10g　当　归15g　甘　草15g　竹　叶20g
扁　豆15g　通　草5g　茜　草15g　防　风15g
蝉　蜕10g　丹　皮15g　赤　芍15g　牛　膝15g
枳　壳15g　白　术15g　陈　皮15g

5剂，水煎服，每剂3次，每日2次，饭后服。

复诊：

2022年7月2日

患者下肢出血点颜色减淡，无新发，继续口服5剂巩固。

三诊：

2022年7月10日

患者下肢出血点消退，调整用药：

白　术15g　黄　芪20g　麦　冬20g　沙　参15g
生　地25g　当　归15g　甘　草15g　竹　叶20g
扁　豆15g　丹　皮15g　赤　芍15g　香　附15g
牛　膝15g　枳　壳15g　陈　皮15g　防　风15g

10剂，水煎服，每剂3次，每日2次，饭后服，以巩固疗效。

按语

过敏性紫癜西医认为属于变态反应，血管壁遭到免疫复合物的攻击产生疏漏，血细胞外渗引起出血点。中医认为，过敏性紫癜的产生为多种因素导致脾统血功能出现异常，造成血管渗漏，根据其病情轻重称为“紫斑”“肌衄”“葡萄疫”。

此患者经过四诊合参，辨证为素体阴虚火旺，劳累后脾气更虚，导致火邪攻击血脉，血溢脉外，形成出血。不循经而行的内火称为风邪，故治疗需要泻火散风，滋阴健脾，固护血脉，清除瘀血。

罗老说：过敏性紫癜，中医称其为紫斑、肌衄、葡萄疫等，心生血，肝藏血，脾统血，脾不统血则发肌衄。其病因为劳役伤脾，郁热伤及血脉而脾失统摄，迫血妄行溢于肌表，故以引血归经以治其本；用小蓟饮子以凉血清热止血以治其标，其病自愈。

出血期用药以凉血止血为主，予小蓟、藕节、蒲黄、茜草配合凉血清热；予生地、滑石、竹叶、丹皮、赤芍，因其为血热化风引起；予蝉蜕、防风配合白术、扁豆、当归补气养血；枳壳、陈皮行气排风，共奏凉血止血之功。

后期斑疹已消，但是患者素体气阴两虚，予白术、黄芪补气；麦冬、沙参滋阴；当归、生地补血，配合清热行气散风等药物，健脾统血，固护血脉，防止血溢脉外。

【病案18】

清热开窍法治疗慢性痱毒

患者：张某　性别：男　年龄：50岁

主诉：周身红色丘疹，痒半个月。

初诊：

2023年5月10日

现病史：最近5年，每年夏天周身起红色丘疹，瘙痒，自涂激素缓解，秋后缓解，但运动后丘疹增多，曾诊断为"湿疹""马拉色菌毛囊炎"等，治疗当时缓解，过后仍发作，近半月皮疹复发，瘙痒，来诊。患者平素饮酒，熬夜，多汗，睡眠一般，日间头晕，食后腹胀。

既往史：无。

诊查：体温36.5℃，脉搏70次/分，血压130/80mmHg。患者胸前，腋下见大片孤立不融合绿豆大小红色丘疹，部分中央有白色脓头，查舌暗红，胖大齿痕，厚，舌尖白色乳头，中央少量红色乳头，舌苔白滑，脉沉数。

辨证：肺窍郁闭，痰火互结。

中医诊断：痱毒。

西医诊断：痱子。

治疗：清热化痰，宣肺开窍。

处方：

麻　黄10g　石　膏20g　荆　芥20g　薄　荷10g
茯　苓15g　泽　泻15g　车前子15g　薏苡仁20g
半　夏10g　瓜　蒌15g　黄　连10g　桑白皮15g

丹　皮10g　栀　子10g　白　术15g　黄　芪20g
琥　珀15g　柏子仁15g　远　志15g　麦　冬15g
沙　参15g　丹　参15g　苍　术15g　甘　草15g

5剂，水煎服，每剂3次，每日2次。

二诊：

2023年5月18日

患者周身皮疹消退，未见新发，失眠症状有缓解，予5剂巩固。

按语

人体汗腺导管被机械性堵塞，汗液难以排出，称为“痱”，罗老说：此为湿热瘀阻于营血，湿热毒邪不可宣发于外而致，此患者舌尖红乳头被白色包裹，为肺窍被郁堵，郁热难以排出；患者平素失眠，属于心阴虚火旺；患者食后腹胀，脾虚痰湿。故患者为心火卷积体内湿痰，郁堵于肺主的皮毛中，形成痱毒。治疗当以开肺窍，泄心火，健脾祛痰湿，以清热解毒、燥湿宣肺之法治之。

予麻黄10g、石膏20g、荆芥20g、薄荷10g，开肺窍；予茯苓15g、泽泻15g、车前子15g、薏苡仁20g、半夏10g、瓜蒌15g，化痰祛湿；予黄连10g、桑白皮15g、丹皮10g、栀子10g，清热解毒；予白术15g、黄芪20g，健脾；予琥珀15g、柏子仁15g、远志15g，安神止痒；予麦冬15g、沙参15g，滋阴降火。

【病案19】

归脾丸加味治疗鹅掌风

患者：张某某　性别：女　年龄：55岁

主诉：手足起脓疱5年。

初诊：

2022年5月14日

现病史：5年前无诱因手足掌部起红斑，上有丘疹脓疱，曾诊断为“掌跖脓疱病”，多方诊治用药，无明显改善，来诊。患者平素失眠，绝经后手足热，食后腹胀，双腿沉。

孕产史：孕2产1，12岁初潮，52岁绝经。

既往史：健康。

诊查：体温36.5℃，脉搏73次/分，血压116/74mmHg。查患者双手双脚掌部见红斑，上有黄色白色脓疱，触之柔软。舌瘦长，淡红有瘀斑，舌尖红，薄黄苔，脉细弱。

辨证：心脾两虚，湿热内蕴。

中医诊断：鹅掌风。

西医诊断：掌跖脓疱病。

治法：清热利湿，养心健脾。

处方：

白　术10g　黄　芪15g　党　参10g　当　归10g
茯　神15g　龙眼肉10g　丹　皮15g　玄　参10g
木　香15g　枳　壳15g　香　附15g　柴　胡15g

防　风15g　荆　芥20g　薄　荷10g　砂　仁15g
苍　术15g　黄　柏10g　薏苡仁20g　白蔻仁15g
黄　芩10g　黄　连10g　牛　膝15g　甘　草15g

5剂，水煎服，每剂3次，日2次，早晚饭后服用。

二诊：

2022年5月22日

患者手部脓疱无新发，红斑减淡，脓疱开始干瘪，继用上方5剂。

三诊：

2022年5月31日

患者手部无脓疱，余红斑，继用上方5剂巩固，嘱及时复诊。

四诊：

2022年6月9日

患者手足皮疹已痊愈，不想再口服汤剂，讲明原因，调整处方继续口服10剂巩固。

白　术15g　黄　芪20g　党　参15g　当　归15g
茯　神15g　龙眼肉10g　丹　皮15g　玄　参10g
木　香15g　枳　壳15g　香　附15g　柴　胡15g
防　风15g　荆　芥20g　薄　荷10g　砂　仁15g
苍　术10g　黄　柏5g　薏苡仁20g　白蔻仁15g
黄　芩5g　黄　连5g　牛　膝15g　甘　草15g

患者未再复诊，电话随访已无复发，仍嘱患者每年定期复诊。

按语

掌跖脓疱病在中医典籍中并无专门描述，笼统将其称为“鹅掌风”，而手癣与手掌的角化型湿疹也都被诊断为鹅掌风，这三种疾病在现代医学中为三个不同谱系的疾病，只是发病于手掌而已，故需要重新辨证其发病原因。罗老认为，鹅掌风的发病关键是手足掌部发病，红斑，不硬，脓疱。中医认为脾主四末，同时发病部位手部以小鱼际为主，属于手少阴心经；足部以足弓处为主，属足少阴肾经；红斑为血热，不硬为无血瘀，脓疱为湿热，通过以上可判断为心脾肾三脏，因虚导致湿热侵袭，治疗先清除湿热，再补三脏即可。同时，罗老认为一切皮肤病都是肺窍不通，所以治疗鹅掌风处理好这几点即可。

此患者除了掌跖脓疱病外，还有心血虚及脾虚，同时一并处理。三诊后患者虽然湿热已经清除，但是其心、脾、肾并未进补到位，初期治疗湿热未清，肺窍未完全开放，故补药量宜小，三诊后将补药加量，泻实药减量。

此方为标本兼治之法，治标以清热解毒之泻黄散合黄连解毒汤加减；治本以扶脾益气养血之归脾汤为主，配合开肺窍的防风、荆芥、薄荷，同时治疗，注意主次，标本兼治，收获奇效。

【病案20】

养血清热治疗少白发

患者：李某　性别：男　年龄：10岁

主诉：白头发增多1年。

初诊：

2022年9月10日

现病史：患者1年前无诱因开始长白发，自行口服黑芝麻粉等药膳，无改善。食少，便干，睡眠可。

既往史：健康。

诊查：体温36.6℃，脉搏75次/分，血压110/70mmHg。患者体瘦，身高可，皮肤干燥，手足干热，略红。后头部见散在白发，发根发梢未见虫鞘，头皮未见色素脱失及斑疹皮屑。查舌淡嫩，边有齿痕，舌尖红，苔薄黄，脉细弱。

理化检查：未查。

辨证：血虚有热。

中医诊断：少白发。

西医诊断：白发。

治法：养血清热。

处方：

当　归15g　白　芍15g　熟地黄20g　川　芎10g
黄　芪20g　白　术15g　山茱萸15g　瓜　蒌10g
半　夏10g　甘　草15g　黑芝麻15g　泽　泻15g
丹　皮10g　栀　子10g　枳　壳10g　香　附10g

10剂，水煎服，每剂3次，每日2次口服。

复诊：

2022年9月25日

患者白发仍在，但无增多，原略显褐色的头发变黑，继用上方10剂。

三诊：

2022年10月10日

患者白发减少，皮肤干燥感减轻，继用上方10剂巩固。

患者未复诊，电话随访，患者在当地按原处方继续口服中药2个月，目前原白发已经消失，偶尔有白发新生，嘱其多吃养血滋阴代茶饮药物巩固。

按语

中医理论认为，发为血之余。血虚患者，新发生长缓慢，同时黑色属肾，肾虚患者发亦变白。血能载气，血虚患者气脱于血，产生病理状态的热相，灼伤经脉及毛发，使毛发发白。

本患体瘦，皮肤干燥，故其血虚、阴虚；同时其手足发热，出现内热，所以治疗以养血清热为主，配合滋养肾精以生血。以四物汤——当归、白芍、熟地黄、川芎为主药养血；黄芪、白术补气生血；山茱萸、黑芝麻滋养肾精以生血；配合瓜蒌、半夏、泽泻化痰利湿、清利肾窍；丹皮、栀子清热；予枳壳、香附行气防止药物滋腻；予甘草调和诸药，共筑养血清热、补肾育发之功。

【病案21】

养血祛风法治疗油风

患者：张某　性别：女　年龄：34岁

初诊：

2018年6月2日

主诉及病史：于3个月前晨起发现头枕部斑秃一块，后来逐渐发展而成全秃。现症状：头部光亮，夜寐多梦，入睡困难，大便干。

既往史：无。

诊查：体温36.5℃，脉博60次/分，血压120/80mmHg。口干舌红，少苔，脉细数。

理化检查：无。

中医诊断：油风。

西医诊断：神经性脱发。

治法：养血祛风生发。

处方：

当　归20g　白　芍20g　川　芎15g　甘　草10g

熟　地15g　全　蝎5g　何首乌20g　黑芝麻20g

菟丝子15g　羌　活15g　大　黄5g　酸枣仁30g

柏子仁20g　远　志15g　节菖蒲15g　茯　神20g

水煎服，10剂。

二诊：

2018年6月17日

半月后复诊，患者睡眠改善，头皮可见少量细软小白毛，效不更方，原方10剂。

三诊：

2018年7月2日

患者两周后复诊，头发逐渐生长，所有症状明显改善，效不更方，遂按原方不变开药10剂续服。

患者服药治疗2月余，头发基本恢复。

罗老说：斑秃又名油风，俗称鬼剃头。有些患者能自愈，但常反复发作。现代医学认为，本病与精神过度紧张或过度刺激等情志因素有关。中医认为，发为血之余，发赖血养。然血生于心，心伤则发失濡养。但心与肾相交，水火相济，故养心血必先滋肾水，病在心而首治肾。

罗老又说：斑秃一证，为大片状头发脱落，“发为血之余，血为肾之液”。肾虚精血不足，发失所养而脱落。故此以四物汤生血为主，佐以补肝益肾生精而达到治疗目的。

按语

《黄帝内经》云：“发为血之余，肾其华在发。”罗老认为本病多因阴血不足，肝肾虚亏，心肾不交，血虚不能荣养肌肤，腠理不固，风邪乘虚而入；发为血之余，风盛血燥，发失所养则脱落。本病治则滋补肝肾，养血祛风。本例患者属于肝肾阴虚、心肾不交、气血不和所引起，通过养血祛风生发的治法取得了良好的临床疗效。

【病案22】

养血祛风法治疗白驳风

患者：张某　性别：女　年龄：33岁

主诉：额头、双手起白斑1个月。

初诊：

2022年8月20日

现病史：1个月前在海南旅游，晒伤脱皮，后原脱皮处出现白斑，无痛痒，逐渐扩大，市七院诊断为“白癜风”，予补骨脂酊外涂，原皮损颜色有缓解，但仍扩散，来诊。患者平素手足冷，月经周期40日左右，量少，近日睡眠质量欠佳，频醒。

诊查：体温36.7℃，脉搏70次/分，血压120/80mmHg。患者额头、手背见白色不规则形状斑片，无皮疹及脱屑。查舌淡嫩，尖红，脉弦细数。

理化检查：伍德灯（+）。

辨证：阳虚血弱，血热乘风。

中医诊断：白驳风。

西医诊断：白癜风。

治法：养血、凉血祛风。

处方：

紫　草15g　生　地25g　赤　芍15g　丹　皮15g

栀　子15g　浮　萍15g　蔓荆子15g　桑　叶15g

板蓝根20g　白茅根15g　玄　参15g　双　花20g

连　翘15g　荆　芥15g　防　风15g　甘　草10g

10剂，水煎服，每剂3次，每日2次，饭后服药，补骨脂酊继续外涂。

复诊：

2022年9月5日

白色斑片不再扩散，无新发，加当归15g、白芍15g、熟地20g，继用10剂。

三诊：

2022年9月20日

患者斑片颜色加深，查舌尖红减，舌体仍淡嫩，脉细，调整处方：

黑芝麻30g　桑　葚30g　山　药20g　干　姜10g

山茱萸20g　熟　地30g　肉　桂5g　当　归15g

补骨脂20g　丹　皮15g　茯　苓15g　菟丝子15g

肉苁蓉15g　川　芎15g　沙　参15g　枸杞子15g

甘　草15g　枳　壳15g　香　附15g　白　芷10g

桂　枝15g

10剂，水煎服，每剂3次，每日2次，饭后服药，补骨脂酊继续外涂。

四诊：

2022年10月9日

患者斑片消退，但仍有手足冷，继用10剂巩固。

按语

白驳风属于皮肤病中的难治病，因其为内因为本，加之外因刺激而诱发。患者多为素体阳虚，在某段时间，加之血虚受风，导致血热引起局部皮肤出现白斑。现代医学认为，患者在白癜风进展期时，巨噬细胞活性增强，将黑色素细胞吞噬，导致发病，与“血虚受风”病因类似。进展期治疗当以养血、凉血祛风。在静止期，因患者素体阳虚，其斑片新陈代谢缓慢，气血难以通透斑片，导致白斑难消，治疗当以补气温阳、活血通经。

罗老说：《医学拾遗》一书曰白驳风为血瘀肌肤、经络不通，而以通窍活血汤论治。本患者手足冷，月经量少周期长，舌淡嫩，素体阳虚血弱，日晒受到刺激后产生色素脱失，来诊时仍有白斑扩散，判断为进展期，当凉血祛风；二诊，血微凉风微祛，故加入补血药；三诊，血已凉风已祛，故以补阳通经活血为主，补肝益肾温阳之法治之，方以右归饮加减，而获取巩固疗效去除斑片之目的。

【病案23】

越婢汤合泻黄散加减治疗酒渣鼻

患者：张某　性别：女　年龄：54岁

主诉：面部反复发作红斑、丘疹，干痒红疼5年，近日增多。

初诊：

2022年5月7日

现病史：患者5年前无明显诱因鼻周发红，曾诊断"激素性皮炎""过敏性皮炎"，应用口服外涂药物多种，仍反复发作，逐步加重，除红斑外逐步出现丘疹脓头，干痒红痛。近日复发加重，经人介绍，来诊。患者平素脾气暴躁，睡眠差，食后有腹胀感，便秘，手足心热。

诊查：体温36.7℃，脉搏74次/分，血压134/82mmHg。患者面鼻部、双颊、额头见红色水肿斑片，上有散在红色丘疹、脓头。查舌体瘦长，舌尖红，苔白，脉弦数。

辨证：心脾郁热。

中医诊断：酒渣鼻。

西医诊断：玫瑰痤疮。

治法：泻火解毒，清宣肺气。

处方：

麻　黄10g　石　膏20g　荆　芥15g　薄　荷15g
丹　皮15g　玄　参10g　栀　子10g　菊　花15g
黄　连10g　大　黄7g　当　归15g　白　芍15g
山茱萸20g　枸杞子15g　知　母15g　黄　柏10g

茯　苓15g　泽　泻15g　天花粉15g　白　芷15g

乳　香10g　没　药10g　蝉　蜕10g　甘　草15g

5剂，每剂3次，水煎服，早晚饭后口服。

二诊：

2022年5月15日

面部水肿消退，红斑减淡，脓头消退，但仍有丘疹，查舌体仍瘦长，舌尖红减轻，舌苔变薄，脉仍弦数。脾气急躁，便秘，手足心热症状较前有改善。

脓头减少，去天花粉、白芷；便秘减轻，调整大黄减为5g，继续5剂水煎服。

三诊：

2022年5月23日

患者复诊，面部红斑减淡，无丘疹脓头，查舌体仍瘦长，舌尖红较前减轻，薄白苔，脉微数。

面部水肿已无，去茯苓、泽泻；已无丘疹，去乳香、没药；患者手足热几无，去黄柏，加枳壳15g、香附20g、柴胡15g、陈皮15g，继用10剂水煎服，调整心脾郁热，疏肝理脾。

半月后电话随访，患者症状几乎消失，故未再复诊。

罗老说：酒渣鼻，顾名思义，《医宗金鉴》四诊心法曰："左颊部肝，右颊部肺，额心颏肾，鼻脾部位，病见本色，深浅病累，若见他色，按法推类。"患者头面红，双颊额头散在丘疹、脓头，此为脾胃积热、火毒内蕴，初以治标，清热解毒，泻黄散主方。罗老认为一切皮肤病均为肺气郁闭，故合以越婢汤宣发肺气。后以治本，疏肝理脾，引火下行。

按语

酒渣鼻，中医认为其心脾有热，因面为心之华，鼻头属脾胃。而酒渣鼻现代医学称之为玫瑰痤疮，为面部毛细血管神经性失调，属肝疏泄调节的范畴，故辨证应为肝失调达，火郁心脾，治疗当以疏肝为主，清泻心脾之火。此患者合并寻常痤疮，为火邪引起，故应先处理寻常痤疮，待痤疮治疗起效后，再以调理肝气为主。面部发红为心火旺，予丹皮、栀子、玄参清泻心火，菊花引药于面；鼻头属胃，与黄连、大黄泻胃火同时处理便秘标症；患者舌体瘦长，同时年龄为绝经期，手足心热，为肾阴亏虚导致虚火旺盛；予当归、白芍、山茱萸、枸杞子调理肝肾，知母、黄柏泻虚火；患者面部水肿，予茯苓、泽泻淡渗利湿；面部有脓头，予天花粉、白芷、乳香、没药处理痤疮脓头标症，辅以蝉蜕引药入皮。待患者面部红疹与脓头消退一些后，加入枳壳、香附、柴胡、陈皮等疏泄肝气，调整面部毛细血管神经性失调问题。

第十章
罗老临证常用方剂举隅

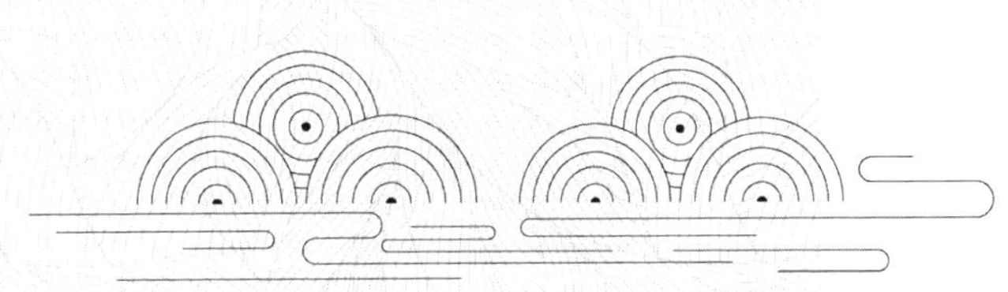

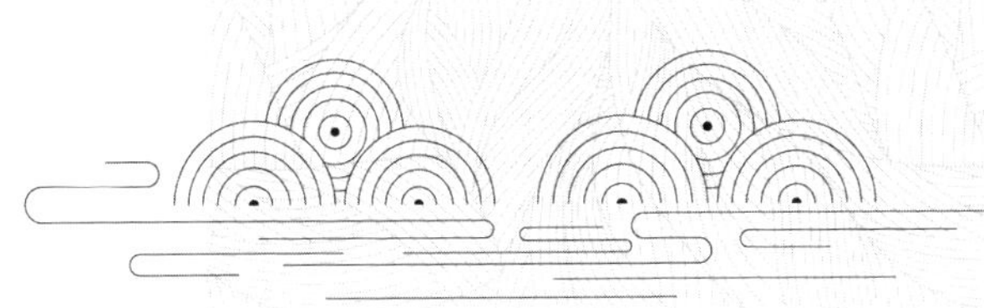

【病案 1】

舒肝解郁汤的临床应用

舒肝解郁汤是罗忠义老中医临床常用的自拟方剂之一，化裁自中医经典方逍遥散，加入青皮、郁金成方。方剂药味看似简单，实则应用广泛，且往往有奇效，罗老爱不释手。

逍遥散出自《太平惠民和剂局方》："治血虚劳倦，五心烦热，肢体疼痛，头目昏重，心悸颊赤，口燥咽干，发热盗汗，减食嗜卧，及血热相搏，月水不调，脐腹胀痛，寒热如疟，又疗室女血弱阴虚，荣卫不和，痰嗽潮热，肌体羸瘦，渐成骨蒸。"逍遥散为肝郁血虚、脾失健运之证而设。肝为藏血之脏，性喜条达而主疏泄，体阴用阳。若七情郁结，肝失条达，或阴血暗耗，或生化之源不足，肝体失养，皆可使肝气横逆，胁痛，寒热，头痛，目眩等证随之而起。"神者，水谷之精气也"（《灵枢·平人绝谷篇》）。神疲食少，是脾虚运化无力之故。脾虚气弱则统血无权，肝郁血虚则疏泄不利，所以月经不调，乳房胀痛。此时疏肝解郁，固然是当务之急，而养血柔肝，亦是不可偏废之法。

本方柴胡疏肝解郁，使肝气得以调达，为君药。当归甘辛苦温，养血和血；白芍酸苦微寒，养血敛阴，柔肝缓急，为臣药。白术、茯苓健脾祛湿，使运化有权，气血有源，炙甘草益气补中，缓肝之急，为佐药。用法中加入薄荷少许，疏散郁遏之气，透达肝经郁热；生姜温胃和中，为使药。罗老加入青皮、郁金，更增强原方理气兼化瘀之功效，诸药合用，补中有通，疏中有养，气血调和。

《丹溪心法·六郁》："气血冲和，百病不生，一有怫郁，诸病生焉。故人身诸病，多生于郁。"凡与精神情志相关，引起五脏气机不和，尤其是心肝脾三脏气血失和而致的病症，皆可以此方为基础进行治疗。无论有或没有器质性疾病均可应用，对神经性、功能性疾病疗效更佳。比如心悸、胸痛、失眠、抑郁症、多汗症、肝胆脾胃疾病等。

【临证举隅】

病案一：

某女，45岁，因与爱人生气后反复出现心慌、胸痛10余天来诊。患者常感胸闷，多于安静状态下突然出现心慌、呼吸加深，左胸背闷痛伴节律性刺痛，每次持续1～2小时甚至半天一天不等，服速效救心丸略有缓解。兼有心烦失眠、头晕、手足发麻、月经量少、便秘等症。心脏相关检查仅提示不完全右束支传导阻滞。刻诊：患者面色黄白，神情焦躁，舌质红，舌苔白厚，脉弦细。诊为：心悸，肝郁气滞证。

予：舒肝解郁汤加：

丹　皮15g　香　附20g　栀　子10g　木　香15g
枳　实15g　元　胡15g　红　花15g　川　芎15g
合欢花15g　柏子仁20g

服3剂症即大轻，已无胸痛，仍胸闷，偶感心慌，续服5剂诸症消失，予逍遥丸继续服用半月善后。

病案二：

某女，31岁，因工作压力大，出现心神不宁、焦虑失眠半个月来诊。患者来诊前已就诊过心理科，诊断为焦虑症、轻度抑郁症，给予精神类药品治疗，戴立新及佐匹克隆等。患者用药后仍不时出现心慌、发抖、头昏脑胀，精力不集中，无法工作，每晚仅可入睡4～5小时，同时伴有食欲不振、腹胀、稀便等。刻诊：面色少华、倦怠懒言、舌质淡胖舌苔白厚，脉弦小滑。诊为：郁证，肝郁脾虚证。

予：舒肝解郁汤加：

半　夏15g　香　附20g　合欢皮20g　浮小麦20g
五味子15g　酸枣仁20g　节菖蒲15g

服5剂后，睡眠质量改善，但极易紧张，遇事调节能力差，极易激动、心慌、发抖。因担心西药副作用，患者自行停服佐匹克隆。予原方加龙齿30g，再服5剂，症状有明显减轻，但出现乏力、食欲不振及腹胀，予前方加焦三仙30g、陈皮15g、太子参10g，续服5剂后诸症消失，嘱其戴立新满疗程停服时要逐渐减量，继续用前方5剂，仍无明显不适，停药。

按语

逍遥散临床广泛应用于内科和妇科多种病症，其作用为疏肝解郁，平肝养血，为历代医家常用之方剂。罗老在临床应用中加青皮和郁金组成舒肝解郁汤，增强了其行气化瘀之功。本案例举病例中的第二个病例舒肝解郁汤加浮小麦，取甘麦大枣汤甘缓之意，对脏躁类情志病证的治疗效果更佳，医者之良苦用心窥见一斑。

【病案 2】

归脾汤的临床应用

归脾汤出自宋代严用和的《济生方》“治思虑过度，劳伤心脾，健忘怔忡。”主治心脾两虚证，心悸怔忡，健忘失眠，盗汗虚热，食少倦怠乏力，面色萎黄，舌淡苔薄白，脉沉细弱。本方证多因思虑过度，日久导致气血损耗。气血暗耗，则神无所主，意无所藏，心藏神而主血，脾主思而统血，思虑过度，劳伤心脾，心血暗耗，心失所养，气血两虚，故见心悸，怔忡，健忘，失眠；脾气亏虚，故食少，体倦；阴血亏虚，虚阳浮越，亦可见盗汗虚热；脾虚统摄无权，血溢于外，可见失血诸证及妇女经血量多。面色萎黄，舌淡苔薄白，脉沉细弱，均属气血不足之象。

至元代危亦林的《世医得效方》对本方有所发挥，它既载明了原方所治诸证，又增补了治疗脾不统血而妄行之吐血、下血。明代薛立斋的《校注妇人良方》，在原方中又增加了当归、远志两味。从此一直沿用至今。清代汪昂的《医方集解》更扩充其适应范围，先后将它用于惊悸、盗汗、食少、妇人经带、肠风崩漏等症。这些都是后世医家通过临证实践而将它逐步完善起来的。

汪昂的《医方集解·补养之剂》中云：“此手少阴、足太阴药也。血不归脾则妄行，参、术、黄芪、甘草之甘温，所以补脾；茯神、远志、枣仁、龙眼之甘温酸苦，所以补心，心者，脾之母也。当归滋阴而养血，木香行气而舒脾，既以行血中之滞，又以助参、芪而补气。气壮则能摄血，血自归经，而诸症悉除矣。”

方中黄芪甘温，补益气血；龙眼肉甘平，养血益气，共为君药。人参与白术皆为固护后天之本之药，与黄芪相配伍，气血生化之功显著；当归补血养心，酸枣仁宁心安神，二药与龙眼肉相配伍，益气血、安心神之力更佳。佐以茯神与远志安神之力更甚。再佐以醒脾之木香，使得众多补益气血之药补而不滞。诸药相伍，气血得养，生化有源。全方补气养血，引血归脾，治疗心脾气血两虚证和血不归经证。和周身气血有关的脏器，心生血，肝藏血，脾统血，脾不通血，血不归经而至肌衄、月经过多、经崩、经漏之症，以归脾汤治疗。属热证、属实证、血瘀证不在此例。

归脾汤是罗老临床常用方剂之一，常用于治疗神经衰弱、心脏病、十二指肠球部溃疡、贫血、功能失调性子宫出血、血小板减少性紫癜等，中医辨证属心脾气血两虚证者用之均有明显疗效，临床要辨证准确，随证加减。

【临证举隅】

病案一：

某女，36岁，周身皮肤出现散发性瘀斑2年，时发时止，每因劳累则发作，伴有头晕心慌，倦怠乏力，每次月经量多，血色淡红，淋漓不净。西医诊断为“原发性血小板减少性紫癜”。刻诊：患者面色萎黄，全身皮肤瘀斑散在，大小不一，以下肢为多，斑色淡紫，触之不痛，舌淡红苔薄，脉沉细。诊为：肌衄。

予：

黄　芪30g　当　归20g　党　参20g　炒白术20g
山　药20g　白　芍20g　酸枣仁20g　炙甘草15g
紫石英15g　仙鹤草30g　龙眼肉15g　大　枣10枚

服药5剂后，面色好转，皮肤瘀斑渐退，原方巩固治疗。又服10剂，睡眠饮食俱佳，头晕心慌、皮下瘀斑已不再出现，面色转为红润。仍守原方5剂，一切良好。

病案二：

某女，38岁，已婚，因月经淋漓不断半个月来诊。半年前因晋级熬夜2个月后出现月经淋漓不净，口服黄体酮后血止。嗣后，经期紊乱，每次月经来潮8～10天，量中等，色暗淡，有少量血块，伴腰腹酸疼不适，半个月前月经来潮伴头晕乏力，心悸胸闷，腹胀纳差。月经来潮第5天，经量未见减少反而明显增多，色鲜有块，现头晕眼花，心慌气短。刻诊：精神萎靡，面色㿠白，唇甲色淡，舌体略胖，舌质淡苔白，脉象沉细。子宫及附件彩超未见异常。诊为：

崩漏。

予：

生黄芪50g 党 参20g 白 术20g 当 归20g
茯 苓20g 远 志15g 炒酸枣仁20g 木 香15g
蒲黄炭20g 艾叶炭20g 焦山楂15g 杜仲炭20g
三七粉15g

用药5剂，复诊患者自诉服药一剂月经量即明显减少，诸证均有改善。于上方去蒲黄炭、艾叶炭、焦山楂、杜仲炭，加山药20g、杜仲20g以增强固冲任之血之力，再服5剂，血止。予中成药归脾丸善后。

按语

归脾汤临床用于治疗多种疾病属心脾气血两虚证者。本方为四君子汤与当归补血汤加龙眼肉、酸枣仁、远志、木香而成，有补气养血、健脾养心之功。其中木香配酸枣仁，不但可醒脾，又可调肝，从而使得本方具有木生火、火生土、从肝补心、从心补脾而藏血生血、健脾通血之效。思虑过度且兼有气机郁滞者，可加柴胡、牡丹皮、栀子；兼有肺肾受损而症见干咳痰声嗄，可加麦冬、五味子、紫菀；兼有梦中遗精者，可加生地黄、熟地黄、煅龙骨、煅牡蛎；兼见消化功能减退者，可加山药、莲子肉等；对于功能失调性子宫出血，加以阿胶、地榆、白及、侧柏等。

【病案3】

八珍汤的临床应用

八珍汤出自《医方考》："血气俱虚者，此方主之。人之身，气血而已。气者百骸之父，血者百骸之母，不可使其失养者也。是方也，人参、白术、茯苓、甘草，甘温之品也，所以补气；当归、川芎、芍药、地黄，质润之品也，所以补血。气旺则百骸资之以生，血旺则百骸资之以养。"

方中人参与熟地相配，益气养血，共为君药。白术、茯苓健脾渗湿，助人参益气补脾；当归、白芍养血和营，助熟地滋养心肝，均为臣药。川芎为佐，活血行气，使地、归、芍补而不滞。炙甘草为使，益气和中，调和诸药。功效：益气补血。主治气血两虚证，面色苍白或萎黄，头晕目眩，四肢倦怠，气短懒言，心悸怔忡，饮食减少，舌淡苔薄白，脉细弱或虚大无力。

《傅青主女科·调经》：妇人有经水过多，行后复行，面色萎黄，身体倦怠而困乏愈甚者，人以为血热有余之故，谁知是血虚而不归经乎!……血不归经，虽衰而经亦不少……惟经多是血之虚，故再行而不胜其困乏，血损精散，骨中髓空，所以不能色华于面也。治法宜大补血而引之归经，又安有行后复行之病哉!方用加减八珍汤。

八珍汤亦是罗老临床常用方剂之一，一切气血两虚证均可以此作为基础方加减治疗。如久病失治，或病后失调，或失血过多而致产后缺乳、胎动不安、月经病等。

【临证举隅】

病案一：

某女，38岁，顺产后15天，乳汁不足，乳汁稀薄，乳房柔软无胀感，面色少华，神疲乏力，倦怠。汗出量多，大便溏，恶露量少色淡。舌质淡红，苔白腻，脉细弱。诊断为乳汁不足。治以：补气养血，佐以通乳。方以八珍汤加减。

生黄芪30g 党 参15g 当 归15g 茯 苓15g
白 芍15g 熟 地15g 生麦芽50g 麦 冬15g
桔 梗15g 丝瓜络15g 路 通15g

5剂，水煎服。

复诊乳汁增多，精神状态好转。上方续服5剂后，乳汁充足，恶露止，出汗减少，体力明显增加。

气血虚弱乳汁为血所化，若素体气血亏虚，或脾胃素弱，气血生化不足，复因分娩失血耗气，致气血亏虚，乳汁化生乏源，因而乳汁甚少或无乳可下。正如《景岳全书·妇人规》云："妇人乳汁，乃冲任气血所化，故下则为经，上则为乳。若产后乳迟乳少者，由气血之不足，而犹或无乳者，其为冲任之虚弱无疑也。"气血虚弱乳不生，乳汁甚少乳房柔。面色苍白食少倦，气短便溏虚细脉。

黄芪、党参、茯苓补气健脾，益生化之源；当归、熟地、白芍养血益阴；生麦芽用量颇大，有开胃、醒脾、下乳之能；丝瓜络、路通通络通乳。气血充盛，乳络通畅，则乳汁自足。

病案二：

某女，48岁，月经量多伴贫血2年。经行量多，色淡红，质清稀；神疲肢倦，气短懒言，小腹空坠，腰酸面色皖白，纳差；舌淡，苔薄，脉细弱。诊断：月经量多，气血两虚。治法：补气养血，摄血固冲。方予八珍汤加减。

若正值经期，血量多时，酌加阿胶、海螵蛸以固涩止血。经行有块或伴下腹痛时，酌加益母草、三七、以化瘀止血止痛。腰骶冷痛加补骨脂，杜仲温阳散寒。加减治疗2个月，患者月经恢复正常，贫血状况明显改善。

按语

八珍汤由四君子汤合四物汤组成。四君子汤补气健脾，四物汤补血和血，无形之气以生有形之血，气血双补。全方八药，虽药味简单，却可适用于一切气血两虚之证，乃“虚则补之”之道理。本方应用广泛，可用于治疗病后虚弱、贫血、心悸、迁延性肝炎、神经衰弱、伤口不愈合等各种慢性病，以及妇女月经不调、习惯性流产等属气血不足者，临床加减应用，药微而功著。

【病案4】

仙方活命饮的临床应用

仙方活命饮是中医临床常用的方剂，源自《校注妇人良方》。此方在皮肤病治疗中应用广泛，且疗效显著，也深受罗老的喜爱。

本方主要用于治疗热毒壅结所致的痈疽疮疡。热毒壅结，气血凝滞，经络阻塞，便会引发各种皮肤病症。此时，清热解毒、消肿散结成为当务之急。而养血活血，亦是不可忽视的环节。

仙方活命饮由穿山甲、皂角刺、当归、甘草、金银花、赤芍、乳香、没药、天花粉、防风、白芷、陈皮组成。其中，穿山甲、皂角刺软坚散结，消肿排脓，为君药。当归、赤芍、乳香、没药养血活血，消肿止痛，为臣药。金银花、天花粉清热解毒，消肿散结；防风、白芷疏风解表，消肿止痛；陈皮理气行滞，为佐药。甘草调和诸药，为使药。诸药合用，共奏清热解毒、消肿散结、活血止痛之功效。

《素问·至真要大论》云："诸痛痒疮，皆属于心。"皮肤病的发生多与心火亢盛有关。而仙方活命饮中的金银花、赤芍等成分具有清热解毒之效，能有效缓解热毒壅结的症状。同时，方中当归、乳香、没药等又有养血活血的作用，可改善皮肤的血液循环，促进皮损的修复。

临床应用中，仙方活命饮可用于治疗多种皮肤病，如痤疮、湿疹、荨麻疹、银屑病等。罗老认为，一切皮肤病都源于肺窍郁闭，产生郁火，郁火游走因各人体质不同再产生不同的皮损表现。仙方活命饮中，防风、金银花、白芷能够开肺窍、散肺郁火；乳香、没药、赤芍、皂角刺凉血散瘀，所以其对于热毒炽盛、气血凝滞的病症，具有良好的疗效。临床应用中，罗老又根据病情加减化裁。如皮疹红肿，热毒较盛者，可加蒲公英、紫花地丁、野菊花等清热解毒药；皮疹干瘪暗红，口渴甚者，可加麦冬等生津止渴药；皮肤病伴随咽痛明显者，可加马勃等利咽止痛药；皮疹鲜红，辨证血热加玄参；皮疹为硬结，可加浙贝母等化痰散结药。治疗皮肤病采用其方，抓住其开肺窍、散郁火、凉血行血的功能特点。

【临证举隅】

病案一：

某男，25岁，面部痤疮反复发作3年。患者面部皮脂溢出较多，毛囊口可见米粒大小的红色丘疹，部分有脓疱，伴疼痛、瘙痒。舌红苔黄腻，脉滑数。诊断为痤疮，热毒壅盛型。给予仙方活命饮加减：

当　归15g　赤　芍15g　金银花20g　天花粉10g
皂角刺10g　乳　香10g　没　药10g　白　芷15g
防　风15g　陈　皮10g　甘　草10g

服药7剂后，症状明显减轻，脓疱减少，疼痛、瘙痒缓解。继服14剂后，痤疮基本消退。

病案二：

某女，35岁，湿疹反复发作2年。患者四肢及躯干可见红斑、丘疹、水疱，抓破后渗出，瘙痒剧烈，夜间尤甚。舌质红，苔黄腻，脉弦滑。诊断为湿疹，湿热蕴肤型。给予仙方活命饮加减：

金银花20g　当　归15g　赤　芍10g　天花粉15g
防　风15g　荆　芥15g　白　芷10g　陈　皮10g
苦　参10g　苍　术15g　生薏苡仁20g　益母草20g
茯　苓15g　泽　泻15g　车前子15g　甘　草10g

服药14剂后，瘙痒明显减轻，皮损渗出减少。继服14剂后，症状基本消失。

按语

仙方活命饮在治疗皮肤病方面具有独特的优势和疗效。通过清热解毒、消肿散结、活血止痛等作用，改善皮肤的微循环，促进皮损的修复和愈合。罗老说，方剂学源远流长，很多方剂虽然仅仅变化几味药物，治疗方向就有很大变化。吴鞠通在《温病条辨》中创立银翘散，此方虽与仙方活命饮主要成分类似，但是其没有凉血散瘀的药物，其即为辛凉平剂，主治温病，现在多用于风热感冒，邪在肺卫；而仙方活命饮既能开肺窍，又能散郁火，凉血逐瘀，主要用于皮肤科疾病，取其清热解毒、消痈散结之功，不可混为一谈。治病不仅要抓其重点，也要注意其病机特点，辨证准确必药到病除。

【病案 5】

参苓白术散的临床应用

参苓白术散是中医经典方剂之一，也是历代临床大家经过临床实践总结出的有效方剂，该方源自《太平惠民和剂局方》，原书主治“脾胃虚弱，饮食不进，多困少力，中满痞噎，心忡气喘，呕吐泄泻，及伤寒咳噫”，据记载久服可“养气育神，醒脾悦色，顺正辟邪”。

本方以人参、白术、茯苓、甘草（即四君子汤）平补脾胃之气，为主药。以白扁豆、薏苡仁、山药之甘淡，莲子之甘涩，助白术既可健脾，又可渗湿而止泻，为辅药。以砂仁芳香醒脾，促中州运化，通上下气机，吐泻可止，为佐药。桔梗为太阴肺经的引经药，入方，如舟车载药上行，达上焦以益肺气。诸药合用，共奏益气健脾、渗湿止泻之功。对兼见肺气虚弱、久咳痰多者，亦颇为相宜，为培土生金之法。

参苓白术散的功用，一是渗湿止泻。这种泄泻的根本原因是脾虚，所以本品组成标本兼顾，补脾药少而量重，渗湿止泻药多而量轻。如果是单纯脾虚而无泄泻者不必用；二是可用于肺气虚而有痰湿者。方中桔梗可引诸药入肺经，共奏补益肺气、渗湿祛痰之效，所以更适用于脾虚泄泻者以及肺气不足、咳嗽有痰者。罗老以参苓白术散加减治疗脾虚泄泻，屡用屡效。其谓：凡泄泻者，虽由脾虚而致，然其消化之功必有所损，肠胃中常有留滞之物，可加鸡内金，既有消导之力，又具收涩之用；若有滑泄甚者，可加炒乌梅、煨肉豆蔻、煨草果以固涩；脾肾阳虚者，可用酌加附子、干姜等温肾阳之药。罗老遵循“异病同治”“证同治同”的原则，应用参苓白术散治疗内外妇儿诸多疾病，经验丰富，疗效可观。

【临证举隅】

病案一：

某男，慢性支气管炎病史20余年，平时常易咳嗽，伴喉痒，咯痰黏稠，面色不华，胸闷，纳呆，便溏，神疲乏力。脉濡滑，舌苔腻，边呈齿痕。诊断：咳嗽；肺脾两虚，痰湿内盛型。治法：健脾化痰，肃肺止咳。处方：参苓白术散方加制半夏15g、陈皮15g、浙贝母15g、白僵蚕15g。服药2周，咳嗽痰出已少，喉痒缓和，胸闷稍畅，脉舌如前，继服上方2月余，咳嗽渐平，咯痰量减，面稍红润，食欲增进，神疲乏力减轻，精神转旺，舌边齿痕消失。改服参苓白术散，每日3次，每次5g，温开水送服，以资巩固。

按语

脾为生痰之源，肺为贮痰之器。脾虚聚湿生痰，痰生于脾而贮于肺，肺虚常受痰湿内扰，清肃失令，咳嗽难已。故咳嗽之症易治亦不易治，外邪袭肺引起的咳嗽易治而愈，内伤痰湿引起的咳嗽，每多反复发作。清代林佩琴有“因痰致咳者，痰为重，主治在脾”之说，健脾培土，可杜痰源，痰少咳自减，以参苓白术散之治，颇切合病机，虽起效甚慢，但功不可没。

病案二：

李某，慢性肝炎史6年，右胁常感隐痛，纳钝、食后腹胀，面色萎黄，头昏泛恶，下肢酸软乏力，大便溏薄。肝功能检查：血清丙氨酸氨基转移酶90u/L。脉细弦，舌苔黄腻。诊断：胁痛；肝失疏泄，脾失健运型。治法：调肝理气，健脾化湿。处方：参苓白术散加柴胡15g、炒枳壳15g、杭白菊15g、炙延胡索20g、白花蛇舌草30g。

进服前方2周，泛恶已减，肝区疼痛及食后腹胀亦缓，肝功能复查稍有好转，上方增以佛手15g、川楝子15g，服药1月余，头昏泛恶已平，胁痛及食后腹胀均减，胃纳转佳，下肢稍有力，便溏转成形。肝功能复查：各项指标均降至正常。脉细弦，舌苔黄腻渐化。嘱守方连服，以固疗效，半年后门诊复查，病情稳定，肝功能正常。

按语

慢性肝炎，肝功能时有反复者，病情亦多缠绵难愈。临诊除治肝之外，还须实脾。《金匮要略》明确指出："见肝之病，知肝传脾，当先实脾。"尤其肝病而见纳呆腹胀，便溏等肝木乘脾之症，用实脾之法确能见效。方以参苓白术散为基础。肝气郁滞，选加柴胡、杭白菊、枳壳、郁金、延胡索、川楝子；肝经热郁，选加连翘、田基黄、鸡骨草、黄芩、白花蛇舌草；肝脏血虚，选加当归、丹参、枸杞子、制首乌、旱莲草。斟配运用，法无余蕴。

病案三：

沈某，慢性肾小球肾炎病史5年，面色㿠白，两足水肿，血压偏高，头晕腰酸，食欲不振，疲乏倦怠，小便量少。尿常规检查：白细胞少许，红细胞（+）~（++），尿蛋白（++）。脉细，舌苔薄黄腻。诊断：肾劳；脾肾两虚，湿热内蕴型（西医称为慢性肾小球肾炎）。治法：健脾益肾，化湿清热。

处方：参苓白术散加连翘15g、忍冬藤30g、仙鹤草30g、杜仲炭10g、莲须3g、芡实20g、石苇15g、大蓟30g。

服药2周，水肿消退，小溲量增多，腰酸已减，纳食增进，精神亦振。尿检：尿蛋白（＋），红细胞、白细胞均消失。脉濡细，舌苔腻渐化。继前方去仙鹤草续服。3月后，门诊随访，诸症均安，尿常规检查正常，改以丸剂，以资巩固。

按语

慢性肾炎的症状表现，都有不同程度的面色㿠白，水肿，腰酸，溲溺减少。脾肾两虚，势必影响精微的摄取和精气的固密，导致蛋白尿。"肾者胃之关也，关门不利，故聚水而从其类"。治以参苓白术散，适当配合益肾、清湿热之品。

病案四：

高某，慢性萎缩性胃炎病史10年，主诉胃脘胀满，食少便秘，形体消瘦，胃镜及病理活检示：慢性中、重度萎缩性胃炎。脉细弦，舌苔薄腻，质偏红。诊断：痞满；脾胃虚弱，气阴营血俱亏型。治法：益气健脾，调营和阴。处方：参苓白术散加川石斛20g、丹参15g、木瓜15g、炙乌梅15g、神曲15g、谷芽15g。

进服上方2周后，食欲转旺。至3个月，脘胀显著减轻，面色转润，胃纳增进，形体亦见丰腴，脉弦和，舌质偏红转淡。6个月后门诊随访，诸症均瘥。胃镜及病理复查示：慢性浅表萎缩性胃炎。

按语

慢性胃炎的病位，虽在于胃，但其病机涉及肝脾两脏，与少阳胆腑有关，且脾胃共居中焦，脾气宜升、胃气宜降，脾喜刚燥、胃喜柔润，两者的生理相反相成，最为密切。临床可见，慢性胃炎病起之初，常由肝胆郁热犯胃而致，然亦易侵及脾家。胃炎在浅表阶段时，多偏重肝胃失调、气滞热郁；日久易导致络损血瘀，加之病情迁延，伤戕中气，气血俱累，煦濡无能，遂易引起胃黏膜腺体萎缩。其临床证候特点是胃脘胀满，少有疼痛，食欲减退等症。参苓白术散加活血和营、养血调营之品，往往能获良效。

总结：在临床中虚则补之，实则泻之，此为常理。但又分五脏六腑哪一经的虚实。此四种病例均为本虚标实之共性，故以治本为主。参苓白术散为健脾益气之主方，以培土生金之法、实脾泻肝之法、实脾益肾摄精之法、实脾益胃之法治疗诸证，辨证精准、治疗得当则获益匪浅。

【病案6】

四物汤的临床应用

四物汤最早见于晚唐蔺道人所著的《仙授理伤续断秘方》，最初用于治疗外伤瘀血作痛。至宋代，四物汤被载入《太平惠民和剂局方》，并开始应用于妇产科疾病，成为补血调经的基础方。随着医学的发展，四物汤的化裁方逐渐增多。例如，朱丹溪提出“治血用四物汤”，进一步强调了其在治疗血证中的重要性。

本方功效为补血调血，主治冲任虚损。月水不调，脐腹疼痛，崩中漏下。血瘕块硬，时发疼痛。妊娠胎动不安，血下不止，及产后恶露不下，结生瘕聚，少腹坚痛，时作寒热。本方以当归补血、活血，熟地补血为主，川芎入血分理血中之气，芍药敛阴养血。故全方尽属血分药。但组合得体，补血而不滞血，行血而不破血，补中有散，散中有收，构成治血要剂。

罗老在临床上应用四物汤治疗了诸多病证，应用广泛，得心应手，疗效显著，其中不乏疑难杂症。不仅用于治疗血虚引起的月经不调、痛经、闭经、崩漏等妇科疾病，以及产后血虚、胎动不安等，还可用于体质虚弱、长期贫血、产后失血过多等，帮助恢复体力，增强体质，还能够改善血液循环，缓解血瘀引起的疼痛和不适，改善因血虚引起的一系列症状，如面色苍白、头晕目眩、心悸失眠、唇爪色淡等。其配方衍生出的多种变体，如桃红四物汤、胶艾四物汤等，适应不同的病症需求。此外，四物汤还可广泛用于美容养颜、缓解疲劳等方面。

【临证举隅】

病案一：

患者女，45岁，反复头晕目眩3月余，加重1周。劳累后头晕加重，休息稍缓。伴乏力，偶发心悸，睡眠浅易醒，月经周期延长，月经量少色淡，大便偏干。平素饮食不规律，长期熬夜工作。面色苍白，唇甲色淡，语声低微。舌质淡白、苔薄白，脉沉细无力，尺脉尤弱。诊断为：血虚眩晕，方予四物汤加味。处方：

当　归20g　川　芎15g　白　芍20g　熟　地25g
薄　荷15g　羌　活20g　天　麻20g　白　芷20g
柏子仁20g　丹　参20g　乌　药10g　香　附20g
益母草20g　酸枣仁20g

服药5剂后，头晕发作频率减少，由每日3～4次减至1～2次，持续时间缩短。心悸减轻，夜间睡眠延长但仍易醒。大便渐软，舌脉同前。原方加茯神10g增强安神功效，白芍增至25g。又服药10剂后，眩晕仅于过度劳累后偶发，面色转红润，唇甲颜色改善。睡眠可达6小时，心悸未再发，体力明显恢复。舌淡红、苔薄白，脉细较前有力。原方去酸枣仁，加党参10g，续服药1个月，眩晕基本消失，可正常操持家务及工作。月经来潮，经量较前增加，色转红，无血块，停药。

病案二：

患者女，29岁，妊娠8周，阴道少量出血5天。血色淡红，伴小腹隐痛、头晕乏力、心悸、食欲不振，睡眠浅。孕前有轻度贫血史，孕后未注重补充营养。面色苍白，唇甲色淡，舌质淡、苔薄白。脉滑无力，尺脉沉弱。诊断为：胎动不安，气血两虚。治法：补血益气，补肾固冲。方用四物汤加味。处方：

熟地黄20g　当　归20g　白　芍25g　川　芎10g
阿　胶10g　桑寄生15g　黄　芩10g　白　术20g
补骨脂15g

绝对卧床休息，服药5剂，阴道出血量减少，腹痛减轻，头晕稍缓。原方继服5剂，出血停止，腹痛消失，仍感乏力，脉细略有力。调整方剂，原方去川芎，加山药20g、党参10g，补气健脾，增强生化之源，巩固胎元。服药5剂，面色渐转红润，食欲改善，无出血及腹痛，舌淡红，脉滑。为防止再次出血或流产，原方加菟丝子20g、桑寄生20g，续服10剂，一切正常，胎脉稳固，停药。

按语

四物汤是中医经典方剂之一，是中医补血调经的基础方剂，其组方简洁而功效显著，是中医临床中不可或缺的方剂。既能补血，又能活血，补中有行，行中有补。不仅能够有效治疗血虚、血瘀等引起的多种疾病，通过加减化裁，还可用于治疗多种病症，例如，加入黄芪可增强补气养血的功效；加入艾叶可温经止血；加入丹皮可清热凉血。

现代医学研究证实了四物汤的多种药理作用，包括促进造血功能、改善微循环、抗炎、免疫调节等。可用于辅助治疗缺铁性贫血、再生障碍性贫血、慢性疲劳综合征等疾病，也可以作为日常保健方剂，预防因气血不足引起的各种疾病。适合长期使用电脑、熬夜、压力大等导致气血不足的人群，帮助改善体质，增强免疫力。但需注意，四物汤属于温补方剂，阴虚发热、血崩气脱、湿盛中满、胸腹胀满等人群应慎用。

【病案7】

祛风止痛汤的临床应用

祛风止痛汤是罗老在临床中治疗风湿痹症最常用的自拟方剂之一，化裁自中医经典方剂桂枝芍药知母汤。罗老结合几十年的临床经验，在此方基础上，加入当归、川芎、威灵仙、荆芥、全蝎、蜈蚣6味中药，临床取得奇佳疗效。

《金匮要略·中风，历节病篇》说“诸肢节疼痛，身体尪羸，脚肿如脱，头眩短气，温温欲吐，桂枝芍药知母汤主之。诸肢节疼痛，即四肢关节都疼痛；身体尪羸，即言身体瘦之甚而关节肿大的样子；脚肿如脱，即言脚肿之甚；头眩短气，温温欲吐，为气冲饮逆的结果，这是桂枝芍药知母汤的适应证。归纳其主证为关节疼痛、肢体肿胀、气冲呕逆。机体阳气亏虚，寒湿流注筋脉关节，气血运行不畅，则四肢关节疼痛。而身体消瘦，缘于正气虚衰，关节肿胀、变形、足肿之甚，均系聚于局部的寒湿化热所致。太阴虚寒，胃有停饮，饮随气冲，则头眩短气，温温欲吐。桂枝、芍药、甘草三药取其桂枝汤调和一身营卫之意，以治疗历节病内因，扶正以祛邪气，合以知母养阴清热。历节病外因是风、寒、湿三气，附子可祛一身之寒邪，白术可除一身之湿邪，防风可散一身之风邪。麻黄则取其开腠理，意在给风、寒、湿邪气以出路。”

在临证中，罗老不拘原方，随症调整，结合几十年的临床经验，在原方基础上，增加了解表散寒、祛风通络止痛的威灵仙、荆芥、全蝎、蜈蚣等药，又加入了养血止痛的当归及川芎，以达养血通络、祛风止痛的目的。罗老常用本方治疗痹证、脉痹等证，并且疗效颇佳。此类疾病常见疼痛症状，其疼痛一症，在表证、里证、半表半里证中均可出现，但以表证居多，且常见于表阴证。若病程较长，由于各种原因的影响，往往合并里虚寒证，出现纳差、下肢畏寒、便溏、小便多等症状。同时也可兼见局部热象，多系水湿痰饮等病理产物郁而化热所致。

【临证举隅】

患者张某，女，49岁，已婚。手指关节疼痛3年，加重伴晨僵1个月。指关节疼痛，伸屈不利，遇冷则疼痛加重，口服西药止痛药轻微缓解，但停药后反复。1个月前因天气转凉症状加重，关节晨僵，活动后缓解，睡眠欠佳，周身乏力。舌淡苔薄，脉迟缓。血沉：45mm/h crp：18mg/L诊断：痹证（寒湿痹）。治法：温阳散寒祛风止痛。方以祛风止痛汤加减：

桂　枝20g	白　芍20g	知　母20g	甘　草10g
白　术15g	防　风15g	附　子10g	鸡血藤25g
威灵仙15g	羌　活15g	木　瓜20g	徐长卿15g
乌　蛇20g	麻　黄10g	当　归20g	全　蝎10g
蜈　蚣1条	忍冬藤20g	伸筋草20g	海风藤20g

服药5剂后患者手指关节疼痛减轻，晨僵改善，但仍觉乏力、睡眠不实，原方基础上加黄芪30g、酸枣仁20g，续服5剂，患者所有症状明显改善，手指关节疼痛明显减轻，晨僵消失，活动自如，续服10剂，病愈。

按语

《素问·痹论》曰：风寒湿三气杂至，合而为痹也。其风气胜者为行痹，寒气胜者为痛痹，湿气胜者为著痹也。《医宗金鉴》痹症总括："三痹之因风寒湿，五痹筋骨脉肌皮，风胜行痹寒痹痛，湿胜着痹重难支。皮麻肌木脉色变，筋挛骨重遇邪时，复感于邪入脏腑，周同脉痹不相移。"由此可见，历节风亦属痹症范畴，其基本病机为素体肝肾亏虚，风、寒、湿等诸邪痹阻脉络，流注关节而成。活动期多以邪实为主，平素多虚实共见、寒热错杂之证。祛风止痛汤祛风除湿，散寒止痛，全方温而不伤阴，在风湿、类风湿关节炎治疗中运用最多，还可广泛应用于现代医学的痛风性关节炎、膝关节滑膜炎、膝关节积液、骨质增生症、血栓性静脉炎、血栓闭塞性脉管炎等疾病，均可取得良好疗效。

【病案 8】

木香槟榔汤的临床应用

罗老长于治疗脾胃疾病，脾胃虽同为中土，但胃属戊土，脾属己土，脏腑之体各殊，治疗时应以“纳食主胃，运化主脾，脾宜升则健，胃宜降则和”的原则，脾胃分治。

胃的主要功能是受纳和腐熟水谷。所以胃有“太仓”“水谷之海”之称。脾的运化功能，又主要表现为“升清”的形式，如《素问·经脉别论》说：“脾气散精，上归于肺。”水谷进入胃中，依赖胃的腐熟作用，将水谷消磨成食糜，下降于肠，在脾的主持下继续化谷的功能，化为能被人利用的水谷精微、津液等精微物质；然后，还要靠脾的运化作用，将水谷精微、津液转输到全身。也就是说，饮食物受纳于胃，其精微则转输于脾。《素问·奇病论》也说：“夫五味入口，藏于胃，脾为之行其精气。”二者密切配合，共同完成饮食物的消化、食物精微的吸收、输布的生理功能，使水谷精微营养全身，保证生命活动持续不断，故后人将脾胃合称为“后天之本”“气血生化之源”。

然而，也要看到，脾与胃的功能毕竟还是有区别的，主要区别就在于胃主受纳而脾主运化，反映在气机的运动上就是胃主降浊、脾主升清，所以在治疗上，脾胃不能笼统而治。叶天士《临证指南医案》说：“纳食主胃，运化主脾；脾宜升则健，胃宜降则和。”又云：“太阴湿土，得阳始运；阳明燥土，得阴自安，以脾喜刚燥，胃喜柔润也。仲景急下存津，其治在胃；东垣大升阳气，其治在脾。此种议论，实超出千古。故凡遇禀质木火之体，患燥热之症，或病后热伤肺、胃津液，以致虚痞不食，舌绛咽干、烦渴不寐、肌燥熇热、便不通爽，此九窍不和，都属胃病也，岂可以芪、术、升、柴治之乎？故先生必用降胃法。所谓胃宜降则和者，非用辛开苦降，亦非苦寒下夺以损胃气，不过甘平或甘凉濡润，以养胃阴，则津液来复，使之通降而已矣。总之，脾胃之病，虚实寒热，宜燥宜润，固当详辨，其于‘升降’二字，尤为紧要。”

补中益气汤“补中益气、升阳举陷”，让世人深刻认识到“脾主升清”的生理功能及“升脾”在治疗中的重要性。胃以降为补则是胃腑治疗的准则。《灵枢·平人绝谷》曰：“胃满则肠虚，肠满则胃虚，更虚更满，故气得上下。”此以胃肠虚实交替之理，喻胃气通降之动态平衡，气机上下得调，方为顺遂。金元医家李东垣于《脾胃论》中论脾胃气机：“胃为水谷之海，主受纳；脾主运化，主升清。”又云：“清气在下，则生飧泄；浊气在上，则生䐜胀。此阴阳反作，病之逆从也。”胃属阳明，主降浊阴；脾属太阴，主升清阳。二者互为表里，升降相因。若胃失和降，则浊阴壅塞，上逆为呕，中阻为痞，下闭为结，故治胃必重通降。

通胃腑之方，罗老习用木香槟榔汤。本方出自《儒门事亲》，有行气导滞、攻积泄热之功。治积滞内停，脘腹痞满胀痛，大便秘结，以及赤白痢疾，里急后重等。方中用木香、槟榔行气导滞，调中止痛，消脘腹胀满，除里急后重，为君药。大黄、牵牛攻积导滞，泻热通便；青皮、香附疏肝理气，消积止痛，助木香、槟榔行气导滞，共为臣药。莪术祛瘀行气，散结止痛；陈皮理气和胃，健脾燥湿；黄连、黄柏清热燥湿而止痢。

本方破气攻积之力较强，宜于积滞较重而行气俱实者，罗老临床时根据患者病情，依本方之法，酌情选取药物治疗。患者轻度腹胀时，治疗以木香、香附、陈皮、厚朴；腹胀重、便秘者加以牵牛子、槟榔、大黄。原方中以黄连、黄柏清热燥湿止痢，无热痢者，防连、柏之燥伤肠中阴液，故不用连、柏，加以肉苁蓉、熟地、麻子仁、郁李仁等濡润之药以助通便。

【病案举隅】

张某，男，42岁。胃脘胀满反复发作2月余，加重伴腹痛3天。平素饮食不节，喜食肥甘厚味。2月前因暴饮暴食后出现胃脘胀满，嗳气频繁，未系统治疗。3天前聚餐后症状加重，脘腹胀满持续不消，按之疼痛，伴反酸、口苦，大便3日未行，矢气臭秽，小便短黄。舌质红，苔黄厚腻，脉滑数有力。诊为腹痛，脾胃积滞证。方用木香槟榔汤加减：

木　香15g　槟　榔15g　青　皮10g　陈　皮10g
莪　术10g　黄　连6g　黄　柏10g　大　黄6g（后下）
香　附10g　牵牛子10g（炒）

服药5剂后，胃胀腹痛基本消失，大便通畅，舌淡红苔薄白，脉缓。改予保和丸调和脾胃善后。

按语

在临床治疗八法中，汗、吐、下、和、温、清、补、消，木香槟榔汤即为消法，经曰“坚者消之”。治疗胃肠郁滞，以木香槟榔汤行气开郁，通腑泄热之法治之。因六腑以通为补，脏气郁滞则变生百病，腑气通畅则疾病不生。以本通腑之法，不仅可以治疗胃肠疾患，所有气不能降之病，均可以使用本法，如肺气不降所致的咳喘，腑气通肺气自降而咳喘得愈；肝气过亢，在养血平肝的基础上可以通腑以泄肝热；心火不降时致心神烦乱、失眠时，亦可通腑泻心火。随证应用，都有奇效。

【病案 9】

正气汤的临床应用

正气汤是罗老以经典名方藿香正气散方为基础，加入砂仁成方，为罗老临床常用方剂之一。

藿香正气散，出自《太平惠民和剂局方》，为和解之剂，具有解表化湿，理气和中之功效。主治外感风寒，内伤湿滞证。恶寒发热，头痛，胸膈满闷，脘腹疼痛，恶心呕吐，肠鸣泄泻，舌苔白腻，以及山岚瘴疟等。临床常用于治疗急性胃肠炎或四时感冒属湿滞脾胃、外感风寒者。

本方主治外感风寒，内伤湿滞证，为夏季常见病证。风寒外束，卫阳郁遏，故见恶寒发热等表证；内伤湿滞，湿浊中阻，脾胃不和，升降失常，则为上吐下泻；湿阻气滞，则胸膈满闷、脘腹疼痛。治宜外散风寒，内化湿浊，兼以理气和中之法。方中藿香为君，既以其辛温之性而解在表之风寒，又取其芳香之气而化在里之湿浊，且可辟秽和中而止呕，为治霍乱吐泻之要药。半夏曲、陈皮理气燥湿，和胃降逆以止呕；白术、茯苓健脾运湿以止泻，共助藿香内化湿浊而止吐泻，俱为臣药。湿浊中阻，气机不畅，故佐以大腹皮、厚朴行气化湿，畅中行滞，且寓气行则湿化之义；紫苏、白芷辛温发散，助藿香外散风寒，紫苏尚可醒脾宽中，行气止呕，白芷兼能燥湿化浊；桔梗宣肺利膈，既益解表，又助化湿；煎用生姜、大枣，内调脾胃，外和营卫。使以甘草调和药性，并协姜、枣以和中。诸药合用，外散风寒与内化湿滞相伍，健脾利湿与理气和胃共施，使风寒外散，湿浊内化，气机通畅，脾胃调和，清升浊降，霍乱吐泻自止。

原书《太平惠民和剂局方》卷二："治伤寒头疼，憎寒壮热，上喘咳嗽，五劳七伤，八般风痰，五般膈气，心腹冷痛，反胃呕恶，气泄霍乱，脏腑虚鸣，山岚瘴疟，遍身虚肿；妇人产前、产后，血气刺痛；小儿疳伤，并宜治之。"本方是以二陈汤为基础，再配以疏解外感及调整胃肠的芳香挥发性药剂而成。因其主药藿香，能强化胃之活动，调正胃气，在本方中地位举足轻重，是全方的灵魂所在。《删补名医方论》云："藿香之芬，以开胃，名曰正气，谓正不正之气也。"故以"藿香正气散"命名。现代药理学研究证明：藿香含挥发油，能促进胃液分泌，增强食欲和消化机能，并对胃肠有解痉、防腐作用，故有芳香健胃之功，而为本方主药。藿香所含"广藿香酮"则对金黄色葡萄球菌、绿脓杆菌、大肠杆菌、痢疾杆菌、甲型溶血性链球菌、肺炎双球菌，均有抑制作用；实验表明，本方对流行性感冒病毒有一定的抑制作用。

汪昂《医方集解·和解之剂》："此手太阴、足阳明药也。藿香辛温，理气和中，辟恶止呕，兼治表里为君。苏、芷、桔梗散寒利膈，佐之以发表邪；厚朴、大腹行水消满，橘皮、半夏散逆除痰，佐之以疏里滞。苓、术、甘草益脾去湿，以辅正气为臣使也。正气通畅，则邪逆自除矣。"

罗老正气汤在原方基础之上加入砂仁，更加强了其健脾化湿、芳香醒神的作用，除常规应用于胃肠感冒、中暑伤湿等证之外，通过加减应用治疗慢性结肠炎、溃疡性结肠炎、肠易激综合征、梅尼埃病、耳石病等效果非凡，令人惊叹。

【临证经验】

1. 治疗慢性结肠炎

以慢性反复发作的腹痛、腹泻为主要特征，黏液便、便秘或泄泻交替性发生、时轻时重，缠绵不断，证属脾失健运、湿阻肠道，治疗可以正气汤为主方。大便清稀，食后即便，加赤石脂、肉桂、干姜，温中涩肠止泻；腹胀腹痛、里急后重、肛门灼热坠胀、黏液便可加木香、黄芩、黄连、葛根，行气止痛，清热燥湿止泻；便血者加仙鹤草、白及。腹泻减少，病情稳定后可以参苓白术散或健脾丸调补脾胃，急性发作期仍可以正气汤加减治疗，胃肠功能可明显改善，逐渐恢复正常。

2. 眩晕症

发作性头晕伴耳鸣、视物旋转、如乘车船、胸闷或恶心呕吐、面色苍白、头重昏蒙，舌苔白厚或腻，脉沉滑。证属痰浊中阻、清阳不升，治疗以正气汤原方，茯苓用量可加倍至40～50克，以增强利水渗湿之力，改善内耳淋巴循环障碍以减轻眩晕；头沉视物昏花加川芎、菖蒲、芥穗等；恶心呕吐者加竹茹；耳鸣头痛血压升高加天麻、桑叶、白僵蚕等；乏力汗出加黄芪、当归；口渴腹泻加葛根。随证加减，疗效迅速而显著。

按语

藿香正气散乃千古奇方，其方功效为芳香化浊，辟秽除瘴，兼治水土不服之上吐下泻证。其药效神速，为历代医家常用之方剂。在临床中，除治疗山岚瘴气，解表除湿止泻外，还有解蟹毒的作用。温病学家吴鞠通老前辈在《温病条辨》一书中治疗温瘟，又引申了“五加正气散”，以藿香正气散五种不同的加减，治疗温瘟，第五十八条至第六十二条治疗中焦温瘟，实属温病学家的一个创举。现代医药又将藿香正气散加工成藿香正气水，用药更加方便快捷，效果颇佳，造福黎民百姓，实为国宝之方。